常用临床护理技能操作汇编

主 编　王培英　　刘亚飞　　徐磊杰
　　　　王守叶　　葛　娜　　刘永霞

U0347139

吉林科学技术出版社

图书在版编目（CIP）数据

常用临床护理技能操作汇编 / 王培英等主编. —— 长春：吉林科学技术出版社，2021.9
ISBN 978-7-5578-8508-3

Ⅰ.①常… Ⅱ.①王… Ⅲ.①护理学 Ⅳ.①R47

中国版本图书馆CIP数据核字(2021)第156839号

常用临床护理技能操作汇编

主　　编	王培英　刘亚飞　徐磊杰　王守叶　葛娜　刘永霞	
出 版 人	宛　霞	
责任编辑	张　楠	
助理编辑	张延明	
封面设计	周砚喜	
制　　版	山东道克图文快印有限公司	
幅面尺寸	185mm×260mm	
开　　本	16	
印　　张	15.5	
字　　数	250千字	
页　　数	248	
印　　数	1-1 500册	
版　　次	2021年9月第1版	
印　　次	2022年5月第2次印刷	

出　　版　吉林科学技术出版社
发　　行　吉林科学技术出版社
地　　址　长春市净月区福祉大路5788号
邮　　编　130118
发行部传真／电话　0431-81629529　81629530　81629531
　　　　　　　　　　　81629532　81629533　81629534
储运部电话　0431-86059116
编辑部电话　0431-81629518
印　　刷　保定市铭泰达印刷有限公司

书　　号　ISBN 978-7-5578-8508-3
定　　价　68.00元

编 委 会

主　编　王培英（潍坊市妇幼保健院）
　　　　　刘亚飞（潍坊市妇幼保健院）
　　　　　徐磊杰（潍坊市妇幼保健院）
　　　　　王守叶（潍坊市妇幼保健院）
　　　　　葛　娜（潍坊市妇幼保健院）
　　　　　刘永霞（潍坊市第六人民医院）

副主编　张　艳（潍坊市妇幼保健院）
　　　　　徐海燕（潍坊市妇幼保健院）
　　　　　高红玲（潍坊市妇幼保健院）
　　　　　郭凤金（潍坊市妇幼保健院）
　　　　　杨星梅（潍坊市妇幼保健院）

目　录

第一章　儿科护理常规

第一节　新生儿护理常规

一、新生儿一般护理常规

1. 注意保暖，室温维持在22~24℃；相对湿度55%~65%，必要时，置婴儿入温箱，护理操作集中、及时，不要过分暴露新生儿。

2. 入院前3天，测量体温4次／天；体温平稳3~4天后改为2次／天；暖箱中患儿测量体温每4小时1次。

3. 及时清除口鼻的黏液及呕吐物，避免异物堵塞新生儿口、鼻或压迫其胸部，保持气道通畅。保持合适的体位，如仰卧位时抬高头肩部10°~15°，俯卧位时头偏向一侧，专人看护，防止窒息。

4. 记录每次液体出入量及大便次数、性状。

5. 建立消毒隔离制度，完善消毒及清洁设施；接触新生儿前后要洗手；室内及时清洁，做好各项监测工作；新生儿用品均应"一人一用一消毒"。工作人员如有皮肤病或其他传染病时，不应接触患儿。如有感冒，禁止入新生儿病室内。

6. 按医嘱进行母乳或人工喂养，不能吸吮者用滴管或鼻饲。喂奶前换尿布，喂时抱起并防止呛咳，喂毕轻拍背部排气，并使其右侧卧位。喂药时亦应抬高头部，顺口角缓慢喂入，防止呛咳。

7. 体重>1500克，生命体征平稳患儿每日沐浴，体重<1500克，或病情随时发生变化患儿给予油浴，保持脐部清洁、干燥，脐部护理每日1~2次，若有感染发生及时处理。保持床垫柔软、平整，每2~3小时更换1次体位；心电监护探头每班更换位置；皮温探头每日更换；脉氧探头每2~3小时更换部位；每2~3小时更换1次尿布；预防红臀；照蓝光时应注意遮蔽患儿眼部及会阴。

8. 避免新生儿处于危险的环境中，如可以触及的热源、电源、尖锐物品，使用暖箱者应严格执行操作规程。

二、早产儿护理常规

1. 严格执行保护性隔离，严禁非专室人员入内，严格控制参观及示教人数，室内物品表面每日消毒液擦拭，患儿奶具及被服高压消毒，接触患儿前戴口罩、洗手、戴一次性手套。

2. 注意皮肤保护，床垫柔软、平整，每2～3小时更换1次体位，并用U型枕固定，体重>1500克，生命体征平稳患儿每日沐浴，体重<1500克，或病情随时发生变化患儿给予油浴，脐带未脱落前每日活力碘涂后75%酒精涂脐。

3. 严格各项无菌技术操作，集中护理，动作轻柔。

4. 早产儿出生后注意保暖，一切操作均应在保暖的前提下进行，在转运途中使用转运暖箱，全程注意保暖，入新生儿重症监护室（neonatal intensive care unit，NICU）后，根据病情放置在辐射台或新生儿培育箱，根据胎龄及体重调节箱温，保持室温24～26℃，相对湿度55%～65%。每日监测体温4次，维持体温在36～37℃。

5. 维持适宜体位，保持呼吸道通畅，在患儿颈后垫一小棉布卷，2～3小时翻身1次，头偏向一侧，注意有无呕吐，防止误吸。及时清理呼吸道分泌物。密切观察患儿有无呼吸暂停，如有，及时给予弹足底、拍背等触觉刺激，必要时给予加压给氧辅助呼吸。

6. 根据血气分析给予低流量氧气吸入、鼻塞持续气道正压通气（continuous positive airway pressure，CPAP）、气管插管呼吸机辅助呼吸。注意用氧浓度，避免早产儿视网膜病变（retinopathy of prematurity，ROP）发生。

7. 提倡早喂养，首选母乳喂养，母乳不够时选用早产儿配方奶，根据患儿孕周及吸吮能力选择经口喂养或鼻饲喂养，严密观察有无腹胀及喂养不耐受情况，遵医嘱持续营养液静脉泵入，严格记录24小时液体出入量。

8. 减少不必要的声、光、疼痛刺激，给予发育支持护理，如新生儿抚触、非营养性吸吮、鸟巢护理等。

9. 给予心电监护全套，严密观察生命体征变化，及时记录特护记录单。

10. 患儿出院时向家长详细讲解喂养方法、感染控制方法等。

三、新生儿窒息的护理常规

1. 准备好新生儿复苏的物品、药品及人员，按新生儿常规护理。

2. 患儿入室后置于新生儿辐射台上，便于操作和病情观察，保持皮温在36.5～37℃，辐射台上覆盖保鲜膜，减少不显性失水。

3. 给予心电监护，密切观察患儿肌张力、哭声、眼神等病情变化，及时发现患儿有无呼吸暂停、抽搐等症状。

4. 根据患儿血气分析采取低流量吸氧或鼻塞CPAP辅助呼吸或气管插管呼吸机辅助呼吸。

5. 保持呼吸道通畅，及时清理呼吸道分泌物，必要时给予雾化吸入呼吸治疗。

6. 重度窒息患儿禁食3天，严格记录24小时液体出入量；严密观察患儿有无腹胀，观察呕吐物及粪便性状，警惕坏死性小肠结肠炎。

7. 加强早期教育及智力开发。

四、新生儿缺氧缺血性脑病的护理常规

1. 加强监控，控制惊厥。

2. 根据病情选择合适的方式给氧。

3. 严密监护患儿的呼吸、血压、心率、血氧饱和度等，注意观察患儿的神志、瞳孔、前囟张力及抽搐等症状。

4. 遵医嘱给予镇静剂及脱水剂，观察药物反应。

五、新生儿黄疸的护理常规

（一）合理喂养

1. 尽早开奶，通过刺激肠蠕动促进胎粪的排出，还可建立肠道的正常菌群，减少胆红素的肠肝循环。

2. 遵医嘱正确应用蓝光疗法，保护眼及会阴部。

3. 观察不良反应，如发热、皮疹、腹泻、呕吐等，告诉患儿家长停止光疗后能自愈。

（二）病情观察

1. 评估黄疸的程度、范围及进展情况。

2. 观察患儿哭声、吸吮力和肌张力等临床表现，注意有无胆红素脑病。

3. 观察大小便次数、量、颜色及性质，如出生后不久大便呈灰白色，则提示有先天性胆道闭锁；如黄疸持续不退，大便色浅，有时呈灰白色则提示有新生儿肝炎综合征；如存在胎粪延迟排出应给予灌肠处理，以促进大便及胆红素排出。

4. 注意皮肤有无破损及感染灶，脐部有无分泌物，如有异常及时协助处理。

（三）健康教育

1. 新生儿溶血病应做好产前咨询及预防性服药。

2. 胆红素脑病注意有无后遗症出现，给予康复治疗后护理。

3. 红细胞6-磷酸葡萄糖脱氢酶缺陷者，忌食蚕豆及其制品，避免接触樟脑，以免诱发溶血。

六、新生儿寒冷损伤综合征的护理常规

1. 积极复温、消除硬肿

（1）对肛温在30～34℃，肛-腋温差为正值的轻、中度患儿，复温方法为足月儿用温暖衣被包裹，置于25～26℃室温环境中，加用热水袋保暖；早产儿更换好温暖的棉毛衣后将患儿置于30℃的温箱中，每1小时监测肛温1次，根据患儿体温恢复情况调节温

箱温度在30~34℃范围内，使患儿6~12小时恢复正常体温。

（2）对肛温<30℃，肛-腋温差为负值的重度患儿，复温方法为先将患儿置于比其体温高1~2℃的温箱中开始复温，以后每1小时监测肛温、腋温1次，同时提高温箱温度0.5~1℃，不超过34℃，使患儿体温12~24小时恢复正常。若用远红外辐射保暖床，复温方法，将床温调至30℃，患儿放于远红外辐射床上，并用保温性能好的无色透明的塑料膜罩好（塑料膜不能直接接触患儿的皮肤，以防烫伤），及时提高床温，但一般床温不超过34℃，以后通过皮温传感器来监测辐射热，恢复正常体温后患儿置于预热到适中温度的温箱中。

（3）如无条件者，可采用母体怀抱复温或热水袋、电热毯等复温，要注意温度，防止烫伤。

（4）复温过程中，密切观察患儿生命体征、尿量、温箱的温度及湿度，检测血糖、电解质及肾功能的变化。

2. 保证热能供给，细心喂养，能吸吮者可经口喂养，吸吮无力者可用鼻饲或静脉输液；控制输液量及滴速。热量供给从每日210kJ／kg（50kcal／kg）开始，逐渐增加至每日419~502kJ／kg（100~120kcal／kg），重者可输血及血浆。有明显心、肾功能损害者应严格控制输液速度及液体入量。

3. 做好消毒隔离，严格遵守操作规程。

4. 加强皮肤护理，经常更换体位，防止体位性水肿和坠积性肺炎；尽量避免肌内注射，防止皮肤破损引起感染。

5. 注意观察体温、脉搏、呼吸、硬肿范围及程度、尿量、有无出血等。做好护理记录，备好抢救药物和设备（氧气、吸引器、复苏囊、呼吸机等）。如发现患儿面色突然青紫、呼吸增快、肺部啰音增多，要考虑肺出血，应及时与医生联系进行抢救。

6. 介绍有关硬肿症的疾病知识，指导患儿家长加强护理，注意保暖，保持适宜的环境温湿度；鼓励母乳喂养，保证足够的热量。

七、新生儿肺透明膜病的护理常规

1. 保持环境温度22~24℃，根据患儿情况置开放暖箱或闭式暖箱中，在抢救过程中注意保暖，皮肤温度保持在36.5~37℃，相对湿度55%~65%。

2. 保证营养供应，不能经口喂养者可采用鼻饲法，重症患儿按医嘱禁食补液，每天严格记录液体出入量。

3. 定时拍背翻身，呼吸治疗，必要时给予雾化吸入，及时吸痰，做好口腔护理。

4. 呼吸困难者根据血气分析可分别采取吸氧、鼻塞持续正压呼吸、气管插管辅助呼吸，头罩给氧时要选择大小合适的头罩，注意给氧浓度，避免氧对眼、肺的损害，注意气体的温、湿度变化。

5. 密切观察病情变化，记录生命体征、皮肤颜色、呼吸节律、有无三凹征等。如呼吸困难加重、烦躁不安、呼吸节律不规则等及时报告医生，采取有效措施，详细记录病情变化。

6. 严格执行消毒隔离制度，预防感染的发生。

7. 满月后复查眼底、听力，加强营养，预防感染，按时预防接种。

八、新生儿败血症的护理常规

1. 入院后给予心电监护全套，使用抗生素前抽取血进行培养，及早明确病原菌。

2. 配合医生行腰穿，留取脑脊液进行培养。腰穿后患儿给予去枕平卧6小时，禁食1次。

3. 监测体温变化，发热者给予物理降温，体温不升者置辐射暖台或温箱保暖，末梢循环差时给予暖水袋保暖，使用暖水袋时注意安全。

4. 供给足够的营养和水分，增强患儿机体抵抗力。提倡母乳喂养，必需时给予鼻饲、经口喂养、静脉补充热量及水分。

5. 注意皮肤及口腔黏膜卫生，每日病情允许时洗澡，更换柔软宽松的衣服，注意皱褶部位及臀部皮肤的清洁保护，给予制霉菌素鱼肝油涂口1次／天。

6. 败血症患儿不能实施经外周静脉穿刺的中心静脉导管（peripherally inserted central venous catheter，PICC）置管术，抗生素输入疗程较长，需计划性选用周围静脉穿刺，抗生素使用时按时、按量、现配现用。

7. 密切观察病情变化，出现以下情况立即报告医生，积极配合抢救。

（1）巩膜、皮肤黄染加重，尿色深黄，粪便色白，或黄疸减退后又复现。

（2）面色青灰、体温升高、喷射性呕吐、前囟饱满、阵发性尖叫、烦躁不安、眼神凝视、肌张力增高，腹胀、肠鸣音减低。

（3）呼吸困难加重、烦躁、发绀或呼吸暂停者。

（4）发现其他部位新的感染灶，如耳流脓、局部水肿、肢体活动受限等。

（5）注意出血倾向，如皮肤黏膜出血点、瘀斑的变化、呕吐咖啡色样物及便血等。

九、新生儿坏死性小肠结肠炎的护理常规

1. 给予心电监护，密切观察生命体征变化，注意观察患儿有无苍白、昏睡及休克的症状及体征。严格记录特护记录单，记录24小时液体出入量。

2. 观察腹胀及有无肠鸣音，观察胃内残留量及引流液的性状，患儿头偏向一侧，避免呕吐物误吸。

3. 遵医嘱禁食7～14日，待病情好转，大便潜血阴性后恢复喂养，从水开始逐渐增加奶量及浓度。

4. 保证患儿舒适，保持室温22～24℃，相对湿度55%～65%。腹胀明显者行胃肠减压，禁食期间做好口腔护理，便后用温水洗净臀部，并涂抹护臀霜，预防红臀。避免

拥抱患儿及触摸腹部，腹胀时尿布宽松适度。保持室内安静，操作集中进行，避免不必要的刺激。

5. 遵医嘱按时、按量给予抗生素治疗，控制感染。

6. 禁食期间给予输入静脉营养液、新鲜血、血浆等治疗，加强营养支持，建立良好的静脉通路，保持药物及液体及时进入。由于禁食、胃肠引流、液体丢失等易导致水及电解质紊乱，需注意保持患儿液体出入量平衡，体重增长稳定。

7. 观察并记录大便的次数、性状、颜色、量，了解大便变化过程，及时正确留取大便标本送检。

8. 预防并发症

（1）密切观察病情变化，及时发现肠梗阻、肠穿孔、肠出血的早期症状，发现严重腹胀、引流液增多、血便、频发呼吸暂停等症状时立即通知医生。

（2）当患儿面色苍白或有休克的症状及体征，心率过快或过缓、血压下降、末梢循环衰竭时，立即通知医生抢救。

（3）观察患儿有无凝血障碍的表现：皮肤是否有瘀斑、注射部位是否有渗血，有无呕血、便血、尿血等凝血障碍。

（4）监测腹膜炎的症状和体征，如腹肌紧张、心动过缓、体温过低等。

十、新生儿低血糖的护理常规

1. 出生后能进食者尽早喂养，早期、多次、足量喂养，首选母乳喂养。如尚无母乳时，可给予10%葡萄糖口服，吸吮功能差者给予鼻饲喂养，同时给予非营养性吸吮。早产儿或窒息患儿尽快建立静脉通路，保证葡萄糖输入。

2. 加强保暖，保证正常体温，减少能量消耗。新生儿病室室温保持在24～26℃，相对湿度50%～60%，保证空气流通和新鲜，保证患儿体温维持在36～37℃。

3. 严格执行输注量及速度，密切监测血糖，根据血糖值及时调整输注量及泵入速度，并及时记录。

4. 密切观察病情变化，注意患儿神志、哭声、呼吸、肌张力及抽搐情况，有无震颤、多汗、呼吸暂停等，监测体温、心率、脉搏、呼吸及氧饱和度，及早发现低血糖的早期临床表现。根据患儿缺氧程度，合理给氧，发现呼吸暂停及时给予刺激恢复呼吸。

5. 每日记录液体出入量和体重。

十一、新生儿颅内出血的护理常规

1. 保持绝对安静，尽量减少头部搬动。采取头部抬高15°～30°，以减轻颅内水肿和防止呕吐物吸入气管。各种治疗、护理集中进行，动作轻柔，减少震动。

2. 注意观察体温、心率、脉搏、血压、面色、神志、囟门饱满度、瞳孔大小、反射及肢体活动、大小便情况。

3. 保持呼吸道通畅，及时清理呼吸道分泌物，有缺氧症状及时给予间断低流量氧气吸入。

4. 根据医嘱及时给予止血、防治脑水肿药物，严格控制输液量及输液速度。

5. 定期复查头颅CT或B超，有肢体瘫痪者，加强功能锻炼。早期干预，开发智力，加强营养，防止感染，按时预防接种。

十二、新生儿红臀的护理常规

1. 每次便后用清水洗净，必要时用婴儿护臀膏。依据红臀的分度进行相应的处理。

（1）Ⅰ度：局部皮肤潮红伴有皮炎可局部涂鱼肝油。

（2）Ⅱ度：皮肤溃破可用消毒植物油或鱼肝油纱布贴敷患处，或用氧化锌软膏涂抹局部。

（3）Ⅲ度：表皮破损面积较大，伴有渗血，应暴露臀部或用烤灯。有时可继发细菌感染，可用含抗生素药膏的无菌敷料贴于患处，经常更换。臀部伴真菌感染者可涂克霉唑软膏、达克宁霜等。

2. 烤灯照射时需要注意，使用40～60瓦灯泡，距离臀部30～50厘米（防止烫伤），时间为15～30分钟；每日2次，严重者可加1次。在烤灯照射过程中应注意保暖。

第二节　儿童常见病护理常规

一、儿科一般护理常规

1. 病室温度以18～20℃，湿度以50%～60%为宜，定时开窗通风。保证患儿充足睡眠与休息，保持病室安静，防止烫伤、坠床、走失。

2. 按不同年龄与病种、感染与非感染性疾病，分别收治，防止交叉感染。

3. 新入院时测体温、心率、脉搏、体重，7岁以上测量血压并记录。

4. 饮食按医嘱执行，注意饮食卫生，做好婴幼儿喂养指导。

5. 根据病情，按分级护理要求做好晨晚间护理，每周剪指甲1次，每周换床单1次，保持床单清洁、整齐。

6. 认真执行医嘱，按时给药及治疗。严格执行查对制度，及时留取各种标本。

7. 患儿入院4小时内，护士应对患儿全面评估并填写评估表，及时填写护理记录单。

8. 值班人员定时巡视病房，密切观察病情，遇有病情变化，立即通知医生，积极配合抢救。输液、输血时，应注意滴液速度，是否通畅，局部有无肿胀及输液、输血反应的发生，以便及时处理。

9. 出院前向患儿及家长做好出院指导。

二、腹泻病患儿的护理常规

1. 凡疑似或确诊为致病性大肠埃希菌或鼠伤寒杆菌感染者住单间病房，做好床旁隔离，接触患儿前后严格做好手的消毒，对患儿的衣物、食具、尿布及便具应分类消毒处理。

2. 监测患儿体温、脉搏、呼吸、血压的变化；观察皮肤黏膜有无干燥脱水、皮肤弹性及口渴情况；注意患儿面色、神志、瞳孔、末梢循环情况；观察患儿有无腹痛、呕吐、低钾、低钙表现，及时与医师联系。

3. 详细记录出入量，入量包括补液量及饮食量，观察并记录呕吐、粪便的次数、性质和水分的多少。发现粪便性状改变，如腥臭、有黏液、脓血时，立即送粪便常规检查并做培养。

4. 按医嘱禁食者，给予口服或静脉补液。禁食补液期间，患儿烦躁哭闹的可遵医嘱适当给予镇静剂，如冬眠Ⅱ号、10%水合氯醛等。恢复期给予易消化、营养丰富的饮食，少量多餐，由淡到浓，由稀到稠，逐渐过渡到正常饮食。

5. 静脉补液时，要准确调整滴速，观察输液是否通畅，有无液体外渗以及有无输液反应。输液原则先快后慢，先盐后糖，先浓后淡，见尿补钾。同时应注意脱水、酸中毒的纠正情况；口服补液者按时完成口服液量。

6. 勤换尿布，每次便后用温水洗净，保持臀部清洁、干燥，以预防臀部感染、尿布疹和泌尿系统感染。慢性腹泻营养不良者，定时翻身，预防压疮。

7. 做好对症护理，如腹胀、呕吐、高热等，做好口腔护理及皮肤护理，避免红臀。

8. 患儿出院时，指导家长合理喂养，注意饮食卫生，预防肠道内外感染，并注意腹部勿受寒。

三、肺炎患儿的护理常规

1. 避免交叉感染，将急性期与恢复期、细菌性与病毒性感染的患儿分室居住，对绿脓杆菌、金黄色葡萄球菌感染患儿要执行呼吸道隔离，住单间病房。

2. 保持病室空气新鲜、阳光充足、安静、舒适、定时通风（注意避免对流风），室温以18～20℃为宜，相对湿度保持在55%～65%，以利于呼吸道分泌物排出。

3. 急性期卧床休息，呼吸困难者取半卧位，经常变换体位以减少肺部瘀血，促进炎症吸收。急性期经常拍背部，恢复期多抱起活动，促进分泌物排出，增加肺通气。

4. 给予高热量、高维生素、易消化的流质饮食，喂奶时抬高婴幼儿头部或抱起哺喂，并让患儿间歇休息，无力吸吮者改用滴管喂奶或鼻饲。

5. 保持呼吸道通畅，增加肺泡通气量，及时清除鼻痂及鼻腔分泌物，痰液黏稠不易咳出时给予雾化吸入，每次不宜超过20分钟，每日2～4次，避免肺泡内水肿，必要时用吸痰器吸痰。

6. 密切观察生命体征及病情变化，如出现双吸气、点头样呼吸、呼吸暂停等，提示呼吸衰竭，立即通知医师，立即吸痰保持呼吸道通畅，做人工呼吸，备好呼吸兴奋剂，必要时按医嘱使用人工呼吸机。

7. 患儿出现嗜睡、惊厥或昏迷，提示可能发生中毒性脑病，及时通知医师，备好止惊剂及脱水药。

8. 患儿面色苍白、烦躁不安、喘憋加重、给氧及镇静剂不能改善，心率加快（婴幼儿160～180次／分钟），肝脏短时间内急剧增大，提示心力衰竭，应及时报告医师进行处置。

用洋地黄制剂时要注意严格按要求时间给药，剂量一定准确，用药前、后0.5小时数心率，儿童低于70次／分钟，婴幼儿低于90次／分钟时，通知医生停药。注意观察洋地黄的毒性反应，如恶心、呕吐、心律不齐、嗜睡、乏力、黄视等。

9. 加强体格锻炼，增强体质，合理喂养，提高预防疾病的能力。注意气候变化，及时增减衣服。

四、急性肾小球肾炎患儿的护理常规

1. 起病2周内卧床休息，减轻心脏负荷，改善肾脏血流量，防止严重病例发生。有高血压和心力衰竭者，则要绝对卧床休息，至水肿消退、血压正常、肉眼血尿消失，可在室内轻度活动；病后2～3个月尿液检查每高倍视野红细胞10个以下，血沉正常可上学，但要避免体育活动；爱迪计数正常后，可恢复正常活动。

2. 给予高糖、高维生素、适量蛋白质和脂肪的低盐饮食。急性期1～2周内，应控制钠的摄入，每日1～2克，水肿消退后每日3～5克，水肿严重、尿少、氮质血症者，应限制水及蛋白质的摄入。水肿消退、血压恢复正常后，逐渐由低盐饮食过渡到普通饮食。

3. 观察病情

（1）每周测体重2次，水肿严重时每天测体重1次，观察水肿的变化程度。每周留晨尿2次，进行尿常规检查。准确记录24小时液体出入量。

（2）每天测血压2次，定时巡视病房，观察患儿有无头痛、呕吐、眼花等症状，发现问题及时通知医生。

（3）密切观察患儿生命体征的变化，水肿严重者如出现烦躁不安、呼吸困难、心率增快、不能平卧、肺底湿性啰音、肝脏增大等，提示心衰发生，要立即报告医生，同时让患儿半卧位给予吸氧，遵医嘱给药，降低循环血量，减轻心脏负荷，必要时给予洋地黄制剂，剂量宜偏小，症状好转后停药。

（4）通过休息、利尿，血压仍不能控制者可给予降压药，用药时需监测血压变化。

4. 医护人员应向家长及患儿讲解有关肾炎知识，增强战胜疾病的信心。

五、肾病综合征患儿的护理常规

1. 泌尿系统疾病的急性期症状比较严重，如高血压、水肿等，在此期间患儿常自

动卧床。在疾病恢复期可适当增加活动，按照患儿实际情况安排合理的生活规律，使患儿既得到充分休息，又生活得比较有乐趣。

2. 饮食治疗的目的是保证营养供应，减轻肾脏的工作负担，减少钠、水潴留及代谢产物的积聚。严格按照医嘱，给予必要的饮食治疗，有高血压、水肿时应限制盐的摄入，有氮质血症时应限制蛋白入量，并给予含有必需氨基酸的优质蛋白；肾功能减退，明显少尿时严格限水。

3. 监测生命体征，记录液体出入量。观察浮肿变化，每周测体重2次（每周三、六早餐前）。水肿严重、少尿患儿应遵医嘱每日测体重1次。严格限制液体入量，最好使用输液泵，确保液体准确进入。遵医嘱给予利尿剂，记录尿量，注意电解质的变化，特别是钾的水平。

4. 预防、控制感染　注意保暖，防止受凉和其他感染，及早识别可能的潜在感染，特别是水痘、带状疱疹病毒感染以及腹膜炎征象。

5. 经常沐浴更衣，保持皮肤清洁、干燥，预防皮肤感染。对水肿部位加强护理，避免擦伤和受压，经常翻身并按摩受压部位。阴囊肿大时，可用阴囊托带托起。严重水肿阶段尽量避免肌内注射。

6. 部分泌尿系统疾病患儿病情严重而且复杂，如高血压脑病、急性肾功能衰竭、电解质紊乱等，需要密切观察生命体征及病情变化，如发现烦躁、头痛、心律紊乱等及时报告医师。

7. 对长期食用低盐饮食者在利尿期易发生电解质失调，发现异常及时报告医师处置。

8. 观察、处理药物的不良反应　泼尼松大剂量服用会出现库兴综合征、高血压、骨质疏松，应观察其发展，对症治疗。免疫抑制剂首选环磷酰胺，其不良反应为白细胞降低、胃肠道反应、脱发、出血性膀胱炎、感染加重等，偶有肾小管损伤、致癌作用及性腺损害，应注意观察，对症处理。

9. 本病为慢性疾病，病程长，帮助家长及患儿树立战胜疾病的信心，嘱坚持长期服药，不得随意停药。预防感冒，加强营养，密切观察药物的不良反应，定期复查24小时尿蛋白定量及尿常规。

六、先天性心脏病患儿的护理常规

1. 根据患儿的病情不同，制定适合患儿活动量的生活制度。轻型无症状者应与正常儿童一样生活；有症状患儿应限制活动，避免情绪激动和剧烈哭闹，以免加重心脏负担；重型患儿应卧床休息，给予妥善的生活照顾。

2. 向患儿及家长介绍自我保护、防止感染的知识，避免与感染性疾病患者接触。居室要空气新鲜，穿着衣服冷热要适中，防止受凉。一旦发生感染应积极治疗。

3. 给予高蛋白、高热量、高维生素饮食，以增强体质。适当限制钠盐摄入，还要给予适量的蔬菜类粗纤维食品，以保证大便通畅，重型患儿喂养困难，应特别细心、耐心、少食多餐，以免导致呛咳、气促、呼吸困难等，必要时静脉营养。

4. 注意观察心率、心律、脉搏、呼吸、血压及心脏杂音变化，必要时心电监护。

5. 关心患儿，建立良好护患关系，充分理解家长及患儿对检查、治疗、预后的期望心情，介绍疾病的有关知识、诊疗计划、检查过程、病室环境，消除恐惧心理，说服家长和患儿主动配合各项检查和治疗，使诊疗工作顺利进行。

七、病毒性心肌炎患儿的护理常规

1. 急性期或重症患儿绝对卧床休息，待心脏功能恢复后再逐渐增加活动量。呼吸困难者给予半卧位，并给予氧气吸入。

2. 密切观察心率、心律的变化，给予洋地黄制剂时注意有无恶心、呕吐、头痛、黄视等，婴幼儿心率<90次／分钟，儿童心率<70次／分钟，及时报告医生。

3. 使用微量泵输液以精确输液量及输液速度。

4. 给予高热量、高维生素、低脂饮食，少食多餐，避免过饱加重心脏负担。心功能不全时限制钠盐和水分的摄入。保持大便通畅，防止便秘。

5. 注意保暖，防止受凉，适当体育锻炼，注意劳逸结合，积极预防病毒性感冒，加强营养，增强抵抗力。长期服用激素者，观察药物不良反应发生，如高血压、低钾、消化道溃疡等，及时就诊。

八、白血病患儿的护理常规

1. 白血病患儿常有活动无耐力现象，需卧床休息，但一般不需绝对卧床。长期卧床者，应常更换体位预防压疮。

2. 感染 是导致白血病患儿死亡的重要原因之一。预防感染可采取以下措施。

（1）白血病患儿应与其他病种患儿分室居住，有条件者置于超净单人病室、空气层流室或单人无菌层流床。病室需定期进行紫外线照射、戊二醛熏蒸。限制探视者的人数及次数，工作人员及探视者在接触患儿之前要认真洗手，以免交叉感染。

（2）保持口腔清洁，避免损伤口腔黏膜引起出血和继发感染。如有黏膜真菌感染可用氟康唑或依曲康唑涂擦患处。勤换衣裤，每日沐浴有利于汗液排泄，减少发生毛囊炎和皮肤疖肿。保持大便通畅，便后用温水或盐水清洁肛门，以防止肛周脓肿。

（3）观察感染的早期表现：每天检查口腔及咽喉部，有无牙龈肿胀、咽红、吞咽疼痛感，皮肤黏膜有无破损、红肿等，发现感染先兆时，及时处理。

（4）严格执行无菌操作技术，避免医源性感染。

3. 出血 是白血病患儿死亡的又一主要原因。出血护理参阅本章原发性血小板减少性紫癜的护理措施。

4. 掌握化疗方案、给药途径，密切观察化疗药物的毒性反应。鞘内注射时，药物浓度不宜过大，药液量不宜过多，应缓慢推入，术后需平卧4～6小时以减少不良反应。

化疗药物多为静脉途径给药，且有较强的刺激性。药物渗漏会引起局部疼痛、红肿及组织坏死，注射时需确认静脉通畅后方能注入。药物配制和输入时，操作者做好防护措施，以免遭化疗药物污染。

5. 骨髓暂时再生低下是有效化疗的必然结果。白血病在治疗过程中往往需成分输血或输全血进行支持治疗。输注时应严格执行输血制度。输血过程中应密切观察输血引起的不良反应。

6. 鼓励患儿进食高蛋白、高维生素、高热量饮食，保证营养。

7. 向家长及年长患儿介绍白血病有关知识，宣传儿童白血病的预后已有很大改善，让家长及患儿建立战胜疾病的信心。鼓励患儿学习，注意体格锻炼，增强抗病能力。使患儿的疾病、心理均获得治愈。

8. 白血病完全缓解后，患者体内仍有残存的白血病细胞，这是复发的根源，还需坚持化疗。化疗间歇期可出院，按医嘱给药及休养。已持续完全缓解1～2年者，化疗间歇期可上学，但应监测治疗方案执行情况，并教给家长进行护理的技术。持续完全缓解停止化疗者，应嘱定期随访，以便及时发现复发征象。

九、缺铁性贫血患儿的护理常规

1. 与患儿家属一起为患儿制定活动计划，体力不支的患儿需卧床休息，减少活动。提供高蛋白、高维生素、易消化饮食，必要时静脉输入血制品。减少对患儿的刺激，尽量避免患儿哭吵、激动及情绪紧张。

2. 协助患儿进行洗漱、进食、大小便等个人卫生活动。吃奶的患儿，喂养时宜竖抱起，或抬高头部，吃奶时间以20分钟为宜，少量、多餐，必要时喂奶前后吸氧15分钟。

3. 病室每天通风换气，限制探视人员。白细胞过低者给予单独隔离房间。医务人员严格执行无菌操作规程。

4. 保持床单清洁、整齐，衣被平整、柔软。保持口腔卫生，指导年长儿晨起、饭后、睡前漱口，避免用硬毛牙刷。婴幼儿应加强臀部护理，预防红臀。

5. 指导家属掌握预防感染的方法与措施。向家属讲解引起此疾病的原因，做好喂养指导。婴儿提倡母乳喂养；幼儿指导及时添加含铁丰富的食品，如猪肝、鸡蛋黄、肉类、豆类、菠菜等。

十、化脓性脑膜炎患儿的护理常规

1. 保持病室空气新鲜、流通，湿度在50%～60%。空气干燥时，室内可喷洒水以增加湿度。

2. 给患儿多喂水，保证足够液体量，防止因体液不足致分泌物黏稠而不易排出。

3. 病情许可时将患儿头部抬高30°，偏向一侧，便于吐痰，痰多、黏稠不易咳出时，遵医嘱超声雾化后及时拍背、吸痰。

4. 密切观察患儿面色、口唇及呼吸的频率、节律等。

5. 患儿有咳嗽动作时，指导年长患儿有效的排痰。

6. 婴儿进食或喂奶后，应抱起拍背，排出胃内空气，然后置右侧卧位，头偏向一侧，以防溢奶或呕吐致误吸。

十一、病毒性脑炎患儿的护理常规

1. 监测体温，观察热型及伴随症状。出汗后及时更换衣物。体温>38.5℃时给予物理降温或药物降温、静脉补液。

2. 保持安静，因任何躁动不安均能加重脑缺氧，必要时可使用镇静剂。

3. 保持呼吸道通畅，必要时给氧。置患儿头高脚低卧位，上半身可抬高20°～30°，一侧背部稍垫高，头偏向一侧，以便于分泌物排出，利于静脉回流，降低脑静脉窦压力，降低颅内压。适当使用气圈、气垫等，预防压疮。

4. 对昏迷或吞咽困难的患儿，应尽早给予鼻饲，保证热卡供应，并做好口腔护理。

5. 做好心理护理，增强患儿自我照顾能力和信心。卧床期间协助患儿洗漱、进食、大小便及个人卫生等。使家长掌握协助患儿翻身及皮肤护理的方法。

6. 病情稳定后，及早督促患儿进行肢体的被动或主动功能锻炼，保持瘫痪肢体于功能位置，活动时要循序渐进，加强保护措施，防止碰、擦伤。

十二、麻疹患儿的护理常规

1. 麻疹患儿需进行呼吸道隔离，无并发症者隔离至出疹后5天，并发肺炎者隔离至出疹后10天。

2. 病室内应保持空气新鲜、通风，室温不可过高，以18～20℃为宜，相对湿度应维持在50%～60%。室内光线不宜过强，可遮一有色窗帘，以防止强光对患儿眼睛的刺激。

3. 应给予营养丰富、高维生素、易消化的流食、半流食，并应注意补充充足的水分，可给予果汁、鲜芦根水等，少量、多次喂服。脱水、摄入过少者给予静脉输液，注意维持水、电解质平衡。恢复期应逐渐增加饮食质和量。

4. 注意观察体温、脉搏、呼吸及神志，如出现体温过高或下降后又升高、呼吸困难、发绀、躁动不安等，均提示可能出现并发症；出疹期应注意观察出疹顺序、皮疹颜色及分布情况，如出疹过程不顺利，提示有可能发生并发症，需报告医生及时处理；观察有无脱水、酸中毒及电解质紊乱表现；观察支气管肺炎、喉炎等并发症表现。

5. 对发热的护理应注意麻疹特点，在前驱期尤其是出疹期，如体温不超过39℃可不予处理，因体温太低影响发疹。如体温过高，可用微温湿毛巾敷于前额部或用温水擦浴（忌用酒精擦浴），或服用小剂量退热剂，使体温略降为宜。

6. 因麻疹患儿常伴有结膜炎，分泌物较多，应每日用生理盐水冲洗双眼2～3次，冲洗后滴入眼药水，以防继发细菌感染。

7. 随时清除鼻腔分泌物，应保持鼻腔通畅。麻疹患儿鼻腔分泌物多，易形成鼻痂堵塞鼻腔，影响呼吸，发现有鼻痂应用温水轻轻擦拭，避免强行抠出，以免损伤黏膜。

8. 彻底清洗口腔2～3次／天，每次进食后用温水擦拭口腔，以保持口腔清洁、黏膜湿润。口唇或口角干裂者，局部涂润唇膏。

9. 并发症是麻疹患儿的主要死亡原因，应密切观察，及时发现。患儿不思饮食、精神萎靡、咳嗽频繁、呼吸急促、鼻翼翕动，提示肺炎的可能。皮疹稀疏、心率增快与体温上升不成比例，应警惕心功能不全。哭声嘶哑，甚至失声，咳嗽呈犬吠样提示并发喉炎。并发肺炎、喉炎时，给予雾化吸入，以稀释痰液，减轻肺部炎症。喉炎患儿喉阻明显，应增加雾化吸入次数并加用地塞米松缓解喉头水肿，并做好气管切开的准备。

10. 告之家长及时接种麻疹疫苗，流行期间避免易感儿到公共场所。注意居室内的空气流通，保持空气新鲜。加强饮食调节，保证营养，增强抵抗力。

十三、结核性脑膜炎患儿的护理常规

1. 单室隔离，保持病室空气流通、新鲜，湿度在50％～60％。空气干燥时，室内可喷洒水以增加湿度。

2. 密切观察体温、心率、脉搏，体温>38.5℃，给予物理降温或药物降温，并观察热型及伴随症状。出汗后及时擦干汗液，更换内衣裤。密切观察瞳孔及呼吸，防止因移动体位致脑疝形成和呼吸骤停。

3. 保持呼吸道通畅　置患儿头高脚低卧位，上半身可抬高20°～30°，一侧背部稍垫高，头偏向一侧，以便于分泌物排出，利于静脉回流，降低脑静脉窦压力，降低颅内压。适当使用气圈、气垫等，预防褥疮。

4. 对昏迷或吞咽困难的患儿，应尽早给予鼻饲，保证热卡供应；做好口腔护理。

5. 病情稳定后，及早督促患儿进行肢体的被动或主动功能锻炼，活动时要循序渐进，加强保护措施，防止碰、擦伤。在每次改变锻炼方式时给予指导、帮助和正面鼓励。

十四、特发性幼年类风湿患儿的护理常规

1. 急性期（发热、关节肿胀、疼痛明显）应绝对卧床休息。

2. 为减少疼痛可适当应用镇痛解热剂，睡眠不好可用镇静剂。遵医嘱给予抗炎药物，并告诉患儿饭后服用。

3. 注意保持关节功能位，防止关节肌肉萎缩。应经常变换体位，睡眠时帮助患儿采取舒适体位，膝下放一平枕，并使膝关节处于伸展位，鼓励患儿使用放松娱乐等方法减轻疼痛，即使急性期也应适当注意关节活动，防止关节挛缩。

4. 气候变化时应注意增减衣物，同时注意关节局部保暖。饮食应注意营养，热卡要充足，同时注意维生素的补充。急性期应以流质及半流质为主。

5. 保持皮肤清洁　出汗多时应用干毛巾轻擦，防止感冒。

6. 急性期过后应尽早开始理疗及体疗，进行训练，恢复关节功能，防止关节畸形，运动后关节疼痛和肿胀加重，可暂时终止活动。

7. 密切观察药物不良反应，如长期服用水杨酸制剂及肾上腺皮质激素时，应注意胃肠道症状及易感倾向。

8. 鼓励患儿正确认识疾病，树立与疾病斗争的信心，并应争取家长配合，要有长期与疾病斗争的思想准备。

9. 根据需要提供适当的辅助工具，鼓励患儿穿合适的鞋子行走，指导患儿在炎症急性期避免过度活动，加强关节的保护措施，在坐、立、行或卧位时保持正确的体位或姿势。

十五、过敏性紫癜患儿的护理常规

1. 密切观察皮肤紫癜出现的数量、性状、分布情况，以及紫癜与饮食、药物有无关系等，若发现问题，应及时查找原因，并报告医师。如发现疱状紫癜或血性粪便，应加强预防感染的措施，如有可疑过敏的食物或药物，应立即停用，并做详细记录。

2. 观察消化道症状，注意观察腹痛的性质、部位、肠蠕动的情况及有无呕吐、腹泻等。密切观察粪便性状、颜色、气味的变化。如有肠道出血，应立即通知医师，并做好止血、输血及抢救的准备工作，并注意禁食。

3. 过敏性紫癜可引起肾脏损害，出现血尿、水肿、氮质血症和肾性高血压，严重者甚至出现无尿或高血压脑病等。通过观察尿量及尿色的变化，能预知肾功能受损的程度，防止并发症的发生。

4. 皮肤紫癜为本病的主要特征之一，多见于四肢，下肢及臀部尤多，由于皮疹常有血浆渗出，可使紫癜呈疱疹状。在关节附近的皮疹处，有时呈血性大疱，为避免皮肤紫癜受磨损，局部勿受压，床铺保持洁净、平整、干燥，注射时避开皮肤紫癜处。已破损的疱疹防止感染。

5. 为了寻找食物变应原，先禁食所有动物蛋白，待恢复期再逐渐试加动物蛋白食物，以利于鉴别有无食物过敏。当确定变应原后避免食入和接触，平时少吃辛辣、硬、冷等刺激性食物并做好交接班工作。

6. 根据患儿病情合理安排治疗、护理、休息及娱乐活动。如患儿有腹痛、肠道出血时，绝对卧床休息，以防加重出血。有大关节肿痛的患儿，活动时疼痛加重，一切生活必须由护士协助，在治疗和护理操作中动作宜轻，待关节肿痛消失后，逐渐增加活动。肾脏有受累的患儿病后2~3周出现血尿、蛋白尿，为减轻肾脏受累的程度，应卧床休息。

十六、糖原累积病患儿的护理常规

1. 指导患儿及家长正确地食用生玉米淀粉，遵医嘱每6小时准时（两餐之间和夜间）准量进食玉米淀粉，必须用凉开水冲服，且生玉米淀粉与凉白开水的混合比为

1：2。注意只能使用不含乳糖、蔗糖和果糖的白开水冲服，可与无糖饮料、牛奶、酸奶等混合，在不影响患儿血糖的情况下促进患儿食欲。

2. 给予患儿高蛋白、低脂肪、富含维生素和无机盐的饮食，但总热量不宜过高。指导患儿首选各种谷物、瘦肉、蛋、鱼、蔬菜等食物。禁食糖果、甜点等含糖量高的食品。合理饮食，根据不同年龄和血糖浓度及时调整食物种类，保证必要营养物质供给。鼓励患儿少食多餐。

3. 熟悉低血糖的症状和体征，如果发生低血糖，应立即静点葡萄糖液，待缓解后再逐渐过渡到口服生玉米淀粉治疗。

4. 与感染患儿分室而居，病室每天通风换气，定时进行空气消毒。接触患儿前彻底洗手，并教会患儿正确的洗手方法，告诉患儿手卫生知识。

5. 加强口腔护理，每次进食后均应漱口；鼻腔保持清洁、湿润，必要时可涂液状石蜡以防干裂；观察患儿全身皮肤情况，特别是注射部位。

6. 监测体温，定期检测血常规，一旦发现患儿有感染迹象，及时给予积极治疗，以免发生或加重低血糖和酸中毒。

7. 患儿的病床要加护栏，避免发生坠床。保持地面干燥，防止滑倒。保证房间设施的安全性，清除可能碰触患儿的危险设施。同时注意培养患儿的独立意识，使患儿能够对自己的行为做出正确的选择。

8. 积极地与患儿家长交流，帮助家长建立起切合实际的信心；积极与患儿沟通，鼓励患儿表达出自己的感情，做好患儿的心理护理，增强其心理承受力，增强患儿及家长战胜疾病的信心。

9. 向家长和患儿讲解低血糖发生时的早期表现以及预防低血糖发生的知识；嘱患儿保持个人清洁卫生，预防感染，尽量避免到公共场所；嘱其按时随诊，定期复诊，若出现发热、出血等症状及时就诊。

第三节　危重患儿护理常规

一、应用呼吸机治疗患儿护理常规

1. 使用呼吸机前要仔细检查呼吸机的管路连接是否正确、有无漏气，检查指示灯、压力表是否完好，接好模肺，按要求调试呼吸机的工作参数。

2. 气管插管时医护配合，护士备好插管用物，将患儿头移至床边，颈下垫软枕使头略后仰，接吸痰管吸净口、鼻腔分泌物，协助医生固定患儿体位，在声门暴露不佳时轻压环状软骨处使气管向下以暴露声门裂，气管导管插入后，护士立即连接复苏气囊加压给氧，确定好位置后协助固定好气管插管，并给患儿摆好舒适的体位，连接呼吸机。

3. 观察并记录患儿体温、呼吸、血压、脉搏，注意观察患儿面色、口唇、肢端有无发绀，判断氧合情况。注意观察胸廓起伏情况、两侧呼吸是否对称、自主呼吸强弱、与呼吸机是否同步。

4. 观察患儿精神、神志情况，保持患儿安静，烦躁不安时遵医嘱给予镇静剂，平卧时肩颈部垫一软枕，使气道伸直，注意头部不能过于后仰。

5. 常规放置胃管，行胃肠减压，引流胃内容物及气体。

6. 根据血气监测情况随时调整呼吸机的压力、频率、呼吸比例、吸入氧浓度等各项参数。

7. 每班交接并记录气管插管体外管端的长度、温湿化情况、管路连接情况、插管固定情况，固定插管胶布污染、松动时随时更换胶布。每三日更换气管插管及呼吸机管路。

8. 保持气道通畅，加强呼吸道护理，每2小时翻身、吸痰1次，吸痰前后升高吸氧浓度，使血氧升高，吸痰时严格无菌操作。如痰液黏稠，或长期应用呼吸机的患儿可以从气管插管内注入生理盐水0.5～1毫升，呼吸治疗后给予吸痰，先吸净插管内分泌物，再吸净鼻、口内分泌物，观察并记录痰量、色、性质，判断呼吸道感染情况。

9. 遵医嘱给予生理盐水口腔护理或氟康唑涂口2次／天，防止二重感染。

10. 当呼吸机出现报警时，首先检查患儿情况是否异常，再检查呼吸机环路管道有无松脱漏气，气源压力是否符合要求。呼吸机故障时患儿脱离呼吸机，用气囊加压给氧，并立即排除故障。

11. 插管时动作熟练、轻柔，医护配合娴熟、默契，避免气管黏膜损伤出血；插管时刺激会厌、气管内黏膜感受器引起副交感神经兴奋，引起心率减慢，注意心率变化，减慢时暂停插管，待心率回升后再继续气管插管。备好胸腔闭式引流瓶及穿刺针头，注意观察呼吸及胸廓变化，预防气胸。

12. 患儿可以脱离呼吸机时，注意拔管时边吸引插管内分泌物边拔出气管插管，并保持气管插管不被污染，无菌操作下剪断管尖端送培养。拔管后侧卧位并头罩给氧，注意观察呼吸情况及氧饱和度。

13. 严格无菌操作。喉镜用75%酒精擦拭消毒后放入消毒器械盒内备用。呼吸机管道及温湿化器更换后送消毒供应中心消毒备用。

二、蓝光治疗患儿的护理常规

1. 在蓝光箱内加水湿化，接通电源预热。调节箱内温度至30～32℃，相对湿度为50%，调节上下灯管，使灯管至患儿的距离为33～50厘米。

2. 了解患儿诊断、日龄、体重、黄疸的范围和程度及胆红素结果。监测患儿生命体征1次，进行皮肤清洁，剪短指甲，防止抓伤皮肤，戴护眼罩，系好尿布，裸体置于蓝光箱中,记录开始时间,经常巡视、检查眼罩及尿裤是否松脱,禁止给光疗患儿涂爽身粉及透明油剂,禁止放物品遮挡光线。

3. 每2小时记录特护1次,监测箱温及体温变化,每4小时测体温1次或根据病情、体温情况随时测量;观察黄疸消退程度、胆红素值变化;注意有无呕吐与大小便情况(包括性质、次数和量)。在治疗过程中出现轻泻,如排深绿色稀便,泡沫多,尿色深黄等,属于正常反应,可随病情好转而消失;观察皮肤有无皮疹和颜色改变;密切观察患儿的精神状态、肌张力。

4. 保证足够的液体摄入,2次喂奶期间可喂水1次,不能经口喂养者要保证静脉补液量,详细记录出入量,每日测量体重。

5. 若单面光照,每2小时改变体位1次,俯卧时专人看护,避免口、鼻压迫影响呼吸;双面光照可以不翻身,但要注意骨突处皮肤受压情况,并给予积极处理。

6. 记录蓝光灯使用时间,一般蓝光灯管800小时需要更换新灯管。光纤灯泡2000小时更换1次,每日清洁灯箱、灯管及反射板,保持灯箱、灯管及反射板清洁。

7. 治疗结束后测体重,沐浴,检查皮肤有无损伤及眼部感染情况,记录灯管照射时间。

三、应用暖箱患儿的护理常规

1. 凡出生体重在2000克以下和异常新生儿,如新生儿硬肿症、体温不升者均应入暖箱。

2. 入箱前须清洁暖箱,检查功能是否正常。铺好婴儿床,注意棉垫不能填塞床的四周空隙,箱内一切用物(布类)均须经过高压消毒。

3. 在水槽内加灭菌注射用水至水位处,接通电源,打开电源开关,设定箱温(根据早产儿体重与出生日龄调节适中温度),相对湿度为55%~65%。

4. 入暖箱患儿宜裸体或穿单衣,以便散热,并包好尿布。注意暖箱消毒、清洁,使用期间每日用消毒液擦拭箱体及操作孔,若遇奶渍、葡萄糖等污渍时随时擦拭。每3日更换暖箱并彻底消毒1次,水箱内的灭菌注射用水每日更换,患儿出箱后的暖箱做终末消毒备用。每月做使用中及备用中暖箱水槽、操作孔的目标性监测。暖箱内的空气过滤棉每3个月更换1次。

5. 使用时的暖箱不宜放在太阳下直射及冷风直吹之处,以利于保持恒温。暖箱放置呈水平位,防止振动,以免自动控制失灵。

6. 护理人员一切操作均在箱内进行,操作后注意检查床台四面的护板是否安插牢固,箱门是否关闭好,以防患儿滑落。注意监测体温,每4小时测量1次,随时观察暖箱使用效果,有报警信号时及时查找原因,及时处理。

7. 冬天在患儿出箱前应将患儿衣被暖好后再更换。

8. 体重已达2000克以上,体温稳定3天以上,且能用奶瓶或胃管喂养,一般情况良好者和室温维持在24~26℃时，能在停止加温的暖箱内保持正常体温者停用暖箱。

四、脐静脉插管患儿的护理常规

1. 常规消毒用物，脐静脉包、脐静脉插管被服包，根据患儿体重选择导管型号、输液泵、三通、肝素盐水等。

2. 操作前护士将患儿置仰卧位，并固定患儿上、下肢，避免肢体活动污染无菌区域。

3. 保持患儿安静，烦躁不安时遵医嘱予以镇静。接受脐血管插管的患儿多为早产儿，体重小，病情危重，并且病情变化大，操作中因无菌巾遮挡了患儿，如有病情变化不易被发现，因此，护士应密切观察患儿的情况，并注意呼吸器、心电监护仪的各项指标，发现问题及时给予处理。避免操作中患儿病情突然变化而发生意外。插管时及插管后应注意观察患儿下肢皮肤颜色，如有发白，系动脉痉挛所致，应及时处理。

4. 插管成功后行床旁X线射片确定位置，肢体适当约束制动。

5. 密切观察，防止导管脱出、压迫、打折，保证脐血管插管的有效使用。

6. 每日用75%酒精清洁脐周4次，保持脐周清洁、干燥，并注意观察局部有无红肿、炎症等迹象。

7. 频繁地从脐静脉插管中取血做各种化验检查或给药物，容易造成血栓、气栓或导管堵塞，可引起肾栓塞、肠坏死等腹腔脏器的损害，并且不易被发现。因此，在操作前，要认真检查，排出注射器、三通与脐插管衔接处的气体，确保脐导管中无空气及小的血凝块。

8. 取血及各种治疗护理操作时应严格无菌技术操作，脐插管所连接的泵管、注射器、三通等，应每24小时更换1次，同时注意所用物品的清洁、消毒以及环境的清洁，避免交叉感染。

9. 当患儿病情平稳后，不需要频繁血气监测，完成了所需要的操作后，或者出现血栓、气栓、感染等并发症时，应拔管。拔管后止血钳夹闭半小时，保持局部清洁、干燥，注意观察脐部有无出血。

五、经外周静脉穿刺的中心静脉导管（peripherally inserted central venous catheter，PICC）置管患儿的护理常规

1. 输液前盐水冲洗导管，禁止从导管内抽回血。输脂肪乳等药物后，应脉冲式冲管。

2. 禁止用静脉点滴的方式冲管，禁止用高压注射泵推注造影剂，导管必须选择大于10毫升注射器冲管，输液后应脉冲式冲管，正压封管。每日肝素盐水冲管1次，浓度1毫升生理盐水1U肝素。

3. 置管后24小时换药1次，以后每3天换药1次，换药时严格遵守无菌操作，禁止

胶布直接贴于导管体上，换药时记录导管刻度，每天记录输液泵速，严禁导管体外部分移进，使用无菌透明贴膜固定，如需用纱布，应用于透明贴膜下，所有透明贴膜上应该清楚地记录更换敷料的时间。

4. 避免盆浴、泡浴，保持局部皮肤清洁、干燥。带有PICC一侧手臂，适度制动，避免体外管路刮蹭。

5. 每班交接填写PICC交接班表，交接导管外留长度及臂围，注意观察穿刺点有无异常。

6. 使用正压接头，每3天更换1次，使用无菌技术打开接头的包装，用生理盐水预充正压接头，消毒导管接头的外面反折导管与接头连接上部软管处，去掉旧的正压接头，连接新的正压接头，以脉冲方式用10毫升含生理盐水的注射器冲洗导管，牢固固定正压接头和连接处。

六、小儿经皮肾穿刺活检术的护理常规

（一）术前准备

1. 向家长和患儿讲解肾穿刺检查目的及相关知识，解除思想顾虑和恐惧心理，给予安慰和鼓励。

2. 协助医生做必要的检查

（1）B超检查，检查双肾大小、厚度、形态及定位，探测皮肤到肾包膜的厚度。

（2）血常规、血小板计数及尿常规检查。

（3）出、凝血时间，凝血酶原活动度及血型鉴定，备血200毫升。

3. 嘱患儿注意休息，避免剧烈活动，练习床上排大小便。

4. 进行必要的体位和呼吸屏气动作训练，训练患儿俯卧位时能用腹式呼吸，听口令先吸后呼再屏气动作，屏气要到10秒钟，以利于术中很好配合。

5. 备齐肾穿刺物品　碘酒、酒精、无菌方纱、龙胆紫、胶布、耦合剂、不锈钢盒、小铁尺、固定器、刀柄、刀片、肾穿针、2%普鲁卡因2毫升×4支、治疗盒、手套3副、腹带、1千克沙袋。

6. 术前需遵医嘱肌注1次止血针。

（二）术中护理

1. 协助患儿摆好体位，安抚患儿，减轻患儿恐惧。

2. 密切观察患儿面色及生命体征，如有不适，应暂停手术。

（三）术后护理

1. 术后先采取俯卧位4小时，肾穿刺部位包裹腹带及沙袋加压止血，4小时后取下沙袋，采取仰卧位至24小时，此期间排尿、排便不宜起床。

2. 密切观察患儿面色及血压情况。开始每15分钟测血压1次，共2次，随后每半小

时1次，共2次，1小时1次，共2次，以后每2~4小时1次。若血压有所下降，应警惕有出血倾向，及时与医师联系。

3. 患儿若有腹痛、腰痛等情况，警惕肾穿部位出血。

4. 观察患儿是否有肉眼血尿，并分别留取术后前3次尿，做常规检查，检查有无红细胞，及时了解有无出血。

5. 根据患儿术中及术后出血情况，适当给予止血剂，如酚磺乙胺、维生素K$_1$等。

6. 鼓励患儿多饮水，多排尿，以达到清洁尿路的目的（以免血块堵塞输尿管），必要时给予静脉补液（10%葡萄糖500~1000毫升）。

7. 预防感染，保持室内空气新鲜，定时通风，继续给予抗感染治疗，且严格执行无菌操作规程。

8. 术后24小时可撤去腹带，下床轻微活动，如有出血，延长卧床时间至出血完全停止。

9. 术后观察1周可出院，近期避免剧烈活动。

七、儿童惊厥的护理常规

1. 惊厥发作时，立即平卧解开衣扣，头偏向一侧，防止分泌物吸入，用拇指按压人中穴或针刺人中穴，并立即通知医生，配合抢救工作。

2. 保持呼吸道通畅，清除口腔内食物或分泌物。惊厥时将纱布包绕压舌板置于上下齿间，以防止舌咬伤。窒息者行人工呼吸，给予氧气吸入，必要时吸痰。

3. 患儿未清醒之前，暂禁食，以免造成窒息，加强口腔护理。

4. 保持环境安静，避免强光、噪音刺激，治疗、护理操作尽量集中进行，动作轻柔、敏捷。

5. 注意安全，防止碰伤及坠床，必要时使用约束带。加强皮肤护理，定时翻身，预防肺部感染及压疮的发生。

6. 密切观察病情，详细记录惊厥次数、发作时间及有关情况，有助于诊断和治疗。根据病因进行治疗、护理。

第二章　儿科常见急症护理

第一节　幼儿惊厥

一、概述

惊厥是幼儿时期常见的急症之一，表现为突然发生的意识丧失，两眼上翻，面肌或四肢肌肉的强直性、阵挛性或强直性-阵挛性抽搐，可表现为全身性或局限性抽搐，发作时间由数秒至数分钟。有的于惊厥后出现疲乏、嗜睡。

二、病因

（一）生理因素

1. 婴幼儿大脑皮层发育未完善，因而分析鉴别及抑制功能较差。
2. 神经髓鞘未完全形成，绝缘和保护作用差，受刺激后兴奋冲动易于泛化。
3. 免疫功能低下，易感染而致惊厥。
4. 血-脑屏障功能差，各种毒素容易透入脑组织。

（二）病理因素

1. 感染性　包括颅内感染和颅外感染。颅内感染包括病毒引起的乙脑、病毒性脑炎等，细菌引起的流脑、化脑、结脑等，霉菌引起的新型隐球菌脑膜炎等，以及弓形虫病、脑型疟疾等。颅外感染包括各种感染引起的高热惊厥、中毒性脑病等。

2. 非感染性　包括颅内疾病和颅外疾病。颅内疾病包括颅内占位性病变、颅脑损伤、脑发育缺陷、颅内出血等。颅外疾病包括各种中毒、代谢紊乱、心脏疾患、遗传代谢病等。

三、临床特点

意识突然丧失，同时急骤发生全身性或局部性、强直性或阵挛性面部、四肢肌肉抽搐，多伴有双眼上翻、凝视或斜视。由于喉痉挛、气管不畅，可有屏气甚至发绀。部分幼儿大小便失禁。发作时间可由数秒至数分钟，严重者反复多次发作，甚至呈持续状态。惊厥之后多入睡。新生儿可表现为轻微的局部性抽搐，如凝视、眼球偏斜、眼睑颤动，面肌抽搐、呼吸不规则等，由于幅度轻微，易被忽视。

四、护理问题

1. 有窒息的危险。
2. 有受伤的危险。
3. 潜在并发症脑水肿。
4. 潜在并发症酸中毒。
5. 潜在并发症呼吸、循环衰竭。
6. 知识缺乏。

五、护理目标

1. 不发生误吸或窒息，适当加以保护防止受伤。
2. 保护呼吸功能，预防并发症。
3. 患儿家长情绪稳定，能掌握止痉、降温等应急措施。

六、护理措施

（一）一般护理

1. 将患儿平放于床上，取头侧位。保持安静，治疗操作应尽量集中进行，动作轻柔敏捷，禁止一切不必要的刺激。
2. 保持呼吸道通畅，头侧向一边，及时清除呼吸道分泌物。有发绀者供给氧气，窒息时施行人工呼吸。
3. 控制高热，物理降温可用温水或冷水毛巾湿敷额头，每5~10分钟更换1次，必要时用冰袋放在额部或枕部。
4. 注意安全，预防损伤，清理好周围物品，防止坠床和碰伤。
5. 协助做好各项检查，及时明确病因。根据病情需要，于惊厥停止后，配合医生做血糖、血钙或腰椎穿刺、血气分析及血电解质等针对性检查。
6. 加强皮肤护理，保持皮肤清洁干燥，衣、被、床单清洁、干燥、平整，以防皮肤感染及褥疮的发生。
7. 关心体贴患儿，处置操作熟练、准确，以取得患儿信任，消除其恐惧心理。说服患儿及家长主动配合各项检查及治疗，使诊疗工作顺利进行。
8. 向家长详细交代患儿的病情、惊厥的病因和诱因，指导家长掌握预防惊厥的措施。

（二）临床观察内容

1. 惊厥发作时，观察惊厥患儿抽搐的时间和部位，有无其他伴随症状。
2. 观察病情变化，尤其随时观察呼吸、面色、脉搏、血压、心音、心率、瞳孔大小、对光反射等重要的生命体征，发现异常及时通报医生，以便采取紧急抢救措施。
3. 观察体温变化，如有高热，及时做好物理降温及药物降温，如体温正常，应注意保暖。

（三）药物观察内容

1. 观察止惊药物的疗效。

2. 使用地西泮、苯巴比妥钠等止惊药物时，注意观察患儿呼吸及血压的变化。

（四）预见性观察

若惊厥持续时间长、频繁发作，应警惕有无脑水肿、颅内压增高的表现，如收缩压升高、脉率减慢、呼吸节律慢而不规则，则提示颅内压增高。如未及时处理，可进一步发生脑疝，表现为瞳孔不等大、对光反射消失、昏迷加重、呼吸节律不整甚至骤停。

（五）健康指导

向家长详细交代患儿的病情、惊厥的病因和诱因，指导家长掌握预防惊厥的措施。

第二节　心跳呼吸骤停

一、概念

心跳、呼吸骤停（cardiopulmonary arrest，CPA）为儿科危重急症，是指心跳、呼吸突然停止，由于血液循环终止，全身器官处于无血流或低血流状态，临床上表现为意识丧失或抽搐、窒息、脉搏消失、血压测不出。心电监护仪示心率极慢或停搏。幼儿心跳呼吸停止与成人不同，突然的、原发的心跳停止在年幼幼儿中很少发生，常见的是损伤或者疾病造成的呼吸或循环衰竭，伴有低氧血症和酸中毒，最终发生心跳及呼吸停止。此时患儿面临死亡，如抢救及时、措施得当，往往可起死回生。心肺腹苏是指对心跳呼吸停止者采取心肺功能抢救的一系列措施，目的是使患儿恢复自主心率和呼吸。

二、病因

（一）呼吸衰竭

1. 急性或亚急性呼吸道梗阻
（1）羊水吸入、异物及呕吐物吸入。
（2）因感染、炎症、过敏等引起咽喉部水肿。
（3）先天性后鼻孔闭锁、肿瘤、扁桃体脓肿。
（4）动脉血管环对气管的压迫等，也能引起窒息。

2. 机械性因素影响通气　如胸壁肌肉或膈肌瘫痪，手术后膈神经损伤，胸腔发育不良，大量胸腔积液、积气或膈疝等。

3. 肺组织换气障碍　肺组织疾患，如肺炎、哮喘、肺水肿。

（二）心脏疾患

因心脏疾病引起的心脏收缩力降低或节律异常，导致心功能衰竭，如先天性心脏病、心肌炎、心包炎、各种心律失常，以及心导管或心血管造影检查所致的心跳停止。

（三）中枢神经系统损伤

由于损伤直接或间接影响到呼吸、循环中枢，可直接引起心跳呼吸骤停、脑膜炎、脑炎、脑缺氧。

（四）电解质紊乱、酸中毒及代谢性疾病

如血钾过高或过低、低血糖、低血钙及严重的代谢性酸中毒。

（五）休克

心源性、低血容量性、创伤性、过敏性及感染性休克。

（六）中毒

有机磷农药、灭鼠药中毒，主要是医用药物，如麻醉性抑制剂、镇静剂、洋地黄及抗心律失常药中毒。

（七）意外损伤

损伤是造成幼儿死亡的首要原因，常见的有溺水、交通事故、异物吸入、电击、严重创伤、烧伤。

（八）其他

如婴儿猝死综合征。

三、临床特点

1. 神志突然丧失，出现昏迷、抽搐。
2. 颈动脉和股动脉搏动消失，血压测不出。
3. 呼吸、心跳相继停止，何者先停止由原发损害决定，儿科以呼吸停止较常见，其间隔可长可短。
4. 瞳孔散大，对光反射消失，面色苍白或发绀。

四、护理问题

1. 感知的改变。
2. 低效性呼吸型态。
3. 肺组织换气障碍。
4. 电解质和酸碱平衡失常。
5. 潜在并发症——休克。

6. 潜在并发症——猝死综合征。

7. 知识缺乏。

五、护理目标

1. 建立和维持气道的开放，保持足够的通气。

2. 采取相应措施使患者肺组织换气正常。

3. 发现和预防电解质和酸碱平衡紊乱。

4. 积极治疗，防止并发症出现。

5. 了解疾病相关知识，能够掌握相关急救措施。

六、护理措施

（一）一般护理

1. 整个操作过程中应注意保暖，适当地提高室温，必要时在辐射加温装置下进行复苏，防止低温损害。输库血时，应先在室温中复温后再输注，避免加重体温下降。

2. 反复评估患儿的病情变化，以便采取相应的复苏措施。

3. 胸外心脏按压时，应定位正确、用力均匀，既能保证有效的心搏出量，又要防止骨折和内脏损害。

4. 建立至少一条以上的可靠静脉通路，患儿病情稳定后应及时拔除骨髓腔通路。

5. 做好基础护理，保持五官及皮肤的清洁，复苏过程中的各种穿刺及用药应注意无菌操作，防止继发感染。

6. 做好家长的心理护理，应将患儿病情的危险性和治疗、护理方案及期望治疗结果告诉家长，让家长做到心中有数，并得到他们的配合。

（二）临床观察内容

对于各类急危重症的患儿应进行严密的病情观察，通过各系统的评估及时发现呼吸衰竭和休克的早期症状，通过及时的病因与对症处理，避免患儿发生呼吸、心搏骤停。

1. 呼吸功能的快速评价

（1）呼吸道能否独立维持开放。

（2）呼吸频率改变。

（3）呼吸力学如三凹征、呻吟、鼻翼扇动、辅助肌的应用。

（4）呼吸音及胸廓的扩张度。

（5）皮肤黏膜的颜色与温度。

2. 心血管功能的快速评价

（1）意识情况，瞳孔大小，对声音、疼痛的反应性，肌张力。

（2）心率、心律、心音强弱。

（3）血压变化，尤其是脉压的改变。

（4）周围脉搏的强度。

（5）毛细血管充盈时间，肢端皮肤的颜色与温度。

（三）复苏后的病情观察及护理

复苏后的患儿仍面临脑缺氧性损害、心律失常、低血压、电解质紊乱以及继发感染等威胁，因此必须进行严密的监护，密切观察病情的变化，防止心跳、呼吸的再次停止，以及各种并发症的发生。

1. 监测生命体征，注意体温、心率、心律、呼吸、血压、血氧饱和度、血气及电解质的变化。

2. 注意神志、精神、瞳孔、肌张力及周围循环的变化并记录，对预后做出初步的估计。

3. 监测血糖的变化，维持血糖在正常水平。

4. 仔细检查全身情况，注意有无皮肤破损及骨折，如有发生，应给予相应的处理与固定。

5. 加强呼吸道管理，做好胸部物理疗法，保持呼吸道通畅。如继续应用人工呼吸机者，按呼吸机的常规护理。

6. 做好皮肤护理，经常翻身，保持患儿的体位舒适，防止褥疮和坠积性肺炎。

7. 注意观察药物的不良反应，并采取相应的措施。

8. 维持有效的循环及水、电解质平衡，准确记录出入量，保证热卡供给。

9. 备好一切急救用品，以备急需。

（四）药物观察内容

1. 氧气　复苏中及复苏后常规氧气吸入，根据病情及血气分析提供相应的给氧方式，吸入的氧气要加温、湿化，并有氧浓度的监测，观察面色及血氧饱和度的变化，及时调整吸入氧浓度。

2. 肾上腺素　酸中毒可降低儿茶酚胺的作用，应用同时给氧、适度通气和恢复全身灌注等方法纠正代谢性酸中毒，提高肾上腺素的作用。因为碳酸氢钠可使儿茶酚胺灭活，故不能将儿茶酚胺与碳酸氢钠在同一条输液管内输注。肾上腺素有引起心动过速和室性异位搏动的可能，应注意观察心率、心律的变化。大剂量肾上腺素有强烈的缩血管作用，可使四肢、内脏的血管收缩，应注意尿量的变化。

3. 碳酸氢钠　应在有效的通气下使用。碳酸氢钠原液是高渗的，在早产儿中这种高渗性与脑室内出血的危险性增高相关，因此，在早产儿中应稀释一倍后使用。应用碳酸氢钠时要密切监测动脉血pH值的变化。

4. 钙剂　在低钙血症或治疗高血钾时才使用。使用中应防止药物外渗，以防皮肤局部坏死。

5. 多巴胺　不同剂量的多巴胺可有不同的临床作用，使用时应注意剂量正确。多巴胺渗入组织可造成局部组织坏死，必须通过安全可靠的静脉通道输入。应注意观察心率变化，防止心动过速。不能与碳酸氢钠混合使用。

6. 利多卡因　可造成心肌、循环抑制及中枢神经系统症状，如嗜睡、定向障碍、肌肉痉挛、抽搐、心动过缓。心脏骤停时由于药物清除能力减弱，应特别注意药物剂量，防止过量中毒。如出现中毒表现应立即停止用药。

（五）预见性观察

1. 有下列指征的患儿，随时可能发生心肺骤停，需立即进行心肺功能支持。这些体征如下。

（1）呼吸急促，大于60次／分钟。

（2）呼吸困难和呼吸音降低，有三凹征、呻吟、鼻翼扇动。

（3）≤5岁幼儿，心率<80次／分钟或>180次／分钟；>5岁幼儿，心率<60或>160次／分钟。

（4）意识改变，对家长和疼痛的反应减弱，肌张力改变，易激惹、嗜睡、惊厥。

（5）发绀或血氧饱和度降低。

（6）创伤、烧伤面积大于10%。

2. 复苏后的患儿如有某些症状和体征，常常提示预后不佳，有脑死亡的可能。这些症状和体征如下。

（1）没有意识，无自主活动，对所有的刺激均无反应。

（2）高热后，体温逐渐下降至正常体温。

（3）尿量增多，表现为尿崩。

（4）高血糖，可达30mmol／L以上。

（5）血钠浓度持续增高。

第三节　急性呼吸衰竭

一、概述

呼吸衰竭是指由于各种原因引起的肺通气和（或）换气功能严重障碍，以致不能进行有效的气体交换，导致缺氧和（或）二氧化碳潴留，从而引起一系列生理功能和代谢功能紊乱的临床综合征。

二、病因与发病机制

幼儿急性呼吸衰竭以呼吸系统疾病为主，中枢神经系统疾病次之。新生儿以呼吸窘迫综合征、颅内出血、窒息、上呼吸道梗阻和感染多见；婴幼儿以急性喉炎、支气管肺炎、异物吸入和脑炎为主；幼儿以哮喘持续状态、多发性神经根炎、支气管肺炎和脑炎常见。

急性呼吸衰竭分为中枢性和周围性两大类。中枢性呼吸衰竭因呼吸中枢的病变，呼吸运动发生障碍，通气量明显减少。周围性呼吸衰竭由呼吸器官或呼吸肌病变所致，可同时发生通气与换气功能障碍。急性呼吸衰竭的基本病理生理改变为缺氧、二氧化碳潴留和呼吸性酸中毒，脑细胞渗透性发生改变，出现脑水肿。

低氧血症和高碳酸血症对主要器官的影响：

（1）脑：早期使脑血管扩张，脑血流增加，晚期导致脑水肿，颅内压增高；

（2）心脏：$PaCO_2$轻度增加时兴奋交感神经，使心排出量增加，血压上升，但显著升高时，心排血量下降，血压下降。肺小动脉收缩，肾循环阻力增加，导致右心衰竭；

（3）肾脏：严重缺氧和$PaCO_2$明显增高时，肾血管收缩，肾血流量减少，肾小球滤过率降低，导致肾功能不全；

（4）肝脏：缺氧时可使谷丙转氨酶暂时性升高，在急性呼吸衰竭失代偿期，往往呼吸性与代谢性酸中毒同时存在。

三、临床特点

（一）主要症状

急性重度缺氧后表现为呼吸困难、呼吸频率加快、鼻翼扇动、辅助呼吸肌活动增强、呼吸费力，有时出现呼吸节律紊乱，表现为潮式呼吸、叹息样呼吸，主要见于中枢神经系统病变。重症患者有意识障碍、烦躁、定向障碍、谵妄、昏迷、抽搐、全身皮肤黏膜发绀、大汗淋漓，可有腹痛、恶心、呕吐等症状。

（二）主要体征

早期心率加快，血压升高；严重时心率减慢，心律失常，血压下降。严重高血钾时出现房室传导阻滞、心律失常，甚至心搏骤停。

四、护理问题

1. 不能维持自主呼吸。
2. 清理呼吸道无效。
3. 语言沟通障碍。
4. 营养失调低于机体需要量。
5. 躯体移动障碍。
6. 活动无耐力。
7. 知识缺乏。

五、护理目标

1. 患儿维持自主呼吸，呼吸困难、发绀减轻或消失。
2. 呼吸道保持通畅。
3. 保证营养供给。
4. 患儿及家长情绪稳定，能正确面对疾病。

六、护理措施

1. 宜安置患儿于单间，保持病室空气新鲜，每日病室通风1～2次，每次15～30分钟。温度18℃～24℃，湿度60%～78%，备好各种抢救物品及药品，如呼吸机、吸引器、气切包、插管箱、呼吸兴奋剂等。嘱患儿绝对卧床休息，保持舒适体位，以利呼吸。

2. 保持呼吸道通畅，神志清楚者，鼓励咳嗽、咳痰，更换体位和多饮水。危重患儿定时翻身，并由外向内，由下向上轻拍背部，促使痰液排出。痰多昏迷者，可用鼻导管吸痰。痰液黏稠、量多，不易吸出者，给予超声雾化吸入，必要时实施气管插管或气管切开，并按相应护理常规护理。机械通气患者的护理应注意以下几个问题。

（1）保持呼吸机正常运转。

（2）保持接口紧密。

（3）了解通气量是否合适。

（4）及时防治机械通气治疗的并发症。

（5）防止肺部感染。

3. 严密观察生命体征的变化，监测呼吸频率、节律、深度。

4. 提供高蛋白、高维生素、易消化、无刺激性流质或半流质饮食。嘱患者少量多餐，以维持机体需要。昏迷患儿应给予鼻饲或静脉高营养。

5. 做好基础护理，保持患儿口腔及床单清洁。

6. 做好心理护理，鼓励患儿向医护人员及家属表达自己的需要。呼吸衰竭患儿病情危重，行氧疗时向清醒患儿讲解氧疗注意事项及氧疗对疾病的作用。各项操作前应向患儿及家属做好解释并取得配合。

第四节　急性颅内压增高

一、概述

急性颅内压增高征（acute intracranial hypertension，AIH）是由于多种原因引起的脑实质体积增大或颅内液体量异常增加造成颅内压力增高的一种严重临床综合征。

二、病因

（一）急性感染

感染后24小时之内可出现脑水肿、颅内压增高表现。

1. 颅内感染　是引起幼儿AIH的最常见原因，常见的有脑炎、脑膜炎、脑膜脑炎、脑脓肿等。

2. 颅外感染　重症肺炎、败血症、中毒性痢疾、急性重型肝炎等。

（二）脑缺氧

缺氧重者数小时之内即可出现脑水肿，常见原因有窒息、心搏骤停、休克、肺性脑病、心力衰竭、呼吸衰竭等。

（三）颅内出血

蛛网膜下腔出血、婴儿维生素K缺乏症、血友病、白血病等。

（四）中毒

CO中毒、氰化物中毒、重金属中毒、农药中毒、食物中毒、酒精中毒等。

（五）水、电解质平衡紊乱

水中毒、低钠血症、酸中毒等。

（六）颅内占位病变

脑肿瘤、颅内血肿、寄生虫病等。

（七）其他

高血压脑病、Reye综合征、代谢性疾病。

三、临床特点

颅内压增高三主征：头痛、呕吐、视神经盘水肿。颅内压增高所致头痛特点常是持续性发作，阵发性加剧。呕吐常出现于头痛剧烈时，典型表现为与饮食无关的喷射性呕吐，但并不多见。视盘水肿是颅内压增高的重要体征，是由于颅内高压影响眼底静脉回流之故。持续视神经盘水肿，可导致视神经萎缩，造成不可恢复的失明。因此，早期及时处理颅内高压对保护视觉很重要。

四、护理问题

1. 脑组织灌注量改变，与颅内压增高有关。

2. 头痛，与颅内高压有关。

3. 潜在并发症，脑疝。

五、护理目标

1. 颅内压增高的症状减轻。
2. 生命体征保持正常，不发生或能及时控制脑疝。

六、护理措施

（一）常规护理

1. 卧床休息，头部抬高15°～30°，加床档防止坠床。
2. 保持呼吸道通畅，及时吸出痰液。
3. 遵医嘱给予氧气吸入，必要时可用高压氧。
4. 加强基础护理，昏迷患者注意眼、耳、鼻、口腔护理及皮肤护理。

（二）专科护理

1. 保持患儿安静，治疗、护理尽量集中进行。避免不必要的刺激，防止患儿哭闹。
2. 保持大小便通畅，便秘时用开塞露润肠，防止患儿用力排便。
3. 遵医嘱给予脱水利尿剂，保证准确、及时用药。观察治疗后的反应，记录24小时尿量。

第五节　幼儿感染性休克

一、概述

感染性休克是发生在严重感染的基础上，由致病微生物及其产物所引起的急性微循环障碍、有效循环血量减少、组织血液灌注不足，导致组织细胞缺氧、细胞代谢障碍，甚至重要器官功能衰竭的临床综合征。

感染性休克是儿科临床工作中的危重急症。它来势凶猛，发展迅速，若不尽早认识、正确处理，会带来严重后果。

二、病因

多种病原体均可引起，但临床上以革兰阴性杆菌多见，如大肠埃希菌、痢疾杆菌、绿脓杆菌、脑膜炎双球菌等。其次为金黄色葡萄球菌、溶血性链球菌、肺炎链球菌等革兰阳性球菌。近年来不少条件致病菌，如克雷伯菌、沙门菌、变形杆菌及一些厌氧菌等所致的感染，也有上升趋势。

幼儿感染性休克常发生在中毒性痢疾、暴发性流行性脑脊髓膜炎、出血性坏死性肠炎、败血症、大叶性肺炎，及胆道感染等急性感染性疾病的基础上。

三、临床特点

（一）临床表现

患儿除有严重感染症状外，表现为微循环功能不全和组织缺血、缺氧，重要器官代谢和功能障碍。临床上可出现血压低、脉压小、四肢冷、脉微弱、面色苍白、呼吸急促、精神萎靡或烦躁、尿少等。

（二）辅助检查

1. 血象　绝大多数感染性休克，外周血白细胞总数显著增高，分类中性粒细胞占绝对优势，伴核左移，常有中毒颗粒。

2. 血气分析　早期有代谢性酸中毒，pH值及碱储备降低，晚期动脉血氧下降，血乳酸值升高。

3. 出、凝血时间测定　出现弥散性血管内凝血（disseminated inravascular coagulation，DIC）时，血小板进行性减少，凝血时间缩短（<3s），外周血涂片可见破碎异形红细胞，凝血酶原时间延长（>15s或比对照>3s），纤维蛋白原减少，血黏度升高。低凝状态时，鱼精蛋白溶解时间缩短（<2h），活化部分凝血活酶时间延长（>25s或比对照>3s），全血块溶解时间缩短（20h以下）。

4. 尿常规　早期尿浓缩，晚期肾功能衰竭时比重下降，出现尿蛋白，镜检可见管型及红细胞。

四、护理问题

1. 体温过高与感染有关。
2. 有效血容量不足。
3. 组织灌流量的改变。
4. 气体交换障碍。
5. 体液不足。
6. 心排血量减少。
7. 潜在并发症——皮肤完整性受损。

五、护理目标

（一）一般护理

1. 平卧位，适当保暖，不随便搬动患儿。
2. 保持呼吸道通畅，必要时吸氧、吸痰。
3. 迅速建立两条有效的静脉通路，保证扩容的有效进行。
4. 用心肺监护仪监测生命体征，常规监测心率、脉搏、呼吸、血压。

5. 按医嘱迅速扩容，纠正酸中毒，应用血管活性药物，做好降温、止惊等。

（二）临床观察内容

1. 密切观察生命体征变化，定时监测脉搏、呼吸、血压和体温。护士应视病情每15～30分钟测脉搏和血压一次，病情稳定后改为1～2小时测一次。每2～4小时测肛温一次，体温低于正常者保温，高热者降温。

2. 观察意识状态、神志的变化，及早发现变化。若原来烦躁的患儿突然嗜睡，或已经清醒的患儿又突然沉闷，表示病情恶化；反之，由昏睡转为清醒、烦躁转为安稳，表示病情好转。

3. 注意四肢皮肤温度及色泽，如面色苍白、甲床发绀、肢端发凉、出冷汗等微循环障碍、休克的表现，如有变化及时与医生联系。

4. 详细记录尿量，必要时留置导尿管。按医嘱要求控制输液速度，准确记录出入量。

5. 监测中心静脉压、肺毛细血管楔压、血气分析、血糖等。

（三）药物观察内容

观察扩容的效果，血容量补充应达到：

（1）面色转红，肢端暖，发绀消失；

（2）脉搏有力，血压达正常，脉压> 30mmHg；

（3）尿量>30mL／（m² · h）；

（4）中心静脉压6～12cmH$_2$O。

使用血管收缩及舒张药时密切观察血压的变化；使用多巴胺时注意观察心脏的速率与节律；使用血管扩张药（山莨菪碱、东莨菪碱及阿托品）时注意观察面色是否转红、四肢是否转温和血压是否回升等情况。观察脱水剂的使用效果，注意有无明显的电解质紊乱。

（四）预见性观察

1. 若部分重型休克患儿，经以上积极治疗，休克始终不能缓解，应详细分析有无其他致病原因，临床常见腹腔感染或腹部疾患（肠梗阻、肠坏死等）所致的肠源性休克，应随时请外科会诊。

2. 注意呼吸的改变，如有进行性呼吸困难，出现呼吸衰竭、发绀、面色暗红或青灰，肺部体征早期可无异常，晚期可有呼吸音减低、啰音或管状呼吸音，是合并急性呼吸窘迫综合征（acute respiratory distress syndrome，ARDS）的表现。

3. 如并发心功能不全，可表现为低血压、脉细弱、脉压小、中心静脉压高，呼吸、心率突然增快，发绀加重，肝脏有进行性增大。

4. 感染性休克如伴有意识障碍并迅速加深而进入昏迷、惊厥、面色苍灰、肌张力增高、瞳孔改变及中枢性呼吸障碍，显示有脑水肿及颅内高压。

5. 如感染性休克长时间不能纠正，扩容后仍表现为少尿或无尿，应用脱水剂或利尿剂后无反应者，可初步确诊为肾衰竭。

6. 若全身皮肤出现花纹、淤点、瘀斑，则提示为弥散性血管内凝血。

第六节　急性中毒

一、概述

急性中毒是指具有毒性作用的物质，通过不同的途径进入人体，在短时间内，出现一系列中毒症状和体征，引起组织和器官功能性和器质性损害，重者危及生命，是儿科常见急症之一。

二、中毒原因

幼儿中毒的原因，大多由于年幼无知，对一些物质的有毒或无毒不能辨别而误食；家长疏忽大意，将毒物误作普通食物；药物或毒物保管不严，幼儿误服或使用剂量过大。

三、临床特点

（一）临床表现

幼儿既往健康，突然出现原因不明的恶心、呕吐、腹痛、面色发绀；皮肤潮红、多汗；狂躁、昏迷或惊厥等。家庭或集体幼儿机构中数人同时发病，也应考虑中毒。急性中毒常出现以下特征性症状和体征。

1. 神经系统

（1）惊厥：中枢兴奋剂、异丙嗪、苯海拉明、氨茶碱、利血平、氰化物、毒草、白果、山道年、有机磷、有机氯、异烟肼、奎宁等；

（2）昏迷：上述引起惊厥的毒物及颠茄类中毒的晚期，中枢抑制剂、一氧化碳、二氧化碳等；

（3）狂躁：颠茄类、异丙嗪、氯丙嗪、乙醇、毒蕈、樟脑等。

2. 呼吸系统

（1）呼吸困难：氰化物、一氧化碳、亚硝酸盐、有机磷、硫化氢等；

（2）呼吸缓慢：安眠剂、镇静剂、氰化物、一氧化碳、钡等；

（3）呼吸急速：氨、酚、颠茄类、的士宁、咖啡因等；

（4）喉头水肿、肺水肿：毒蕈、有机磷、毛果芸香碱、安妥（毒鼠药）等。

3. 呼气及吐出物特殊气味

（1）异味：乙醇、松节油、樟脑、氨水、汽油、煤油、煤酚皂等；

（2）蒜臭：有机磷、无机磷、砷等；

（3）苦杏仁味：氰化物、含氰苷果仁等。

4. 心率

（1）过速：肾上腺素、颠茄类、麻黄碱等；

（2）过缓：洋地黄、毒蕈、利血平、蟾蜍、奎宁等。

5. 瞳孔

（1）扩大：乙醇、颠茄、莨菪碱、阿托品、普鲁卡因、普鲁苯辛、哌替啶等；

（2）缩小：有机磷、毒蕈、巴比妥类、鸦片类、氯丙嗪、水合氯醛、咖啡因、新斯的明等。

6. 皮肤

（1）潮红：颠茄类、乙醇、河豚、烟酸、阿司匹林、利血平、组胺等；

（2）发绀：亚硝酸盐、二氧化碳、氰化物、有机磷、巴比妥类等；

（3）黄疸：毒蕈、无机磷、磷化锌，引起溶血及损害肝脏的药物；

（4）湿润：有机磷、水杨酸盐、毒蕈、蟾蜍、乙醇等。

7. 消化系统

（1）流涎：有机磷、毒蕈、铅、新斯的明等；

（2）腹痛、吐泻：磷、强酸、强碱、毒蕈、桐油子、蓖麻子、蟾蜍等；

（3）口腔黏膜糜烂：强酸、强碱。

8. 尿液异常

（1）血尿：磺胺药、环磷酰胺、酚、毒蕈、松节油等；

（2）血红蛋白尿：伯氨喹、奎宁、呋喃妥因、苯、毒蕈等。

（二）实验室检查

1. 对中毒原因不明、毒物性质不详者，可收集剩余毒物、呕吐物及洗胃残渣，或根据可疑线索分别采集血、尿、粪进行毒物鉴定。

2. 根据临床表现，做有关特异性实验室检查。

（三）处理原则

应在诊断的同时争取时间积极抢救。对中毒原因不明者，先进行一般急救处理，包括尽快清除毒物、促进毒物排泄、阻滞毒物吸收、对症处理等，一旦毒物明确，应尽快使用特效解毒剂。各种中毒的临床表现及处理如表2-1。

表2-1 各种中毒的临床表现及处理

毒 物	临床表现	急救处理
毒鼠强	中毒数分钟或半小时内出现恶心、呕吐、抽搐、意识丧失。严重者伴颅脑损伤，呼吸功能、心、肝、胃肠功能不全的多脏器功能失常综合征（MODS）	清水反复洗胃，50%硫酸镁导泻，50g活性炭吸附残留的毒物。吸痰、给氧，控制抽搐：以苯巴比妥钠首选，二巯基丙磺酸钠制止毒鼠强中毒所致的抽搐有效。静脉快速滴注20%甘露醇，同时加用激素或β-七叶皂苷钠，以减轻脑水肿，防止脑疝形成；对有急性心衰、肺水肿者，可按心衰常规治疗；对胃肠损害，除用胃肠道保护剂外，还应尽早实行胃肠内营养，这是防止MODS的重要环节。必要时可做血液透析疗法
有机磷农药	流涎、出汗、肌纤维颤动、瞳孔缩小、恶心、呕吐、血压升高或降低，重者烦躁、昏迷、呼吸麻痹等	清除毒物和防止毒物继续吸收：将患者移离现场，口服中毒者立即洗胃，除敌百虫外，可用2%～4%碳酸氢钠洗胃；皮肤吸收中毒者，用肥皂水清洗皮肤和毛发。轻度中毒者肌注阿品，每次0.02～0.03mg／kg，必要时每隔2～4h一次，或用氯磷啶每次15mg／kg，肌注，每隔2～4h一次；中度中毒：阿托品与氯磷啶或解磷啶合用，前者每次0.03～0.05 mg／kg，每30～60min肌注1次，后者每次15～30mg／kg。每2～4h静脉注射1次；重度中毒：阿托品每次0.05～1mg／kg静脉注射，每隔15～20min一次。同时静脉注射氯磷啶或解磷啶，症状缓解后剂量减少，注射时间延长。苯克磷和长效托宁也有较好的疗效
强酸（硝酸、硫酸、盐酸）	口腔黏膜糜烂、肿胀、灼痛，声门水肿、呼吸困难，吐出物酸性、带血	忌洗胃，忌催吐，忌用碳酸氢钠，可内服牛乳或蛋清，服镁乳或氢氧化铝凝胶中和毒物，其他对症处理
强碱（氢氧化钾、氢氧化钠、氨水）	口腔黏膜糜烂，吐出物碱性、带血	忌洗胃、催吐，服3%醋酸或食醋中和后再服蛋清，其他对症处理

毒　物	临床表现	急救处理
亚硝酸盐类（原发性发绀）	皮肤和黏膜发绀、四肢发冷、呕吐、腹痛、烦躁，重者嗜睡、神志不清、惊厥、昏迷、血压降低，呼吸和循环衰竭	催吐，1∶5000高锰酸钾洗胃，硫酸镁导泻，25%葡萄糖加维生素C 1g静注或1%亚甲蓝，每次0.1～0.2mL／kg，用25%葡糖糖稀释后静注；对症治疗
一氧化碳	头晕、头痛、恶心、呕吐、全身乏力、颜面潮红、口唇呈樱桃红色、烦躁、血压下降，严重者昏迷、惊厥、呼吸衰竭	立即将患者转移到空气新鲜的场所，注意保暖，吸氧，必要时人工呼吸，条件允许者可用高压氧治疗；及时控制脑水肿，静滴细胞色素C和大量维生素C，严重中毒时输鲜血或换血；注意保护心脏和中枢神经功能
磷化锌（毒鼠药）	恶心、呕吐、腹泻、口中有蒜臭味、昏迷、惊厥、肝及肾功能损害	0.2%～0.5%硫酸铜催吐，0.02%高锰酸钾溶液洗胃，硫酸镁导泻，补液，保护肝肾功能，及时对症治疗
敌鼠（毒鼠药）	恶心、呕吐、出血症状明显，严重者发生出血性休克	催吐、洗胃、导泻，肌注或静滴维生素K₁，足量维生素C和糖皮质激素
毒蕈	不同种类的毒蕈出现不同的症状：①消化道症状；②神经系统症状；③溶血；④肝肾功能损害	用0.02%高锰酸钾洗胃，口服活性炭，纠正水、电解质紊乱；造成肝功能损害者可注射5%二巯基丙磺酸钠；对有副交感神经兴奋症状者可注射阿托品，对症治疗
含氰化物（木薯、杏仁、桃仁、李子仁、枇杷仁、樱桃仁等）	恶心、呕吐、头晕、嗜睡或烦躁。重者有呼吸困难、发绀、神志不清、抽搐、心律失常、呼吸衰竭	催吐：0.025%高锰酸钾、5%硫代硫酸钠洗胃；导泻：吸入亚硝酸戊脂15～30s，每隔2min吸入一次，并注意血压；静注1%亚硝酸钠，每次6～10mg／kg，5min内注完，随后静注20%硫代硫酸钠0.25 g／kg，10min内注完。如症状未改善，1h后重复静注一次；也可用1%亚甲蓝，每次按10mg／kg，加入5%葡萄糖20～40mL静注，与硫代硫酸钠交替注射。其他对症治疗
鱼胆	腹痛、呕吐、腹泻、肝大、黄疸、血清谷丙转氨酶升高、少尿或无尿、头晕、抽搐、神志不清	洗胃、护肝，针对急性肾衰竭进行治疗

毒 物	临床表现	急救处理
发芽马铃薯	恶心、呕吐、腹痛、腹泻、耳鸣、眩晕、发热、瞳孔散大、呼吸困难、惊厥	催吐，0.02%高锰酸钾洗胃，硫酸镁导泻，输液，对症治疗
蟾蜍	呕吐、腹泻、腹痛、腹泻、出汗、口唇及四肢麻木、头痛、头晕、嗜睡、休克、血清铁增高或正常	洗胃、导泻，严重心律失常者可按洋地黄中毒处理
水杨酸盐类（阿司匹林、水杨酸钠）	恶心、呕吐、多汗、出血倾向、水和电解质紊乱、肺水肿、昏迷、惊厥、肾功能损害等	2%~3%碳酸氢钠洗胃，硫酸镁导泻，纠正水、电解质紊乱，注射维生素K止血，碱化尿液，以加速水杨酸排泄，保护肝功能，必要时可输鲜血或做透析疗法
氨茶碱	烦躁不安、恶心、呕吐、吐咖啡色物、肌震颤、惊厥、体温不升、多汗、心动过速、血压下降、心力衰竭、呼吸衰竭	洗胃、导泻、高位结肠灌洗；早期可用足量镇静剂或人工冬眠以抗惊厥和退热，及时纠正休克、脑水肿和呼吸衰竭，忌用麻黄碱、咖啡因、肾上腺素等药物，可用利尿剂促进毒物排泄
麻黄碱	恶心、呕吐、面色潮红、出汗、烦躁、震颤、心动过速、血压上升、瞳孔散大，甚至心律失常、惊厥	0.02%高锰酸钾洗胃，导泻，氯丙嗪肌注或静滴，高血压时用降压药，注意心脏功能，禁用洋地黄，以免引起心律失常
抗组胺类药物	烦躁不安、恶心、呕吐、皮肤发红、运动失调、呼吸表浅、心动过速、肌肉震颤、惊厥、呼吸麻痹	0.02%高锰酸钾洗胃，硫酸镁导泻，吸氧，必要时皮下注射磷酸组织胺；抑制现象发生时忌用中枢兴奋剂，以免引起惊厥，静脉输液促进毒物排泄
苯妥英钠	眩晕、震颤、言语含糊、恶心、呕吐、吞咽困难、精神错乱、共济失调、惊厥、呼吸循环衰竭	温开水洗胃，硫酸镁导泻，控制惊厥，补液以促进毒物排泄；纠正休克，静滴 γ-酪氨酸促进大脑功能恢复
颠茄类（阿托品、莨菪碱）	口干、皮肤潮红、黏膜干燥、烦躁、瞳孔散大、心动过速、体温上升、惊厥、神志不清、呼吸麻痹	4%鞣酸溶液洗胃，口服浓茶或0.5%活性炭混悬液，硫酸镁导泻；肌注1%毛果芸香碱每次0.5~1mL，或肌注新斯的明每次0.04mg/kg，每15~20min注射一次；以上两药使用至口干消失为止。其他对症治疗

毒　物	临床表现	急救处理
巴比妥类	头晕、眩晕、谵妄、嗜睡、瞳孔缩小、血压下降、震颤、言语不清、呼吸缓慢而表浅，甚至出现呼吸、循环衰竭	温水或0.02%高锰酸钾洗胃，洗胃后灌入硫酸钠和活性炭混悬液于胃中；利尿并碱化尿液；保持呼吸道通畅，及时纠正休克；可用贝美格静脉注射，每次1mg／kg，每15～30min注射一次直至清醒为止。或用山梗菜碱和尼可刹米，每隔2h交替肌注一次
氯丙嗪、异丙嗪	嗜睡、心动过速、瞳孔缩小、血压下降、昏迷、惊厥、体温降低	洗胃、导泻，平卧以防体位性休克，保持呼吸道通畅，补液，使用呼吸和心脏兴奋剂，血压下降时用去甲肾上腺素治疗
利血平	鼻塞、颜面潮红、嗜睡、心动过缓、瞳孔缩小、血压过低、呼吸深慢、呼吸和循环衰竭	洗胃、硫酸镁导泻，静脉输液以维持循环功能

四、护理诊断

1. 生命体征改变与毒物进入人体，引起组织和器官损害有关。
2. 恐惧与病情危重受到死亡的威胁而产生恐惧感有关。
3. 知识缺乏与患儿年幼缺乏安全防护知识有关。

五、护理目标

1. 患儿生命体征维持正常。
2. 患儿及家长情绪稳定。
3. 患儿及家长掌握一定的安全防护知识。

六、护理措施

迅速将患儿送入抢救室后，立即了解发病经过、中毒时间、毒物名称及性质，同时迅速准备急救药品、洗胃溶液和解毒药物，若有残留毒物或呕吐物，应保留标本立即送检。

（一）严密观察病情变化

注意患儿的一般情况，特别是神志、呼吸、循环状态，给予心电监护，监测生命体征，以判断中毒的轻重。对重症患儿要边检查边抢救，保持呼吸道通畅，给氧，建立静脉通道；昏迷、惊厥者应侧卧或平卧，头偏向一侧，及时清除呼吸道分泌物，防止呕吐物误吸引起窒息。做好气管插管、气管切开及呼吸机辅助呼吸等器械的准备。

（二）快速清除毒物

尽快将进入人体的尚未吸收或已被吸收的毒物从不同途径清除，防止中毒症状的进一步加重。

1. 口服毒物中毒　可采用催吐、洗胃、导泻、洗肠等方法，将毒物尽快从消化道清除。

催吐适用于毒物食入后4～6小时内，年长患儿、神志清楚且能合作者。常用方法：口服温盐水或1∶5000高锰酸钾溶液，每次100～200mL，用压舌板或手指压迫舌根或刺激咽后壁导吐。反复多次催吐，直至呕吐物不含毒物残渣为止。婴幼儿、严重心脏病、神志不清者及强酸、强碱、油剂中毒者禁用。

洗胃适用于毒物不明者，可先用温开水或生理盐水洗胃，应尽早进行，一般在口服毒物4～6小时内洗胃有效，但也不用受时间的限制。强酸、强碱中毒者，洗胃损伤胃黏膜可致胃穿孔，禁忌洗胃，可改用弱酸、弱碱类中和的方法。患儿取侧卧头低位，采用Y型管回流洗胃，每次灌入量不超过胃容量的1/2，反复灌洗，直至流出液体清澈无味。油剂中毒或昏迷者洗胃可引起吸入性肺炎，操作时需小心细致。牛乳、豆浆、蛋清等对胃黏膜有保护作用。

导泻适用于口服毒物6小时以上者，毒物进入肠道，可服泻剂。在催吐或洗胃后给予泻剂，可促使毒物尽快排除。常用50%硫酸镁或20%甘露醇加水口服，服后2小时未排便可用高渗盐水灌肠。

洗肠适用于中毒4小时以上者，可用生理盐水或1%肥皂水灌肠。

2. 皮肤接触中毒　立即脱去污染的衣物，用清水反复冲洗皮肤、毛发、指（趾）甲等。强酸、强碱可用柔软棉布轻拭后再冲洗。有机磷中毒可用肥皂水（敌百虫除外）或清水冲洗；强酸可用3%～5%碳酸氢钠或淡肥皂水冲洗；强碱可用3%～5%醋酸或食用醋稀释后冲洗。皮肤、黏膜糜烂溃疡者遵医嘱用药，防止感染。

3. 吸入中毒　立即将患儿撤离现场，吸入新鲜空气或氧气，保持呼吸道通畅，必要时进行人工呼吸。

（三）促进毒物排泄和阻滞毒物吸收

鼓励患儿多饮水，静脉滴注10%葡萄糖以稀释毒物在体内的浓度和增加尿量，必要时可使用利尿剂以加速毒物的排泄。危重急性中毒伴有肾功能不全者，可采用腹透或血透疗法，加速毒物排泄。牛乳、豆浆、蛋清、浓茶等能与毒物发生沉淀作用，延缓毒物吸收。活性炭也能吸附毒物。

（四）使用特效解毒剂

一旦毒物明确，应立即应用特效解毒剂，如有机磷中毒应用解磷啶、阿托品或氯磷啶；亚硝酸盐中毒可用亚甲蓝。应用解毒剂后，注意观察患儿用药后的反应及其可能产生的副作用，以决定药物的增减。

（五）详细记录出入量

由于催吐、洗胃、导泻、利尿等措施，可造成患儿脱水、酸中毒，必须保证出入量平衡，维持有效循环血量。对于惊厥、昏迷时间较长者应注意保暖，定时翻身，并做好皮肤、口腔、眼、耳、鼻及臀部的护理，以预防感染。

（六）心理支持

急救处理后应作好心理护理，减轻或消除患儿及家长紧张和恐惧心理。对自杀的患儿应指导家长随时了解患儿的心理状态和情绪变化，及时发现问题及时疏导，防止再次自杀。

（七）健康教育

1. 向家长讲解预防中毒的有关知识，如勿擅自给幼儿用药，不食变质或有毒的食物。

2. 告知家长对一切毒物和药品应妥善保管，以防幼儿误食而致中毒，预防煤气中毒。

3. 向家长讲解中毒时的急救知识。

（八）护理评价

1. 患儿体内毒素是否清除，生命体征是否维持稳定。
2. 患儿及家长情绪是否稳定，自杀患儿无自杀倾向。
3. 患儿及家长是否掌握安全防护知识和急救知识。

第三章 营养与营养紊乱患儿护理

第一节 能量与营养素的需要

一、热能的需要

热能对维持机体新陈代谢十分重要。人体依靠碳水化合物、脂肪、蛋白质三大营养素供给热能，它们在体内的产能分别为碳水化合物16.8kj／g（4kcal／g）、蛋白质16.8kj／g（4kcal／g）、脂肪37.8kj／g（9kcal／g）。若热能供应不足，可引起消瘦、发育迟缓，反之可引起肥胖。幼儿的热能消耗包括基础代谢、活动、生长发育、食物特殊动力和排泄五个方面。

（一）基础代谢

在清醒、安静、空腹的情况下，于20℃～25℃环境中，人体各种器官为了维持生命进行的最基本的生理活动所消耗的能量，如维持体温、呼吸、心跳、胃肠蠕动等。幼儿新陈代谢旺盛，基础代谢较成人高10%～15%。婴幼儿的基础代谢消耗的热能占总热能的60%，婴儿每天每千克体重需55kcal，7岁时需44kcal，12～13岁时每天需30kcal而接近成人。

（二）活动所需

用于肌肉活动的热能，与活动量成正比，个体差异较大，约占总热量的15%。婴儿每天每千克体重需15～20kcal，以后随年龄的增大，所需的量也相应增加，到12～13岁时每天每千克需30kcal。

（三）生长所需

此项为幼儿所特有，与幼儿生长发育呈正比，占总能量的25%～30%。婴儿期增长最快，6月龄以内每天每千克需40～50kcal，6月～1岁需15～20kcal，以后随生长减慢，需要量减少，到青春期又增高。

（四）食物特殊动力作用

食物特殊动力作用指食物消化、吸收及转化过程中所需的热能。它包括两个不同的成分。

1. 摄食后胃肠道消化、吸收，器官蠕动增加。

2. 食物代谢过程所需要的热能。

其中蛋白质的特殊动力作用最大，婴儿期因以乳类食物为主，摄取的蛋白质较多，所以此项热能消耗占总热能的7%~8%，自幼儿期始，辅食添加使食物特殊动力作用消耗的热能减为5%。

（五）排泄的消耗

正常情况下，每天摄入的食物不能完全被消化、吸收，部分未经消化、吸收的食物排出体外。此项消耗不超过总热能的10%。

上述五方面能量的总和是总的能量需要。幼儿年龄越小，生长发育越快，基础代谢率越高，所需热能亦越高。婴儿每天每千克体重约需热能110kcal，以后每增长3岁日需要减去10kcal，到15岁时需要为60kcal。此数为平均数，个体差异较大，如消瘦儿每天所需总热能比肥胖儿高。机体所需的热能主要来自碳水化合物、脂肪、蛋白质，根据我国膳食结构，每天膳食中总热能的分配以蛋白质15%、脂肪35%、碳水化合物50%为宜。

二、营养素的需要

（一）蛋白质

蛋白质是构成人体细胞和组织的基本成分，也是保证各种生理功能正常进行的物质基础，如人体所具有免疫功能的免疫球蛋白等，都是由蛋白质组成。蛋白质是机体代谢所必需的营养物质，不能被其他营养物质所代替。幼儿不仅需要蛋白质补充消耗，而且还要用于生长，所以对蛋白质的需要量相对较多。婴幼儿生长旺盛，因此，蛋白质的供给比成人多。母乳喂养的婴儿每天每千克体重需2g，牛乳喂养每天需3.5g，混合喂养每天需4g，幼儿及学龄前儿重每天需2.5~3g，青春期又增加，到成人时每天1.0g即可满足机体需要。

蛋白质由氨基酸构成，构成人体蛋白质的氨基酸主要有20种，其中有些氨基酸不能在体内合成，必须由食物供给，称为必需氨基酸，如赖氨酸、色氨酸等8种，其余12种可以在体内合成，不需由食物供给，称为非必需氨基酸。蛋白质来源于动、植物食品，其中奶、蛋、肉、鱼和豆类等必需氨基酸含量高。要注意食物的搭配，提高营养价值，如豆类蛋白质中赖氨酸多，色氨酸少；而谷类蛋白质中赖氨基酸少，色氨酸多，所以将豆类与谷类混合食用可提高营养价值，称氨基酸的互补。长期缺乏蛋白质可引起营养不良、贫血、水肿、免疫力下降、感染等；但蛋白质过量可引起便秘、消化紊乱。

（二）脂肪

脂肪是热能的主要来源，分为饱和脂肪酸和不饱和脂肪酸。它的功能如下。

1. 提供能量。

2. 协助脂溶性维生素的吸收。

3. 防止散热。

4. 保护脏器。

5. 提供必需脂肪酸（如亚油酸、亚麻酸），维持人体正常生理功能。

婴儿每天每千克体重需要脂肪4～6g，学龄幼儿每天需3g。脂肪主要由食物中的乳类、肉类、植物油或由体内糖和蛋白质转化而来。长期缺乏脂肪可引起体重不增、脂溶性维生素缺乏、营养不良；过多又可引起腹泻、肥胖。

（三）碳水化合物

碳水化合物是人体最主要的功能物质，婴儿每天每千克体重需10～12g，2岁以上需10g。碳水化合物来源于乳类、谷类、水果、蔬菜等。碳水化合物摄入不足可引起酸中毒、水肿、营养不良，摄入过多可引起体重增长快，但苍白、虚胖、肌肉不紧。

（四）维生素

维生素是维持正常生长及生理功能所必需的营养素，参与和调节代谢过程，并可构成辅酶成分并不产生能量，可分为脂溶性维生素和水溶性维生素。脂溶性维生素（A、D、E、K）可储存于体内，无须每日供给，易溶于脂肪和脂肪溶剂中，排泄慢，缺乏时症状出现迟，过量易导致中毒；水溶性维生素（B、C）易溶于水，由尿排出，不易储存，需每日供给。维生素的来源和缺乏的主要表现如表3-1。

表3-1 维生素的来源和缺乏时的主要表现

维生素	缺乏时的主要表现	来 源
A	在小肠吸收。缺乏时出现角膜软化、生长缓慢、眼干燥症、夜盲、骨骼和牙齿发育障碍等	肝、乳油、蛋黄、水果、绿色蔬菜及含胡萝卜素的黄色蔬菜
B_1	人体碳水化合物代谢的辅酶，缺乏时食欲差、乏力、激惹、便秘、软弱和发生周围神经炎	肝、鱼、蛋、肉、乳以及豆、米、面类谷物
B_2	对维持皮肤、口腔和眼的健康有益。缺乏时表现为口角炎、视觉模糊、眼痛和生长迟缓	肝、肉、蛋、鱼、乳制品、绿叶蔬菜、全麦及豆类
B_6	蛋白质合成所需，缺乏时出现激惹、惊厥、皮炎和低色素贫血、周围神经炎等	肝、肉、鱼、蛋、乳、全谷、花生、大豆
B_{12}	DNA合成和叶酸代谢中的辅酶，缺乏时出现巨细胞贫血和青年期恶性贫血	肉、肝、鱼、乳、蛋
叶酸	属酶系统，有促进骨髓造血作用，缺乏时发生巨细胞性贫血、胃肠道症状和舌炎	肝、鱼、肉、乳及绿色蔬菜，酵母中含量丰富

维生素	缺乏时的主要表现	来　源
C	缺乏易致坏血症、发生出血倾向、易感染、伤口愈合差、生长迟缓	水果、蔬菜、西红柿、青椒、柑橘、山楂、猕猴桃
D	缺乏时发生婴儿营养性维生素D缺乏，阻碍骨骼发育	鱼肝油、肝、蛋黄、乳类，多接触日光或紫外线
K	促进凝血酶原的合成，缺乏时可引起出血	肠内细菌可合成一部分维生素K，还可存在于肝、蛋、豆类、青菜中

（五）矿物质

不供给热量，但参与机体的构成，具有维持体液渗透压、调节酸碱平衡的作用。矿物质的来源和缺乏时的主要表现如表3 –2。

表3-2　矿物质的来源和缺乏时的主要表现

矿物质	缺乏时的主要表现	来　源
钙	缺乏时可引起维生素D缺乏病、软骨病、骨质疏松，严重时影响生长发育	乳制品和海产品（虾皮、海带等）、蛋、绿叶蔬菜、豆类
磷	摄入不足可引起维生素D缺乏病	肝、鱼、蛋、乳以及豆、谷类、蔬菜
铁	缺乏时可引起低色素小细胞性贫血，也可使活动能力和体格、智力发育受影响	肝、肉、蛋黄、鱼、绿叶蔬菜、豆类、海带、紫菜
钠与氯	钠缺乏可引起酸中毒，氯缺乏可引起碱中毒	食盐及含食盐的调味品和腌制品，肉、蛋、乳
钾	缺乏时肌肉无力、肠麻痹	肉、乳、胡萝卜、桔子
碘	缺乏时引起甲状腺功能低下	海产品、加碘食盐
铜	缺乏时可引起贫血、白细胞减少和骨质疏松、色素减退	贝类、坚果、鱼、肉、肝
镁	缺乏时烦躁、震颤或惊厥	谷类、豆类、肉、乳、坚果
锌	缺乏时生长停滞、性发育迟缓、智能低下	肉、鱼、乳酪、坚果

（六）水

水是维持生命的重要物质和细胞组成的重要成分。所有的新陈代谢和体温的调节活动都需要水的参与。幼儿新陈代谢旺盛，需水量相对较多，年龄越小，需水量越大。婴儿每天每千克体重需水150mL，以后每增长3岁减少25mL，成人每天需40～45mL。水摄入不足，可发生脱水；若水摄入过多，超过机体调节能力，可发生水中毒。

（七）食物纤维

不被肠道消化酶所水解，部分可被肠道细菌水解，虽无营养功能，但可增加粪便体积，促进排便。

第二节　幼儿喂养与膳食安排

一、早产儿的营养和喂养

早产儿生长发育快，但各种消化酶不足，消化吸收能力差，出生后几日营养摄入不易满足其营养需要。合理喂养是提高早产儿存活率及生存质量的关键。

（一）开始喂养时间

目前多主张早期、足量喂养。一般出生后6小时开始，喂奶前先试喂糖水1～2次。体重过低或病情较重者可推迟喂养，但宜静脉补液。补液期间应给予吸吮空奶头，利于刺激胃肠激素的分泌，吸吮力差者可给予胃管或肠管喂养。

（二）喂奶间隔时间及喂奶量

早产儿体重越低，胃容量越小，喂奶间隔时间宜越短，喂奶量根据早产儿耐受力而定，以不发生胃潴留和呕吐为原则。早产儿喂奶量及间隔时间如表3-3。

表3-3 早产儿喂奶量及间隔时间

出生体重（g）	开始量（mL）	每天隔次增加量（mL）	哺乳间隔时间（h）
< 1000	1～2	1	1
1000～1500	3～4	2	2
1500～2000	5～10	5～10	2～3
> 2000	10～15	10～15	3

（三）乳液选择

首选母乳，其次为早产儿配方乳。选用牛乳喂养时，浓度适宜，渗透压不超过460mmol／L，否则易致坏死性小肠结肠炎。

（四）早产儿喂养技术

根据早产儿的成熟程度、疾病及胃肠功能可选择不同的喂养方法。

1. 哺乳法　用于较大的早产儿。出生体重>1500g或胎龄>32周，吸吮和吞咽能力正常的早产儿可直接哺母乳或用奶瓶喂养。

禁忌证：

（1）窒息、呼吸急促、心动过缓、发绀、呼吸暂停或有心力衰竭表现。

（2）因功能紊乱或组织坏死所致的胃肠道梗阻。

注意事项：

（1）奶瓶宜配有足够软的奶嘴。

（2）体重达到1 800g时应改为母乳喂养。

2. 插管喂养　胎龄<32周或出生体重<1500g、吸吮和吞咽不协调的早产儿可采用插管喂养法。

间歇胃管饲法适用于体重1 000～1 500g或胎龄<32周，吸吮和吞咽功能不协调的早产儿，胎龄较大但吸吮和吞咽功能较差的婴儿，宜直接哺乳和间歇胃管法并用。采用间歇胃管饲法喂养的患儿，先从口腔或鼻腔插入胃管，长度从耳垂到鼻尖至剑突的距离，插入后注入空气测试，如在胃部可听到水泡声，表示胃管在胃内，然后用注射器吸出胃内残留物，记录其量后再将其推入胃中，以防不断吸出胃酸和电解质引起代谢性并发症。每次将奶抽入针筒内，再连接胃管，使奶自然流入胃中或缓慢推入，切忌加压推入，以免刺激胃壁引起呕吐。喂完奶取出胃管时应夹紧胃管迅速抽出，以防管中液体流入咽喉部，或者夹紧胃管在体外的一端，至下次喂奶时开放。每次喂奶前应先抽胃液，观察是否有残奶，如有残奶则应喂较少奶量或停喂1次。喂奶后将婴儿置于右侧卧位，身体上部略抬高，有助于胃排空减少残留奶。

持续胃管饲法用于胃内易有残奶的早产儿和用间歇胃管法易出现缺氧或呼吸困难的婴儿，频繁呼吸暂停的早产儿不宜用胃管饲法。操作方法与间歇胃管法相同。胃管的体外端与输液泵连接，以1～2mL／h速度将1日乳量连续缓慢滴入胃中，每隔2～4小时抽取胃液，检查胃内残奶量，以调整滴入速度，残奶量不应超过每小时的入量。胃管和输液泵的管应每日更换1次。

空肠管饲法用于极低体重儿，胃排空时间长、胃反流或用胃管喂奶后易出现气促、呼吸暂停（由于插管和胃膨胀）的婴儿。管的长度为从鼻尖到膝部的距离。将管插入胃后，置婴儿于右侧卧位，使管通过幽门进入十二指肠或空肠，抽到胆汁或pH值在7以上的液体说明进入恰当位置，最后用X线来证实。将管与输液泵连接，开始以

0.5～1mL／h速度滴入，如能耐受则每12～24小时增加0.5～1mL／h，至150～180mL／（kg·d）。每3～6小时检查1次胃内残留量，如残奶量>2mL应减少奶量或将管向下延伸；腹胀说明可能有肠梗阻，为坏死性小肠结肠炎的早期症状；腹泻说明喂奶过多或吸收不良。每3天更换1次管，以防小肠穿孔。

十二指肠管饲法可用于不同体重的早产儿。适应证为胃排空时间长而持续有残奶的患儿、下胃管或胃胀导致反复出现呼吸暂停的患儿、长时间应用呼吸机治疗的患儿、单独或部分静脉营养联合及静脉营养后患儿。插管时患儿取仰卧位，稍偏向右侧或右侧卧位。用8号导管从口腔插入胃内，确定导管在胃内后，每千克体重注入空气10mL，钳闭导管口。用5号导管（极小早产儿用3.5号导管），导管长度为从鼻尖到剑突的长度再加8～10cm，将导管上口连接注射器，头端用液状石蜡油润滑，经鼻插入，确定在胃内后，固定导管，用注射器反复吸引，抽到胆汁或内容物pH>7，表明导管已进入十二指肠。经胃管抽出空气，拔出胃管。也可不必先下胃管注空气，直接经口插入十二指肠管，效果更佳。确认导管插入十二指肠后，将导管的上口与输液器连接，滴注牛乳或配方奶。开始速度0.5～1mL／（kg·h），最后增加到150～180mL／（kg·d）。如耐受良好，可改为每2小时缓慢推注或滴注1次。每3日更换1次管，改为另一鼻孔，以免导管变硬导致肠穿孔。需要注意的是，每3～6小时用经口胃管检查1次有无十二指肠反流，若反流量>2mL，应减少奶量或将导管向前稍延伸。腹泻可能是喂奶过多或吸收不良。腹胀提示肠梗阻，可能是坏死小肠结肠炎的早期症状，应终止管饲。呼吸不畅可能发生鼻炎，可改为经口十二指肠管饲。

3. **胃肠道外营养**　不能用胃肠道内营养的早产儿，可采用静脉内营养提供维持生命及生长发育的需要。

二、新生儿的营养和喂养

提倡母乳喂养，指导母亲按需哺乳，喂奶的时间和次数以饥饿哭闹为准，一昼夜不应少于8次。观察母亲哺乳的全过程，注意哺喂时母婴姿势、吸吮部位，指导并纠正其错误和不适宜的行为。根据婴儿体重增长和小便次数帮助母亲客观地判断其哺乳量是否充足，依据为：①体重每周增加150g以上，或每月增加600g以上；②每日排尿6次以上，尿液无色或呈淡黄色，且无味。若产妇奶水不足，护士应耐心对其讲授促进乳汁分泌的方法，即让婴儿有力地吸吮，吸空乳房，保证婴儿吸到富含脂肪的后奶，以利于体重增长。帮助产妇分析母乳不足的原因，不要轻易添加其他奶类。告知产妇不要出于慰藉婴儿而给其吸吮橡皮奶头。及时发现产妇乳头异常（乳头凹陷、平坦、皲裂、胀痛等），并给予妥善处理。指导产妇注意哺乳期的营养、睡眠，以保证乳汁分泌充足。

随着母乳喂养率的增高，新生儿母乳性黄疸的比例也随之增高。母乳性黄疸是一种无危害性的高胆红素血症，多发生在出生后第1周末，持续时间可达3周至3个月。母乳性黄疸的新生儿一般情况良好，精神、吃奶均正常，无疾病表现。如果遇到新生儿黄疸较重、持续10～14天未消退，且排除疾病因素，可暂停喂母乳24～48小时，改以配方奶或鲜奶代之。若停喂母乳后新生儿黄疸程度减轻，则可排除病理性黄疸，母亲可继续母乳喂养。在实验性停喂母乳期间，母亲要坚持每3小时左右挤一次奶，以保持泌乳。挤出的母乳可经过56℃、15分钟加热后再哺喂婴儿。经以上处理黄疸未见减轻者，应立即到医院治疗。

三、婴儿的营养和喂养

（一）婴儿营养摄入特点

婴儿保健人员应掌握和了解婴儿消化系统发育特点，如吸吮、吞咽的机制，食道运动、肠道运动发育，消化酶的分泌水平等，正确指导家长喂养婴儿。

1. 婴儿进食技能发育　新生儿先天即有原始的进食技能，即觅食反射和吸吮反射。

觅食反射即用手指或乳头抚弄婴儿的面颊，婴儿会转头张嘴，开始吮吸动作。觅食反射是婴儿出生就具有的一种最基本的进食动作。

婴儿口腔解剖发育特点是婴儿吸吮的基础，如口腔小、舌短而宽，无牙、颊脂肪垫、颊肌与唇肌发育良好，这是吸吮反射的解剖学基础。最早在孕28周时，胎儿即有吸-吞反射，新生儿出生时，即有吸吮能力；至2月龄左右，吸吮动作更加成熟；4月龄时，吸吮、吞咽动作可分开，可随意吸吮、吞咽；5月龄时，吸吮能力增强，从咬反射到有意识咬的动作先后出现；6月龄时，可有意识张嘴接受用勺进食，用杯喝奶、喝水；8月龄以上会用唇吸吮勺内食物。食物的口腔刺激、味觉、乳头感觉、饥饿感均可刺激吸吮的发育。

咀嚼动作是有节奏地咬运动、滚动、研磨的口腔协调运动。咀嚼发育代表婴儿消化功能发育成熟。消化过程的口腔阶段，咀嚼动作是婴儿转换食物所必需的技能，其发展有赖于许多因素。后天咀嚼行为学习的敏感期在4～6月龄，此期有意训练婴儿咬嚼块状食物，有利于幼儿口腔发育。

出生时婴儿的吞咽是反射引起的，主要为舌体后部运动。3～4月龄的婴儿对固体食物刺激反应为舌体抬高、舌向前吐出的挤压反射，最初的这种对固体食物的抵抗可被认为是一种适应性功能，其生理意义是防止吞入不宜吞入的东西。5～6月龄时婴儿舌体下降，舌的前部逐渐开始活动，可判别进食的部位，食物放在舌上可咀嚼和吸吮，食物可送达舌后部并进行吞咽。

2. 胃排空特点　胃排空与食物中所含的营养素有关，脂肪、蛋白质、高渗液等可延长胃排空时间。婴儿以乳类食物为主，由于不同乳汁中营养素的含量及乳凝块的大小不同，乳汁在胃内排空时间各异，如母乳2～3小时，牛乳3～4小时，水0.5～1小时，混合食物4～5小时。

3. 婴儿消化、吸收特点　婴儿消化系统的发育有其自身特点，故婴儿对不同的食物其消化、吸收也不同。

婴儿出生时蛋白酶活性低，自出生后1周龄起活性增加，1月龄时达成人水平；胃蛋白酶3月龄起活性增加，18月龄时达成人水平。故婴儿消化蛋白质的能力较成人强。由于出生后几个月婴儿小肠上皮细胞渗透性高，虽然有利于母乳中的免疫球蛋白吸收，但不利的方面是异体蛋白（如牛乳蛋白、鸡蛋白）、毒素、微生物以及未完全分解的代谢产物吸收机会同样增加，故此期婴儿易产生过敏或肠道感染。因此，对婴儿，特别是新生儿，食物的蛋白质应有一定限制。

婴儿出生时脂肪酶缺乏且活性低，其中胰脂肪酶分泌极少（因胆汁缺乏其不能被胆盐激活，到2岁时才能达成人水平）、肠脂肪酶分泌不足，故婴儿消化脂肪能力较差，但胃脂肪酶尚可帮助胃内脂肪的消化，加之随月龄增加，吸收脂肪的能力会提高。足月儿出生时，脂肪的吸收率为90%；出生后6个月时，对脂肪的吸收率达95%以上。

0～6月龄婴儿食物中的碳水化合物主要是乳糖，婴儿出生时肠乳糖酶活性较高，对乳糖的吸收率较高。出生至3月龄内婴儿唾液腺淀粉酶活性低，3月龄后其活性逐渐增高，4～6龄婴儿开始分泌胰淀粉酶。故婴儿出生后3个月内消化淀粉能力较差。

（二）婴儿喂养

世界卫生组织和联合国幼儿基金会大力推荐，所有婴儿出生后4～6个月必须给予母乳喂养，提倡4月龄以内的婴儿母乳喂养率要达到80%以上。而后虽逐渐添加辅食品，但仍要坚持母乳喂养直至2岁。

1. 母乳喂养的特点 母乳是理想的天然食物，它不仅能提供幼儿需要的各种营养物质，且可以增强抵抗疾病的抵抗力，也有利于母亲产后康复。与牛乳比较，母乳喂养具有以下优点（表3-4）。

表3-4 人乳与牛乳成分比较

成分	人乳	牛乳
蛋白质（g／L）	12	35
清蛋白质（g／L）	9.6	5
酪蛋白（g／L）	2.4	30
脂肪（g／L）	38（不饱和脂肪酸多）	37（饱和脂肪酸多）
乳糖（g／L）	68（乙型乳糖）	46（甲型乳糖）
盐类（g／L）	2.0	7.5
钙（g／L）	0.35	1.25
磷（g／L）	0.15	0.99
维生素A（U／L）	1898	1025
维生素D（U／L）	22	14
能量（kJ／L）	2900	2700

母乳营养丰富，在母乳蛋白质中乳清蛋白约占60%，而酪蛋白含量却非常少，这样在婴儿胃内形成的凝乳细小柔软，易于被消化吸收；母乳中蛋白质的必需氨基酸构成比牛乳更适合婴儿，牛乳中的蛋白质含量虽然高，约为母乳的3倍，但酪蛋白的含量也很高，在婴儿体内的消化吸收不如母乳，过高的蛋白含量还会增加婴儿肾脏的负担。由于牛乳蛋白质与人乳蛋白质有一定的差异性，因此当其被婴儿尚未发育完全的肠道黏膜吸收后，可造成某些婴儿出现过敏反应，表现为婴儿肠道持续少量出血或湿疹等症状，尤其是婴儿食用未经充分加热的牛乳更易如此，而这种现象在母乳喂养中极少发生。

母乳中的脂肪含量与牛乳相似，但母乳中多不饱和脂肪酸，特别是亚油酸的含量较为丰富，还有含量很高的卵磷脂、鞘磷脂、牛磺酸等，有利于婴儿大脑的发育。此外，母乳中的乳脂酶能促进消化。

母乳中碳水化合物（即乳糖）含量高于牛乳。乳糖中的一部分用于能量的供给，另一部分可在小肠中被乳酸杆菌等有益菌群利用，并生成乳酸，从而抑制肠道腐败菌的生长。肠道内的乳糖还有利于钙的吸收。

母乳中维生素A、维生素C、维生素E的含量高于牛乳，相对地牛乳中维生素C的含量不但比母乳少，且在加热的过程中，还会被破坏。虽然母乳中维生素含量高于牛乳，但母乳中维生素的含量易受母亲膳食影响，因此哺乳的母亲要保持充足的营养和均衡的膳食。

母乳中的矿物质钙、磷的比例适当，有利于婴儿的吸收；母乳中约50%的铁可被婴儿吸收，而牛乳中只有10%的铁能被吸收。此外，母乳中的各种免疫因子，有助于增强婴儿的抗感染能力。母乳喂养同时还可有效预防佝偻病、肥胖症、低钙性手足抽搐、缺铁性贫血、锌缺乏症等疾病的发生。

母乳喂养可促进母子情感交流。母亲将婴儿抱在怀里哺乳，肌肤的紧密接触、爱抚的动作、亲切的语言与表情使其感到母爱的温暖，这对婴儿的心理发育是必不可少的。母爱使婴儿对母亲产生信任感，有利于建立依恋关系，进而发展为对周围世界的安全感。适宜的环境和足够的刺激对婴儿心理活动的发展十分重要。

2. 母乳喂养的技巧　成功的母乳喂养要求达到母婴双方积极参与，并以双方都感到满足之目的。孕母分泌充足的乳汁、哺乳时出现有效的射乳反射和婴儿有效的吸吮是成功母乳喂养的必要条件。要做到成功母乳喂养，护士需要协助母婴作好如下准备。

尽早开奶、尽早吸吮、按需哺乳。正常新生儿出生后即可进食（最好<30分钟）。产后母婴回室，将裸体的婴儿置于母亲胸前进行>30分钟的皮肤直接接触，同时吸吮乳头，以促使产妇早分泌、多分泌乳汁。

哺乳前，母亲要给婴儿更换干净尿布，然后洗手、清洁乳头、湿热敷乳房，并从乳房外侧边缘向乳晕方向轻拍或按摩乳房，促进乳房感觉神经的传导和泌乳。母亲采取舒适体位，全身肌肉松弛，以利乳汁排出，一般取坐位，两臂放在实处，背后用枕头或靠垫垫牢，怀抱婴儿，使其头肩部枕于母亲哺乳侧的肘弯部，用乳头触及婴儿面颊，在婴儿转过头寻找乳头、张大口时，将乳头送入婴儿口中，帮助婴儿含住乳头和大部分乳晕，婴儿即开始有效吸吮。若母亲乳房很大，可用另一手拇指和四指分别放在乳房上、下方将整个乳房托起。注意观察婴儿吸吮和吞咽情况，当射乳过急，婴儿出现呛、溢乳时取中、食指轻夹乳晕两旁（以适当减少乳汁射出量）的"剪刀式"哺喂姿势。

哺乳的持续时间取决于婴儿的需要。应让婴儿先吸空一侧乳房后，再吸吮另一侧的乳房。如果婴儿的食量小或孕母的泌乳量过多，仅吸吮一侧乳房的奶便可满足，则另一侧乳房中的乳汁可用吸乳器吸出。一般每次哺乳的持续时间以10～20分钟为宜。喂养的频率应以婴儿的需要和母亲的感觉而定，即婴儿饥饿和母亲乳胀即可进行哺乳。一般哺乳间隔不超过3小时，2～3月龄的婴儿每昼夜应哺乳8～10次，3月龄以上婴儿每昼夜应哺乳6～8次。

哺喂完毕后，将婴儿竖直抱起，头部靠在母亲肩部，轻拍背部，使空气排出，然后保持右侧卧位，以防溢奶。

3. 促进乳量增加的措施　通常情况下，随着婴儿月龄增加，进食量也增加，母乳分泌量自然也会随之增加。人乳的分泌量在产后1～2天较少，而2～3月时即可达到每天700mL以上，健康的产妇每日可泌乳850～1000mL，足以满足6月龄以下婴儿的需要。如果乳量分泌不足，首先寻找原因，包括母亲的生理、心理、行为、营养及喂哺婴儿的知识、方法、技能等方面，其次要采取解决问题的措施。

主要的促进乳量增加的措施包括为乳母创造良好的家庭生活环境，使其心情愉悦，保证乳母良好的营养和充足的休息。指导乳母掌握正确的哺乳方法、技巧、原则及乳房保健技能。最重要的措施是增加婴儿对乳头的吸吮的刺激，这是促进乳量增加最有效的方法。

4. 不宜母乳喂养的情况　产妇感染艾滋病病毒（human immunodeficiency virus，HIV）禁忌哺乳，母亲患有严重疾病（慢性肾炎、糖尿病、恶性肿瘤、精神病、癫痫或心功能不全等）应停止哺乳，乳母患急性传染病时可将乳汁挤出经消毒后哺喂。

5. 人工喂养的选择　人工喂养是指6月龄以内的婴儿，母亲由于各种原因不能母乳喂养，而完全用其他动物乳或代乳品进行喂哺的方法。人工喂养虽不如母乳喂养好，但若能做到喂养合理，也能满足婴儿生长发育的需要。人工喂养宜首选鲜牛乳和配方奶粉，还涉及以下因素，应予注意。

乳品的改造包括：

（1）配方奶粉是以牛乳为基础的改造奶制品，使营养素成分尽量"接近"人乳，使之适合于婴儿的消化能力和肾功能（如降低酪蛋白和无机盐等），添加一些重要的营养素（如乳清蛋白、不饱和脂肪酸、乳糖），强化婴儿生长时所需要的微量营养素（如维生素A、维生素D和微量元素锌、铁等），使用时按月龄选用。

（2）在无条件选用配方奶时，可进行全牛乳的家庭改造以供婴儿食用，即选用全牛乳经过稀释（加水以降低牛乳中的矿物质、蛋白质浓度，减轻婴儿消化道、肾负荷，加水的稀释奶仅用于新生儿，新生儿期以后即可用全奶，生后不足2周新生儿采用2份牛乳加1份水，以后逐渐过渡到3∶1、4∶1奶）、加糖（婴儿食用全牛乳应加一定比例的糖，一般1000mL牛乳中可加5～8g蔗糖）、煮沸（常用家庭用水浴法，将牛乳置于奶瓶中隔水蒸，煮沸不超过5分钟立即冷却，对奶质的破坏较小）改造后再食用，使蛋白质、脂肪、糖三大供能营养素比例合理（表3-5），易于吸收，利于软化大便。

表3-5 三种乳类宏量营养素比较（100mL）

乳品类别	蛋白质（%）	脂肪（%）	糖（%）	总能量（kJ）
人乳	9	50	41	280
8%糖牛乳	13	36	51	414
牛乳	19	52	29	280

奶量摄入估计（适于6个月婴儿）：估计婴儿摄入的奶量，婴儿每天每千克体重需能量110kcal，一般市售配方奶粉100g供能500kcal，所以婴儿配方奶粉20g可满足婴儿日需要，如采用牛乳哺喂，8%糖牛乳100mL供能约100kcal，因此，婴儿日需8%糖牛乳100mL，需要注意的是，全牛乳喂养时，因牛乳蛋白质和矿物质含量较高，在两次哺喂时需加水，使奶和水量达到150mL。另外，评价婴儿的营养状况，婴儿的体重、推荐摄入量（recommended nutrient intake，RNI）以及奶制品规格是必备的资料。

6. 婴儿食物转换　随着婴儿的不断生长发育，喂养的食物应从纯乳类向固体类转换，这时期称为换乳期。

婴儿食物转换对婴儿的生长发育具有重要意义。大于3月龄婴儿消化酶的分泌渐趋成熟，6月龄起乳牙开始萌出，对食物的消化能力逐渐增强，此期婴儿已逐渐习惯用匙、杯、碗进食，对摄入其他食物的兴趣也逐渐增加，此期是对婴儿进行食物转换的最佳时期。乳类中的某些营养素，如B族维生素、维生素D、维生素C及铁等含量较低，不能满足婴儿生长发育的需要，如不及时补充，极易发生相应的营养素缺乏。食物转换不仅能有效地补充乳类中营养素的不足，促进婴儿逐渐适应各种食物的味道，从以乳类为主逐渐转换为以固体食物为主的饮食，还可促进婴儿吞咽功能和口腔肌肉的协调发育。

换乳期食物指婴儿从乳类食物过渡到固体食物，需添加富含能量和各种营养素的泥状食物（半固体食物）（表3-6）。

表3-6 小儿过渡期食物的引入

月　龄	进食技能	食物性状	种　类
4～6	用勺喂	泥状食物	菜泥、水果泥，含铁配方米粉等
6～9	学用杯	末状食物	粥、烂面、鱼、蛋、肝泥、豆腐
9～12	自用勺和手抓食物	碎食物	软饭、肉末、碎菜、豆制品

婴儿最初对新食物的抵抗可通过多次体验而改变，即在食物转换期有对其他食物的习惯过程。因此，食物转换应遵循由少到多、由一种到多种、由细到粗等原则。婴儿随着月龄增加，应逐渐减少乳类食物的摄入，随之逐渐添加米粉、蔬菜、水果、鱼、蛋、肉、豆制品等食物，同时在食物转换中要发挥婴儿手的参与，允许婴儿动手抓食物，配合婴儿用勺吃饭、用杯喝水，促进其神经心理发育。

7. 婴儿喂养问题

（1）溢乳：在生理情况下，6月龄以内的婴儿由于食管下端括约肌发育不成熟或神经肌肉协调功能差、过度喂养、不稳定的进食时间、进食时吞入过多气体等原因，可出现食物反流。

（2）食物转换不当：过早引入半固体食物，会影响母乳铁的吸收，增加食物过敏风险，肠道感染的机会增加，而过晚引入半固体食物，则影响婴儿味觉和咀嚼功能发育，造成饮食行为的异常，断离母乳和喂养困难，故引入半固体食物最好用碗、勺喂养，避免采用奶瓶喂养，以避免影响婴儿的咀嚼和吞咽功能的发育。

（3）频繁进食：婴儿胃的排空随着食物的种类不同而有所差异，频繁的进食（每天超过7～8次），使胃排空不足，影响饥饿感的产生，导致食欲减退，喂养困难。

（三）婴儿大便与喂养

婴儿大便可反映婴儿喂养状况。护士人员在指导合理喂养过程中，注意提醒家长观察婴儿的大便，特别是在婴儿开始食物转换时，帮助家长及时判断某种食品的添加是否过量，婴儿的肠胃对该食品是否适应。若食物过量或引入食物成分不适宜，容易引起婴儿消化功能紊乱或腹泻。

1. 婴儿正常大便　出生后采用母乳喂养的婴儿，大便呈金黄色、软膏状，略带酸性，每天排便4～6次。喂牛乳的婴儿，大便呈浅黄色、成型，酸臭味较大，每天排便1～2次。

2. 婴儿异常大便　大便带白色奶瓣，表明奶中的蛋白质成分高于婴儿消化能力，蛋白质未被消化吸收而排出体外，大便臭味明显，表明蛋白消化不良，这时适当减少奶粉量或加水稀释奶液；大便中多泡沫，表明碳水化合物消化不良，必须减少甚至停止喂食淀粉类的食物；大便外观如奶油状，显示脂肪消化不良，应减少油脂类食物的摄入；大便干结，是肠道中的水分不足；粪便呈灰白色，表明胆道梗阻或进食牛乳过多或糖过少，产生脂肪酸与食物中的矿物质钙和镁相结合，形成脂肪皂，粪便也可呈现灰白色质硬，并伴有臭味；黑色便，表明胃肠道上部出血或服用了铁剂；蛋花汤样粪便，表明病毒性肠炎和致病性大肠埃希菌性肠炎；水样粪便多见于食物中毒急性肠炎；豆腐渣样粪便常见于真菌引起的肠炎；绿色大便、液多属饥饿性腹泻，此外，一些吃了配方奶的婴儿排出的粪便呈暗绿色，其元凶是一般配方中加入一定量的铁质，这些铁质经消化道并与空气接触之后，呈暗绿色。

（四）婴儿治疗奶

1. 脱脂奶　可用脱脂鲜奶配制或用脱脂奶粉冲调而成。适用于腹泻、痢疾或消化不良的婴儿。

2. 酸奶　分为含双歧杆菌乳酸菌的活菌酸奶和可食用乳酸、枸橼酸配制的多种酸奶。适用于腹泻或消化不良的婴儿。

3. 厚奶　在奶中加入3%～7%的淀粉或米粉配制而成。适用于呕吐患儿或较大婴儿。

4. 蛋白奶　在全奶中加入适量的酪蛋白，其蛋白质含量提高至5%。适用于营养不良的婴儿。

5. 免乳糖奶　用酪蛋白钙或大豆蛋白、脂肪乳剂和糖浆配制或用市售免乳糖婴儿奶粉配制而成。适用于乳糖不耐受的患儿。

6. 焦米汤　用洗净大米炒焦，按炒米50g加水950mL比例熬煮取其汤。适用于消化不良患儿。

7. 米汤　将大米洗净煮稀粥，过筛而成，或用市售婴儿米粉按5%比例配制。适用于消化不良的患儿。

8. 胡萝卜水　将洗净胡萝卜加水煮熟，粉碎成泥状，加适量水（胡萝卜20g、水80mL）煮成液体。适用于消化不良患儿。

四、幼儿的营养与膳食

幼儿膳食应营养充足，能供给足够的热量和各种营养素，以满足体格生长、神经发育和活动增多的需要，但幼儿在2岁半以前，乳牙尚未出齐，咀嚼和胃肠消化能力较弱，因而幼儿的膳食应为细碎、易咀嚼的主副食混合餐，食物宜细、软、烂，要为他们安排平衡膳食，还要注意培养良好的进食习惯。

（一）幼儿膳食特点

由多种食物组成，不仅能提供足够的热量和各种营养素，以满足机体正常的生理需要，还能保证各种营养素之间的数量平衡，以利于营养的吸收和利用，达到合理营养的目的。

1. 优质膳食中有营养价值较高的各类食品。每餐将肉、菜等制成泥状加入谷类食物混合配制，主餐是半流质。

2. 膳食量要充足，能满足机体生长发育的需要，即足够的进食量和达到供给标准量80%以上的营养素摄入量。每日膳食中应供给400mL牛乳，供给蛋白质35～40g，能量1 050～1 200kcal。

3. 各种营养素之间的比例适当、合理，蛋白质供给热量应占总热量的12%～15%，脂肪占20%～30%，碳水化合物占50%～60%。

4. 避免食用不易消化及易导致伤害或易误入气管内的食物。

（二）膳食的合理安排

从有利于幼儿生长发育的基本点出发，幼儿膳食每日以4次进餐较好，全天热量在4餐中合理分配。一般一日热量的分配大致是早餐占25%，午餐占35%，午点占10%，晚餐占30%。进食时间，一般是早餐上午7：00左右，午餐10：00，午点15：00，晚餐18：00。

（三）良好的饮食习惯

幼儿自主性增加，喜欢自己进食，家长应鼓励幼儿自己进食的行为，并提供小块食物，可以用手拿着食物食用。餐前15分钟，让幼儿做好心理和生理上的就餐准备，以免由于幼儿兴奋或疲劳影响食欲。进食的时间应是愉快和享受的时间，家长不要把食物作为奖惩的手段。家长要以身作则，不挑食，不偏食，为幼儿树立好榜样。家长应经常变换食物的种类和制作方法，以增进幼儿食欲。在幼儿碗中放少量食物，吃完后再添加，使幼儿吃完后有成就感，而不感到家长的强迫。幼儿还喜欢将各种食物分开吃，先吃完一种再吃另一种。就餐时比较注重仪式，如喜欢用固定的碗、杯和汤匙等，并喜欢按固定时间进食。

五、学龄前幼儿饮食。

4～7岁幼儿生长发育趋于稳定发展，活动量较前更多，其膳食已基本接近成人。一日三餐加一次午后点心。注意饮食花色品种多样化，重视营养素平衡，粗细粮交替，不宜多吃坚硬、油炸和刺激性食物，少吃零食和甜食。谷类食物宜成为主食。

六、学龄幼儿及少年饮食

学龄幼儿食物种类同成人，内含足够蛋白质，主要应为动物蛋白，以增强理解力和记忆力。早餐要保证高营养价值，最好喝一杯牛乳或豆浆和一些蛋和肉，以满足上午学习集中、脑力消耗及体力活动量大的需求。食品应注意花色品种多，有米面类主食，又有含优质蛋白的鱼、蛋、豆类，加上绿叶蔬菜和新鲜水果。提倡课间加餐。培养良好的饮食习惯，不偏食、不挑食、少吃零食，注意饮食卫生。

青春期少年体格发育进入高峰时期，尤其肌肉、骨骼的增长突出，各种营养素，如蛋白质、维生素及总能量的需要量增加。女孩月经来潮，应在饮食中应供给足够的铁剂。

第三节　蛋白质-能量营养不良

一、概述

蛋白质-能量营养不良是慢性营养缺乏症，多由长期摄入不足或消化吸收障碍所致。表现为渐进性消瘦，体脂减少及全身各器官不同程度萎缩和功能紊乱的临床综合征，多见于3岁以下幼儿。

二、病因与发病机制

（一）病因

1. 喂养不当

（1）营养物质长期供给不足如长期母乳量不足而未及时添加其他乳品，人工喂养调配不当，牛乳量过少或奶粉浓度过低而未及时添加其他乳品。

（2）喂养成方式不当如婴儿胃肠不能适应骤然断奶后过渡期食物，造成消化功能紊乱，长期喂养不定时、偏食、零食过多，以淀粉类为主造成食物成分不合理。

2. 疾病因素

（1）早产儿、低出生体重儿、双胎、多胎：出生后营养物质需要量相对较多，但其消化功能又相对低弱，易出现消化不良。

（2）迁延性腹泻、慢性细菌性痢疾或各种双糖酶缺乏、肠吸收不良等消化系统疾病：均可影响食物的消化吸收。

（3）先天性肠道畸形：如唇裂、腭裂、幽门狭窄等均可造成食物的摄入不足、代谢及消耗增加或营养物质的消化吸收和利用障碍。

（4）急慢性疾病：如麻疹、肝炎、结核病、寄生虫病、反复呼吸道感染及严重慢性心肾疾病者均可因需要量增多，而造成相对不足。

（二）病理生理

1. 新陈代谢异常

（1）糖代谢异常：因摄入不足后体内糖原积累不足或消耗过多，糖耐量曲线呈糖尿病型，常出现低血糖，严重者可引起昏迷或猝死。

（2）脂肪代谢异常：体内脂肪大量消耗以补充热能不足，故血清胆固醇浓度下降，严重时可导致脂肪肝。

（3）蛋白质代谢异常：蛋白质摄入不足时则呈负氮平衡，血清总蛋白、白蛋白明显下降，严重时可出现营养性水肿。

（4）水和电解质代谢异常：营养不良时幼儿体内总液量相对较多，细胞外液呈低渗状态，当呕吐、腹泻时易出现低渗性脱水、酸中毒，补液后易发生低钾血症、低钙血症。

（5）维生素和微量元素缺乏：营养不良常伴有各种维生素以及微量元素铁、铜、铬等缺乏而出现相应症状。

（6）体温调节异常：由于热能摄入不足、皮下脂肪较薄引起散热快、血糖及氧耗量、脉率和周围循环血量减少等，造成体温偏低。

2. 各系统器官功能低下

（1）消化系统功能低下：由于胃肠道蠕动减少、消化液和酶的分泌减少，影响营养物质的吸收，二者互为因果，形成恶性循环。

（2）循环系统功能低下：重度营养不良者心肌细胞萎缩、收缩力减弱、心搏出量减少，致使脉搏细微、血压偏低。

（3）泌尿系统功能低下：肾浓缩功能低下，尿量增多而尿比重低，肾血流量、肾小球滤过率及肾小管重吸收功能均低下。

（4）中枢神经系统功能低下：因神经递质合成分解酶活性降低，神经传导减慢，故患儿中枢神经处于抑制状态，表情淡漠、呆滞，反应迟钝，记忆力减退，智力和学习能力低下。

（5）免疫功能低下非特异性免疫功能（如皮肤黏膜屏障功能、白细胞吞噬功能及补体功能）和特异性免疫功能（如体液免疫、细胞免疫功能）均低下，常使患儿对细菌和病毒等致病物质的免疫力明显下降，容易并发各种感染性疾病和各种急慢性传染病，且死亡率明显升高。

二、临床特点

（一）体重低下

低于同年龄同性别均值2个标准差为轻度，介于2～3个标准差之间为中度，高于3个标准差为重度。

（二）生长迟缓

身高低于同年龄同性别均值2个标准差为轻度，在2～3个标准差之间为中度，高于3个标准差为重度。

（三）消瘦或水肿

皮下脂肪减少、变薄，腹部先发生，继之躯干、臀部及四肢，最后面颊脂肪消失而呈老人貌。水肿于低蛋白血症时发生。血浆蛋白低下，总蛋白<40g／L，白蛋白<20g／L，患儿出现水肿。

（四）各系统、器官功能低下

肠黏膜上皮及绒毛萎缩致吸收不良，各种消化酶分泌不足致消化不良。

（五）维生素及矿物质缺乏

维生素A吸收不良的患儿出现角膜干涩，甚至发生角膜溃疡。

四、护理问题

（一）营养失调

营养摄入低于机体需要量，与营养物质长期供应不足、营养吸收减少或消耗增加有关。

（二）生长发育改变

与营养物质缺乏有关。

（三）有感染的危险

与免疫功能低下有关。

（四）潜在的并发症

低血糖与热量摄入和贮存减少有关。

（五）知识缺乏

与家长缺乏营养和喂养幼儿的知识有关。

五、护理目标

1. 患儿营养状况改善，体重逐渐增加。
2. 患儿显示与同年龄组的正常值无差别。
3. 患儿体温正常，无感染征象。
4. 患儿不发生低血糖。
5. 家长能陈述营养不良的病因，能运用正确的喂养方法。

六、护理措施

（一）调整饮食、补充营养物质

调整原则根据患儿的具体情况、病情轻重、消化功能的强弱和对食物的耐受力、有无并发症等调整饮食的量及种类。其原则是由少到多、由稀到稠、循序渐进、逐渐增加饮食直到恢复正常。

1. 调整方法

（1）轻度营养不良患儿：因生理功能与正常幼儿接近，在基本维持原膳食的基础上，较早添加含蛋白质和高热能的食物，可从每日每千克体重热量120kcal、蛋白质3g，逐渐增至热量150kcal、蛋白质3.5~4.5g，体重接近正常后，再恢复至热量100~120kcal，同时补充多种维生素。

（2）中重度营养不良患儿：因其消化吸收功能弱、对食物耐受性差、食欲低下，热能和营养物质的供给从少量开始，可先从40~60kcal、蛋白质2g、脂肪1g，逐渐增至热量120~150kcal、脂肪3.5g，体重接近正常后，再恢复到正常生理需要量，同时补充各种维生素、微量元素等。

2. 观察调整效果　每周测体重1次，每月测身长1次。定期测量皮下脂肪的厚度，以评估生长发育的速度，调整饮食摄入量。

3. 促进生长发育措施

（1）保持清洁舒适的环境：室内应空气新鲜，温度适宜，合理安排生活，减少不良刺激，保持精神愉快及充足睡眠，恢复期患儿可到户外活动，接受新鲜空气及阳光，促进新陈代谢，利于生长发育。

（2）及时纠正先天畸形：积极治疗原发疾病，恢复期患儿应定时做四肢保健操，根据患儿的情况逐渐增加活动量，适量的运动及体育活动可促进生长发育。

（二）预防感染

1. 实行保护性隔离，与感染性疾病分开病室居住，防止交叉感染。保持皮肤清洁、干燥，防止皮肤破损，避免褥疮的出现。

2. 患儿抵抗力差，口腔黏膜应干燥，极易发生口炎，应做好口腔护理，必要时可局部涂药。

3. 根据天气变化应适当增减衣物，调节室温，防止呼吸道感染。

4. 对维生素A缺乏引起的眼干燥症，局部可用生理盐水湿润角膜及涂抗生素眼膏，同时口服或注射维生素A制剂。

（三）防止低血糖的发生

患儿夜间及清晨容易发生自发性低血糖，表现为出汗、肢冷、脉弱、神志不清、呼吸暂停。出现这种情况，立即静脉注射25%~50%的葡萄糖溶液进行抢救。

（四）健康教育

1. 根据患儿及家长的文化程度及理解能力选择适当的方法解释营养不良的原因，讲解科学喂养知识及合理饮食搭配与制作方法，指导母乳喂养，教会患儿家长混合喂养和人工喂养的具体执行方法，以保证患儿摄入足够的营养素。

2. 纠正患儿不良的饮食习惯，更要注意避免强迫患儿进食，以防产生畏食心理。

3. 家长观察并定期测量患儿体重，以监测生长发育的情况。

4. 加强患儿体格锻炼，增强体质，预防各种感染性疾病。

第四节　单纯性肥胖症

一、概述

单纯性肥胖症（simple obesity）是由于长期能量摄入超过消耗，导致体内脂肪积聚过多而造成的一种营养障碍性疾病。本病可发生于任何年龄，最常见年龄为婴儿期、5～6岁及青春期。继发性肥胖不属于单纯肥胖症，继发性肥胖是由某些内分泌、代谢、遗传、中枢神经系统疾病引起的。药物引起的肥胖也不属于单纯肥胖症，如长期服用糖皮质激素引起的肥胖。由于肥胖病患儿约1／3会发展为成人肥胖症，并与冠心病、高血压、糖尿病等疾病有关，治疗十分困难，故应及早预防。

二、病因

（一）营养因素

营养素摄入太多，如缺乏科学的喂养知识，长期摄入淀粉类、高脂肪食物过多，自幼养成多食习惯，超过机体代谢需要，多余的能量以脂肪形式储存体内，造成肥胖。

（二）缺乏体育锻炼

体力活动过少，导致热量消耗减少，或是因某些疾病需长期卧床休息，同时增加营养，亦易形成肥胖。而肥胖后更加懒于活动，使肥胖加重，形成恶性循环。

（三）遗传因素

临床研究和动物实验证明，肥胖症有高度遗传性。肥胖双亲常有肥胖幼儿，其子女肥胖率为70%～80%，而正常双亲的后代发生率为14%左右。

（四）精神因素

精神创伤（如父母离异、亲属病故、学习成绩落后等）和心理异常（家庭溺爱造成胆小、恐惧、孤独等），可造成不合群，以进食为自娱而导致肥胖。

（五）其他因素

内分泌、代谢、遗传、中枢神经系统疾病以及长期服用糖皮质激素等因素引起的肥胖称为继发性肥胖。

三、临床特点

（一）肥胖

可发生于任何年龄，最常见于婴儿期、5～6岁和青春期。

（二）婴儿期肥胖

易患呼吸道感染、哮喘和佝偻病，而且以后很有可能发展为成人肥胖。

（三）青春前期肥胖

患儿食欲极好；常有多食、喜食肥肉、油炸食物或甜食的习惯。身高及体重与同龄相比均偏高，性成熟较早。可有疲乏感，用力时气短或腿痛。严重肥胖者可因脂肪过度堆积限制胸廓及辅助肌运动，致肺通气量不足、呼吸浅快、肺泡换气量减低，引起低氧血症、红细胞增多、发绀、心脏扩大、心力衰竭，甚至死亡，该病又称匹克-威克综合征。

四、护理问题

（一）营养失调

热量摄入高于机体需要量，与摄入高能量食物过多或运动过少有关。

（二）自我形象紊乱

与体态肥胖有关。

（三）知识缺乏

与患儿及家长缺乏合理营养知识有关。

五、护理目标

1. 能根据年龄分期和肥胖程度，合理摄入能量。
2. 患儿能正确认识自身体态。
3. 患儿及家长能正确选择食物，饮食构成合理。

六、护理措施

（一）限制饮食

1. 根据不同年龄、身高、体重计算热量，制订相应的食谱。饮食应以低脂肪、低碳水化合物、高蛋白质、高维生素、高微量元素的食物为主。为满足幼儿食欲，宜选择体积大而热量少的食物，如萝卜、芹菜、冬瓜、番茄等，可加适量的蛋白质类，如瘦肉、鸡肉、鱼、豆制品等。少吃或不吃高热量、高脂肪、体积小的食物，如饮料、油炸食品、巧克力、奶油等。食物切小块，减慢进食速度，吃饭时间不宜过长，吃饭时分散对食物的注意力，同时注意充分供应维生素、微量元素及矿物质。

2. 对患儿不良饮食习惯的干预是一个长期的过程。需强调的是，幼儿肥胖是与生活方式密切相关的疾病，而肥胖幼儿的生活方式是在家庭、学校和社会共同影响下形成的，因此，肥胖患儿干预方案的实施，应有多方面的参与，良好自理行为的建立至关重要。

3. 自理理论认为，自理是个人为维持生命、健康和完好而需要自己进行的活动。特别是7~12岁是从形象思维向逻辑思维过渡的时期，此期幼儿开始具有一定逻辑思维能力，自主性增强，乐于学习新的技能以完善自我。此期如果引导不良，幼儿易养成诸多饮食和运动方面的不良行为，使他们每日热卡摄入过多，而运动少使能量消耗过少，导致肥胖。

（二）增加活动

在限制饮食的同时，鼓励患儿进行体育活动。根据患儿耐受力逐渐增加运动量，以运动后轻松愉快、不感到疲劳为原则。运动可使胰岛素和甘油三酯水平下降，促使肌肉发育，保持体力。

（三）解除患儿的精神负担

鼓励患儿树立信心，消除因肥胖带来的自卑心理，创造机会并鼓励其参加力所能及的活动，及时给予表扬，使其能主动地参与到群体活动或游戏中去，以达到身心健康发展。

（四）健康教育

1. 纠正越胖越健康的错误传统观念，强调营养过剩的危害；大力提倡母乳喂养，减少高糖、高脂肪辅食的摄入，饮食量要适度；对患儿实施生长发育监测，及早发现体重增长过快及肥胖趋势。

2. 对学龄及青春期儿童，强调建立正常饮食制度、养成良好的饮食习惯的重要性，避免长时间看电视、玩游戏机等静坐活动。同时创造条件增加活动量，如走路上学和做家务运动等。

第五节　维生素D缺乏病

一、概述

维生素D缺乏病（vitamin D deficiency rickets）是婴幼儿期较常见的全身性疾病，以钙、磷代谢障碍和骨样组织钙化障碍为特征，严重者产生骨骼畸形。主要见于3岁以下的婴幼儿，为我国儿科重点防治的四病之一。

二、病因与发病机制

（一）病因

1. 日光照射不足　户外活动少，皮肤接受紫外线照射不足，内源性维生素D产生不足，是我国幼儿维生素D缺乏的主要原因。

2. 摄入量不足　天然食物中维生素D含量很少，如不能及时添加鱼肝油、蛋黄、肝泥等，则不能满足婴幼儿的需要。

3. 食物中钙、磷比例不当　人乳中钙磷比例适宜（2：1），钙的吸收率较高，而牛乳中钙磷比例不当（1.2：1），钙吸收率低，故牛乳喂养比人乳喂养婴儿易患维生素D缺乏病。

4. 生长发育速度快　骨骼的生长速度与维生素D和钙的需要成正比，婴儿生长速度快，尤其是双胎、早产儿，生长速度更快，若不及时补充维生素D和钙，极易发生维生素D缺乏病。

5. 药物和疾病的影响　胃肠道或肝胆疾病（如胆汁淤积、胆管扩张、慢性腹泻病等）影响维生素D和钙、磷吸收；长期使用抗惊厥药物（如苯巴比妥、苯妥英钠等）可干扰维生素D的代谢；肝、肾疾病可影响维生素D的羟化作用；服用糖皮质激素可拮抗维生素D对钙的转运调节。

（二）发病机制

维生素D缺乏时，肠道吸收钙、磷减少，血钙、血磷水平降低。血钙降低刺激甲状腺激素分泌增加，使旧骨脱钙增加，促进骨质吸收和骨盐溶解。其结果是血钙正常或偏低，血磷降低，钙磷乘积下降，骨样组织钙化受阻，临床上产生一系列的骨骼症状和血生化改变。

三、临床特点

（一）初期

多在出生后3个月起病，主要表现为非特异性神经症状，如幼儿多汗、夜惊、易激惹、烦躁不安、睡眠不好，因多汗以及摩擦可见枕秃。此期无X线变化。

（二）急性期

此期主要以骨骼改变和运动功能发育迟缓为主。

1. 骨骼改变　头部骨骼可出现颅骨软化、方颅甚至鞍状或十字状颅形。前囟闭合晚，牙釉质缺乏并易患龋齿；胸部骨骼出现维生素D缺乏，典型症状串珠（又称肋骨串珠）、肋膈沟、鸡胸或漏斗胸；四肢出现手足镯，下肢呈"O"形腿或"X"形腿。此外可见脊柱后突或侧弯畸形。

2. 运动功能发育迟缓　患儿全身肌肉松弛，肌张力低下，韧带松弛，表现为头颈软弱无力，坐、立、行均迟于正常幼儿，腹部膨隆如蛙形腹。

（三）恢复期

一经治疗，血钙、磷恢复最快。患儿临床症状减轻或消失，精神好转，肌张力恢复。

（四）后遗症期

多见于3岁以上幼儿，临床症状消失，只留下不同程度的骨骼畸形。

四、护理问题

（一）营养失调

摄入低于机体需要量，与户外活动少、维生素D摄入不足有关。

（二）生长发育改变

与维生素D缺乏导致体内钙磷代谢异常引起骨骼及神经发育迟缓有关。

（三）潜在并发症

维生素D中毒，与维生素D用药时间过长或过量有关。

（四）知识缺乏

家长缺乏维生素D缺乏病预防及护理知识有关。

五、护理目标

1. 患儿维生素D缺乏的早期症状得到改善。
2. 患儿生长发育达到正常标准。
3. 治疗期间患儿补充维生素D时剂量准确，不发生药物中毒。
4. 患儿家长能说出本病的预防和护理要点。

六、护理措施

（一）增加维生素D的摄入

1. 多到户外活动，接受日光照射。户外活动时间由短到长，从数分钟增加至1小时以上。夏季可在阴凉处活动，冬季室内活动时开窗，让紫外线能够透过。

2. 提倡母乳喂养，按时添加辅食，增加富含维生素D及矿物质的食物，如母乳、肝、蛋、蘑菇等，同时注意食物中钙、磷比例。

（二）促进生长发育的辅助措施

1. 保持室内空气新鲜，冷暖适宜，阳光充足，避免交叉感染。
2. 衣着柔软、宽松，床铺松软，避免过早、过久地坐、站、走。鼓励患儿多采取卧位。
3. 定期监测身长、智力发育，以评估生长发育情况。

（三）遵医嘱供给维生素D

不可擅自增加维生素D用量或增加疗程，同时应严密观察病情，如有维生素D中毒者应立即停服。

（四）健康教育

1. 向患儿家长介绍维生素D缺乏病的病因与预防要点，指导家长了解有关维生素D缺乏病的护理知识，如多晒太阳，积极调整饮食，不能坐、站过久等。

2. 介绍维生素D缺乏病的预防方法

（1）孕妇及哺乳母亲应接受日光照射，饮食应富含有丰富的维生素D、钙等营养物质。

（2）提倡母乳喂养，新生儿从出生后2周开始，坚持服用维生素D 400~800U。

（3）婴幼儿应及时添加辅食，选择富含维生素D、钙、磷和蛋白质的食物。

3. 以示范和指导练习的方式教授日光浴、户外活动及按摩肌肉的方法。

第六节　维生素D缺乏性手足搐搦症

一、概述

维生素D缺乏性手足搐搦症（tetany of vitamin D deficiency）又称维生素D缺乏性手足抽搐症、佝偻病性手足搐搦症或佝偻病性低钙惊厥，是由于缺乏维生素D、甲状腺旁腺代偿不足引起血中钙离子减低而导致的全身惊厥。本病多见于<6月龄的婴儿。

二、病因

1. 维生素D缺乏早期、甲状腺功能尚未亢进时，血钙降低、血磷正常。

2. 春夏季节接触日光增多或在维生素D治疗初期，使血中的维生素D的水平急速上升，大量钙沉积于骨上，使血钙降低。

3. 某些疾病（如发热、感染、饥饿、腹泻等）造成细胞组织分解释放磷，血磷升高，血钙下降。

三、临床特点

典型的临床特点为惊厥、手足搐搦、喉痉挛。以惊厥为最常见，一般无发热，神志清楚。手足搐搦可见于较大婴儿、幼儿。常有特征为面神经征和陶瑟征，在不发作时可通过刺激神经肌肉引出。

四、护理问题

（一）有窒息的危险

与惊厥、喉痉挛发作有关。

（二）有受伤的危险

与惊厥、手足搐搦有关。

五、护理目标

1. 患儿保持呼吸通畅。

2. 患儿不发生创伤，皮肤黏膜无破损。

六、护理措施

1. 遵医嘱立即使用镇静剂、钙剂，并严密观察用药后的反应。

2. 惊厥发作时，应就地抢救，松解患儿衣服，将头偏向一侧，清除呼吸道的分泌物和呕吐物，以免误吸。密切观察惊厥、喉痉挛的发作情况，做好气管插管或气管切开的术前准备。

3. 喉痉挛者立即将其舌头拉出口外，已出牙的患儿，在上、下中切牙间放置牙垫，防止舌咬伤。

4. 保持室内安静，避免不必要的刺激。病床两侧加床档，对患儿应专人守护，创造安全的环境，防止患儿惊厥或喉痉挛发作时造成损伤。

5. 健康教育

（1）教会家长惊厥、喉痉挛发作时的处理方法，如就地平卧、松开衣领、颈部伸直、头向后仰、保持呼吸道通畅，同时呼叫医护人员。

（2）宣传坚持户外活动，指导合理喂养，合理安排日常生活，每日遵医嘱补充维生素D和钙剂。

第七节　锌缺乏症

一、概述

锌为人体必需微量元素之一，主要存在于骨、牙齿、毛发、皮肤、肝脏和肌肉中，为100多种酶的关键组成成分，参与DNA、RNA和蛋白质的合成。幼儿缺锌的主要表现为食欲不振、生长发育减慢、免疫机能低下、味觉减退和夜盲，青春期缺锌可致性成熟障碍。

二、病因

（一）摄入不足

动物性食物不仅含锌丰富而且易于吸收，坚果类（核桃、板栗、花生等）含锌也不低，其他植物性食物则含锌少，故素食者容易缺锌。全胃肠外营养如未加锌也可致锌缺乏。

（二）吸收障碍

各种原因所致的腹泻皆可妨碍锌的吸收。谷类食物中含大量植酸和粗纤维，这些均可与锌结合而妨碍其吸收。牛乳含锌量与母乳相似，约45.9～53.5μmol／L（300～350μg／dL），但牛乳锌的吸收率（39%）远低于母乳锌（65%），故长期纯牛乳喂养也可致缺锌。肠病性肢端皮炎是一种常染色体隐性遗传病，因小肠缺乏吸收锌的载体，故可表现为严重缺锌。

（三）需要量增加

在生长发育迅速阶段的婴儿，或组织修复过程中，或营养不良恢复期等状态下，机体对锌需要量增多，如未及时补充，可发生锌缺乏。

（四）丢失过多

如反复出血、溶血、大面积灼伤、慢性肾脏疾病、长期透析、蛋白尿以及应用金属螯合剂（如青霉胺）等均可因锌丢失过多而导致锌缺乏。

三、临床特点

（一）临床表现

正常人体含锌2～2.5g，缺锌可影响核酸和蛋白质的合成及其他生理功能。

1. 消化功能减退　缺锌影响味蕾细胞更新和唾液磷酸酶的活性，使舌黏膜增生、角化不全，以致味觉敏感度下降，发生食欲不振、厌食、异嗜癖。

2. 生长发育落后　缺锌可妨碍生长激素轴功能以及性腺轴的成熟，表现为生长发育迟缓、体格矮小、性发育延迟和性腺功能减退。

3. 免疫机能降低　缺锌可导致T淋巴细胞功能损伤而容易发生感染。

4. 智能发育延迟　缺锌可使脑DNA和蛋白质合成障碍，脑内谷氨酸浓度降低，从而引起智能迟缓。

5. 其他　如脱发、皮肤粗糙、皮炎、地图舌、反复口腔溃疡、伤口愈合延迟、视黄醛结合蛋白减少而出现夜盲、贫血等。

（二）辅助检查

1. 血清锌测定　正常最低值为11.47μmol／L（75μg／dL）。

2. 餐后血清锌浓度反应试验（PICR）　测空腹血清锌浓度（A0）作为基础水平，然后给予标准饮食（按全天总热量的20%计算，其中蛋白质为10%～15%，脂肪为30%～35%，糖类为50%～60%），2小时后复查血清锌（A2），按公式 PICR=（A0-A2）／A0×100%计算，若PICR>15%提示缺锌。

3. 发锌测定　不同部位的头发和不同的洗涤方法均可影响测定结果，轻度缺锌时发锌浓度降低，严重时头发生长减慢，发锌值反而增高，故发锌不能反映近期体内的锌营养状况。

四、护理问题

（一）营养失调

摄入低于机体需要量，与锌摄入不足、丢失过多有关。

（二）有感染的危险

与免疫功能低下有关。

（三）知识缺乏

家长缺乏合理喂养幼儿的有关知识。

五、护理目标

1. 患儿摄入足够的营养物质。
2. 患儿未发生感染。

六、护理措施

（一）供给含锌量多的食物

母乳中锌的含量及吸收利用率较高，特别是初乳中锌含量约4倍于成熟乳，是初生儿体内锌的主要来源。婴儿应母乳喂养并按时添加辅食，如肝、瘦肉、鱼等。纠正幼儿偏食的习惯，除食入动物性食物外，鼓励幼儿进食含锌量较丰富的豆类及坚果类食品。

（二）补充锌制剂

每日每千克体重给予元素锌0.5～1mg（相当于葡萄糖酸锌3.5～7mg），连服1～3个月。最好于饭前1～2小时服用，尚可加服维生素D，以利吸收。药物锌不宜过量，过量可致急性锌中毒，表现有腹泻、呕吐和嗜睡等。长期过量可引起因铜缺乏所致的贫血、血浆高密度脂蛋白及胆固醇水平下降。静脉输入锌过量可致少尿、低血压、腹泻、呕吐、黄疸和肺水肿，尸检可见急性肾小管坏死的病理改变。

七、健康教育

讲解饮食护理方法，介绍婴幼儿科学喂养知识，教会家长观察病情。

第四章 妇科疾病护理

第一节 外阴部炎症

外阴炎

外阴炎（vulvitis）主要指外阴部的皮肤与黏膜的炎症。以大、小阴唇的炎症最多见。

一、病因

1. 阴道分泌物、月经血、产后恶露、尿液、粪便的刺激均可引起外阴不同程度的炎症。

2. 尿瘘、粪瘘、糖尿病患者。

3. 穿紧身化纤内裤、使用卫生巾、局部经常潮湿等。

二、病情评估

（一）临床表现

1. 症状　外阴皮肤瘙痒、疼痛或灼热感，性交、活动、排尿、排便时加重，病情严重时形成外阴溃疡而致行走不便。

2. 体征　外阴充血、肿胀、糜烂，常有抓痕，严重时形成溃疡或湿疹。慢性外阴炎患者，外阴局部皮肤或黏膜增厚、粗糙、皲裂等。

（二）辅助检查

1. 常规阴道分泌物检查有无滴虫、假丝酵母菌、淋菌、衣原体等病原体。

2. 检查血糖、尿糖，大便有无蛲虫等。

3. 外阴溃疡者，必要时做活组织病理检查。

三、治疗原则

1. 病因治疗　积极寻找病因，若发现糖尿病应及时治疗糖尿病；由尿瘘、粪瘘引起的外阴炎应及时修补。

2. 局部治疗　保持外阴部清洁、干燥，每日用1∶5000的高锰酸钾液坐浴，擦干后用抗生素软膏涂抹患处。急性期应卧床休息，避免性生活，停用刺激外阴部的药物，还可选用微波或红外线局部物理治疗。

四、护理

1. 治疗指导　教会患者外阴坐浴的方法，包括液体的配制、温度、坐浴时间及注意事项。每日用1∶5000的高锰酸钾液坐浴，液体淡玫瑰红色，约40℃，每天2次，每次15~30分钟，5~10次为一疗程。注意配制的溶液浓度不宜过浓，以免灼伤皮肤。也可用10%的洁肤净溶液坐浴。坐浴时，应使会阴部浸没于溶液中，月经期禁止坐浴。

2. 健康指导　注意个人卫生，保持外阴清洁、干燥。不穿紧身化纤内裤，做好经期、孕期、分娩期及产褥期卫生。勿饮酒，不吃辛辣食物，外阴部严禁搔抓，勿用刺激性药物或肥皂擦洗。外阴破溃者要预防继发性感染，使用柔软无菌会阴垫，减少摩擦和混合感染的机会。

前庭大腺炎

前庭大腺炎（bartholinitis）是病原体侵入前庭大腺引起的炎症，包括前庭大腺脓肿和前庭大腺囊肿。前庭大腺位于两侧大阴唇后1／3深部，腺管开口处位于小阴唇内侧。在性交、分娩等情况污染外阴部时易发生炎症。

一、病因及发病机制

主要病原体为葡萄球菌、大肠埃希菌、链球菌、肠球菌等。随着性传播疾病发病率增加，淋病奈瑟菌及沙眼衣原体已成为常见病原体。

二、病情评估

前庭大腺炎可分为3种类型：前庭大腺导管炎、前庭大腺脓肿和前庭大腺囊肿。

三、临床表现

1. 症状　感染多为一侧。初起时局部肿胀、疼痛、灼热感，行走不便，有时会导致大小便困难，常伴发热，腹股沟淋巴结有不同程度肿大。脓肿形成时，疼痛加剧，囊肿大者，外阴有坠胀感或性交不适。

2. 体征　初期感染阶段，检查可见患侧前庭大腺开口处呈白色小点，有明显触痛。如已形成脓肿，则可触及肿块有波动感，触痛明显加剧，脓肿大小为3~6cm。脓肿继续增大，表面皮肤变薄，可自行破溃，症状随之减轻，若破孔大，可自行引流，炎症较快消退而痊愈；若破孔小，脓液引流不畅，炎症持续不散，并可反复急性发作。当急性炎症消退后，腺管口粘连闭塞，分泌物不能排出，腺体内的脓液逐渐转为清夜而形成前庭大腺囊肿。检查见囊肿多呈椭圆形，大小不等，位于外阴部后下方，可向大阴唇外侧突起。

3. 辅助检查　在前庭大腺开口处取分泌物做常规检查或细菌培养可查到病原菌。

四、治疗原则

1. 急性期，需卧床休息；取开口处分泌物作细菌培养和药敏试验，根据病原体选择抗生素；局部选用清热、解毒的中药热敷或坐浴。

2. 脓肿形成后，行切开引流及造口术。

五、护理

1. 急性炎症发作时，需卧床休息，保持局部清洁卫生。

2. 选用清热、解毒的中药局部热敷、熏洗或坐浴。

3. 遵医嘱应用抗生素及止痛剂。

4. 脓肿或囊肿行切开引流术及造口术后，局部放置引流条，引流条需每日更换。外阴用10％的碘附棉球擦洗，每天2次，直至伤口愈合，改用10％洁肤净洗剂坐浴，每天2次。

5. 育龄期妇女，做好卫生宣教，发现外阴肿痛等症状时及时就医。

第二节　阴道炎症

滴虫性阴道炎

一、病因及发病机制

滴虫性阴道炎（trichomonal vaginitis）是由阴道毛滴虫引起的常见的阴道炎。滴虫呈梨形，无色透明如水滴。适宜生长在温度为25～40℃、pH值为5.2～6.6的潮湿环境。滴虫不仅寄生于阴道，还侵入尿道或尿道旁腺，甚至膀胱、肾盂以及男性的包皮皱褶、尿道或前列腺中。

二、传染途径

滴虫的传染途径有：

1. 经性交直接传播。

2. 间接传播，经公共浴池、浴盆、浴巾、游泳池、坐式便器、衣物等间接传播。

3. 医源性传播，通过污染的器械及敷料传播。

三、病情评估

（一）临床表现

1. 症状　潜伏期4～28天。主要症状是白带增多及外阴瘙痒，白带为稀薄脓性、黄绿色、泡沫状、有臭味。瘙痒部位主要为阴道口及外阴，间或有灼热、疼痛、性交痛等。阴道毛滴虫能吞噬精子，并能阻碍乳酸生成，影响精子在阴道内存活，可致不孕。若有尿道感染，可有尿频、尿痛，有时可见血尿。

2. 体征　妇科检查时见阴道黏膜充血，严重者有散在出血斑点，后穹隆有大量白带，呈灰黄色、黄白色稀薄液体或黄绿色脓性分泌物，常呈泡沫状。少数病人阴道内有滴虫存在而无炎症反应，称为带虫者。

（二）辅助检查

取阴道分泌物常规镜检可发现阴道毛滴虫。

四、治疗原则

切断传染途径，杀灭阴道毛滴虫，恢复阴道正常pH值，保持阴道自净功能，防止复发。

1. 全身用药　甲硝唑片400mg，2～3次／天，7天为一疗程；对初患者单次口服甲硝唑2g，可收到同样效果。口服吸收好，疗效高，毒性小，应用方便。同时治疗性伴侣。孕早期及哺乳期妇女慎用。

2. 局部用药　可以局部单独给药，也可全身及局部联合用药，以联合用药效果佳。甲硝唑200mg每晚塞入阴道1次，10次为一疗程。局部用药前，可先用1％乳酸液或0.1％～0.5％醋酸液冲洗阴道，改善阴道内环境，以提高疗效。

五、护理

1. 自护指导　注意个人卫生，保持外阴部清洁、干燥，尽量避免搔抓外阴部而导致皮肤破损。治疗期禁止性生活、勤换内裤。内裤、坐浴及洗涤用物应煮沸消毒5～10分钟，避免交叉和重复感染的机会。

2. 检查配合　做分泌物培养之前24～48小时避免性交、阴道灌洗或局部用药。分泌物取出后应及时送检并注意保暖，否则滴虫活动力减弱，造成辨认困难。

3. 用药指导　告知病人各种剂型的阴道用药方法，酸性药液冲洗阴道后再放药的原则。在月经期间暂停坐浴、阴道冲洗及阴道用药。由于甲硝唑抑制乙醇在体内氧化而产生有毒的中间代谢产物，故用药期间应禁酒。甲硝唑可透过胎盘到达胎儿体内，亦可从乳汁中排泄，故妊娠20周前或哺乳期禁用。

4. 观察用药反应　甲硝唑口服后偶见胃肠道反应，如食欲减退、恶心、呕吐。此外，偶见头痛、皮疹、白细胞减少等，一旦发现应报告医师并停药。

5. 治愈标准及随访　滴虫阴道炎常于月经后复发，故治疗后检查滴虫阴性时，仍应每次月经干净后复查白带，若经连续3次检查均阴性，方可称为治愈。向病人解释坚持按照医嘱正规治疗的重要性。治疗后检查滴虫阴性时，仍应于下次月经后继续治疗一个疗程，以巩固疗效。已婚者还应检查男方是否有生殖器滴虫病，前列腺液有无滴虫，若为阳性，应同时治疗，才能达到理想效果。

<h1 style="text-align:center">外阴阴道假丝酵母菌病</h1>

外阴阴道假丝酵母菌病（vulvovaginal candidiasis，VVC）是常见外阴、阴道炎症，也称外阴阴道念珠菌病。约75%的妇女一生中至少患过1次外阴阴道假丝酵母菌病。

一、病因及发病机制

80%～90%的病原体为白假丝酵母菌。酸性环境适宜其生长，假丝酵母菌对热的抵抗力不强，加热至60℃，1小时即可死亡，但对于干燥、日光、紫外线及化学制剂的抵抗力较强。白假丝酵母菌为条件致病菌。当阴道内糖原增加、酸度增高、局部细胞免疫力下降，适合假丝酵母菌的繁殖时引起炎症，故多见于孕妇、糖尿病病人及接受大量雌激素治疗者。此外，长期应用广谱抗生素，改变了阴道内微生物之间的相互制约关系；服用类固醇皮质激素或免疫缺陷综合征患者使机体的抵抗力降低；穿紧身化纤内裤、肥胖者可使会阴局部的温度及湿度增加，也易使假丝酵母菌得以繁殖而引起感染。

二、传染途径

假丝酵母菌除寄生阴道外，还可寄生于人的口腔、肠道，这3个部位的假丝酵母菌可互相传染，当局部环境条件适合时易发病。此外，少部分病人可通过性交直接传染或接触感染的衣物间接传染。

三、病情评估

（一）临床表现

1. 症状　主要为外阴瘙痒、灼痛，严重时坐卧不安，异常痛苦，还可伴有尿频、尿痛及性交痛。急性期白带增多，白带特征是白色稠厚呈凝乳或豆腐渣样。

2. 体征　检查可见外阴皮肤抓痕，小阴唇内侧及阴道黏膜附有白色膜状物，擦除后露出红肿黏膜面，急性期还可见到糜烂及浅表溃疡。

（二）辅助检查

1. 取阴道分泌物常规检查可发现假丝酵母菌的芽生孢子或假菌丝。

2. 对于有症状而多次检查阴性或顽固病例可采用培养法。

3. 对于年老肥胖或顽固病例应检查尿糖、血糖及做糖耐量试验。

四、治疗原则

1. 消除诱因 积极治疗糖尿病，及时停用广谱抗生素、雌激素、类固醇皮质激素。

2. 局部用药 先用2%～4%碳酸氢钠液或10%的洁肤净洗剂冲洗阴道或坐浴，改变阴道酸碱度，再选用咪康唑栓剂、克霉唑栓剂或片剂、制霉菌素栓剂或片剂等药物放入阴道内，每晚一次，连用7～10天。

3. 全身用药 若局部用药效果差或病情较顽固者可选用伊曲康唑、氟康唑、酮康唑等口服。

五、护理

基本同滴虫性阴道炎。为提高疗效，可用2%～4%碳酸氢钠液坐浴或阴道冲洗后再上药。鼓励病人坚持用药，不随意中断疗程。妊娠期合并感染者，为避免胎儿感染，应坚持局部治疗，甚至到妊娠8个月。性伴侣应进行假丝酵母菌的检查和治疗。

老年性阴道炎

绝经后阴道局部抵抗力低下，致病菌感染所致的阴道炎症，严重时可引起阴道狭窄甚至闭锁。

一、病因及发病机制

老年性阴道炎（senile vaginitis）常见于自然绝经或卵巢去势后妇女，因卵巢功能衰退，雌激素水平降低，阴道壁萎缩，黏膜变薄，上皮细胞内糖原含量减少，阴道内pH值增高，局部抵抗力降低，致病菌容易入侵繁殖引起炎症。

二、病情评估

（一）临床表现

1. 症状 主要症状为阴道分泌物增多及外阴瘙痒、灼热感。阴道分泌物稀薄，呈淡黄色，严重者呈脓血性白带。

2. 体征 妇科检查见阴道呈萎缩性改变，上皮皱襞消失，萎缩，菲薄。阴道黏膜充血，常伴有小出血点，严重者可出现浅表小溃疡。

（二）辅助检查

1. 阴道分泌物镜检可发现大量白细胞而未见阴道毛滴虫或假丝酵母菌，可明确诊断。

2. 有血性白带者，应做宫颈刮片、子宫分段诊刮术或局部活组织检查。

三、治疗原则

1. 抑制细菌生长　用1%乳酸液或0.1%～0.5%醋酸液冲洗阴道，1次／天，增加阴道酸度，抑制细菌生长繁殖。

2. 增加阴道抵抗力　针对病因给予雌激素制剂，局部用药为甲硝唑200mg或氧氟沙星100mg，或己烯雌酚0.125～0.25mg，放入阴道深部，1次／天，7～10天为疗程。全身用药可口服尼尔雌醇，首次4mg，以后每2～4周1次，每晚2mg，维持2～3个月。

四、护理

1. 心理护理　由于老年患者思想保守，不愿到医院做妇科检查，应给予心理支持和关心，讲解老年期卫生保健常识。

2. 卫生指导　保持外阴部清洁，勤换内裤，不要穿化纤内衣，减少刺激。

3. 用药护理　告知局部用药方法及注意事项，用药前洗净双手及会阴部，以减少感染的机会。自己用药有困难者，指导其家属协助用药或有医务人员帮助使用。

第三节　子宫颈炎症

子宫颈炎症（cervicitis）是妇科最常见的疾病，包括宫颈阴道部炎症及宫颈管黏膜炎症，有急性和慢性两种。临床以慢性子宫颈炎多见。

一、病因及病理

（一）病因

多见于分娩、流产或手术损伤宫颈后，病原体侵入引起感染。临床多无急性过程的表现。病原体主要为葡萄球菌、链球菌、大肠埃希菌及厌氧菌等，沙眼衣原体、淋病奈瑟菌及单纯疱疹病毒也可通过性交或间接接触感染。病原体侵入宫颈黏膜，并在此处隐藏，由于宫颈黏膜皱多，感染不易彻底清除。

（二）病理

1. 宫颈糜烂　是慢性宫颈炎最常见的一种病理改变。宫颈外口处的宫颈阴道部呈细颗粒状的红色区，称为宫颈糜烂。糜烂面边界与正常宫颈上皮界限清楚。糜烂面为完整的单层宫颈管柱状上皮所覆盖，由于宫颈管柱状上皮抵抗力低，病原体易侵入发生炎症。糜烂面可表现为单纯性、颗粒型及乳头型糜烂。

2. 宫颈肥大　由于慢性炎症的长期刺激，宫颈组织充血、水肿，腺体和间质增生，在腺体深部有黏液潴留形成囊肿，使宫颈呈不同程度的肥大，硬度增加但表面多光滑，有时可见到潴留囊肿突起。

3. 宫颈息肉 慢性炎症长期刺激使宫颈管局部黏膜增生并向宫颈外口突出而形成息肉。息肉为一个或多个不等，色红，呈舌形，质脆，易出血，极少恶变但易复发。

4. 宫颈腺囊肿 在宫颈糜烂愈合过程中，新生的鳞状上皮覆盖宫颈管口或伸入腺管，将腺管口阻塞，腺体分泌物引流受阻、潴留形成囊肿。检查时见宫颈表面突出多个青白色小囊泡，内含无色液体。

5. 宫颈黏膜炎 又称宫颈管炎。病变局限于宫颈管黏膜及黏膜下组织，由于炎性细胞浸润及结缔组织增生，可致宫颈肥大。

二、病情评估

（一）临床表现

1. 症状 主要症状是阴道分泌物增多。阴道分泌物的性状依据病原体的种类、炎症的程度而不同，可呈乳白色黏液状，或呈淡黄色脓性，或血性白带。当炎症沿骶子宫韧带扩散到盆腔时，可有腰骶部疼痛、下肢坠痛等。宫颈黏稠脓性分泌物不利于精子穿过，可造成不孕。

2. 体征 妇科检查可见宫颈有不同程度糜烂、肥大，有时质较硬，有时可见息肉、裂伤及宫颈腺囊肿。

（二）辅助检查

慢性宫颈炎宫颈糜烂时应与早期宫颈癌鉴别，需做宫颈刮片检查或宫颈活检以明确诊断。

三、治疗原则

进行治疗前先行宫颈刮片检查、碘试验或宫颈组织切片检查，排除早期宫颈癌。慢性炎症以局部治疗为主，可采用物理治疗、药物治疗及手术治疗，以物理治疗最常用。

1. 物理治疗 是最常用的有效治疗方法。临床常用激光、冷冻、红外线凝结疗法及微波疗法等。其原理都是将宫颈糜烂面破坏，结痂脱落后，新的鳞状上皮覆盖创面，为期3～4周，病变较深者，需6～8周，宫颈恢复光滑外观。

2. 药物治疗 局部药物治疗适用于糜烂面积小和炎症浸润较浅者。临床多用康妇特栓剂，简便易行，疗效满意，每天放入阴道一枚，连续7～10天。中药有许多验方、配方，临床应用有一定疗效。

3. 手术治疗 有宫颈息肉者行息肉摘除术。对宫颈肥大、糜烂面较深广且累及宫颈管者，可考虑行宫颈椎切术或LEEP刀术。

四、护理

1. 疾病预防 注意个人卫生，经常换洗内裤，保持外阴清洁、干燥。分娩、流产或手术时尽量减少对宫颈的损伤，产后发现宫颈裂伤应及时缝合。指导妇女定期做妇科检查，发现宫颈炎症予以积极治疗。治疗前常规行宫颈刮片细胞学检查，以排除癌变可能。

2. 一般护理　急性宫颈炎感染期注意休息，加强营养，禁止性生活。

3. 物理治疗的护理　治疗应选择月经干净后3～7天内进行。有急性生殖器炎症者列为禁忌。术后每天清洗外阴2次，保持外阴清洁，禁止性交和盆浴4～8周。病人在宫颈创面痂皮脱落前，阴道有大量黄水流出，在术后1～2周脱痂时可有少量血水或少许流血，如出血量多者需急诊处理。治疗后需定期复查，观察创面愈合情况，注意有无宫颈管狭窄。

第四节　盆腔炎症

盆腔炎（pelvic inflammatory disease，PID）指女性上生殖道及其周围组织的炎症，包括子宫内膜炎、输卵管炎、输卵管卵巢脓肿、盆腔腹膜炎，最常见的是输卵管炎及输卵管卵巢脓肿。盆腔炎大多发生在性活跃期、有月经的妇女，初潮前、绝经后或未婚者很少发生盆腔炎。盆腔炎有急性和慢性两类。引起盆腔内的病原体有两个来源，来自原寄居于阴道内的菌群包括需氧菌及厌氧菌，和来自外界的病原体如淋病奈瑟菌、沙眼衣原体、结核分枝杆菌等。

急性盆腔炎

急性盆腔炎（acute pelvic inflammatory disease，APID）发展可引起弥漫性腹膜炎、败血症、感染性休克，严重者可危及生命。

一、病因及发病机制

1. 产后或流产后感染　分娩后或流产后产道损伤，组织残留于宫腔内，或手术无菌操作不严格，均可发生急性盆腔炎。

2. 宫腔内手术操作后感染　如刮宫术、放置宫内节育器、宫内节育器取出术、子宫输卵管通液术、子宫输卵管造影术、子宫镜检查等，由于无菌技术操作不严引起感染或术前适应证选择不当引起炎症发作并扩散。

3. 经期卫生不良　使用不洁的卫生垫、经期性交等，均可引起病原体侵入而导致炎症。

4. 感染性传播疾病　不洁性生活史、早年性交、多个性伴侣、性交过频者可致性传播疾病的病原体入侵，引起炎症。

5. 邻近器官的炎症直接蔓延　如阑尾炎、腹膜炎等导致炎症蔓延。

6. 慢性盆腔炎急性发作。

二、病情评估

（一）临床表现

因炎症轻重及范围大小而有不同的临床表现。

1. 症状　发病时下腹疼痛伴发热，病情严重者可有寒战、高热、头痛、食欲减退。

2. 体征　患者呈急性病容，体温高，心率加快，下腹部有肌紧张、压痛及反跳痛，肠鸣音减弱或消失。妇科检查阴道充血，有大量脓性分泌物；穹隆有明显触痛，宫颈充血、水肿、举痛明显；宫体增大，有压痛，活动受限；子宫两侧压痛明显，若有脓肿形成则可触及包块且压痛明显。

（二）辅助检查

1. 宫颈管分泌物及后穹隆穿刺液可做常规涂片培养及药物敏感试验，可见大量白细胞；可找到淋病奈瑟菌或衣原体等。

2. 子宫内膜活检可见子宫内膜炎。

3. B超或磁共振检查显示充满液体的增粗输卵管，伴有或不伴有盆腔积液，输卵管卵巢肿块。

4. 腹腔镜检查发现输卵管炎。

三、治疗原则

采用支持疗法、药物治疗、中药治疗和手术治疗等控制炎症、消除病灶。

四、护理

1. 卧床休息，可采用半卧位，以利炎症局限。

2. 给予高热量、高蛋白、高维生素流质或半流质饮食，补充液体，纠正电解质紊乱和酸碱失衡。

3. 高热患者可采用物理降温。

4. 若有腹胀应行胃肠减压。

5. 积极治疗，48小时内及时、足量应用广谱抗生素降低后遗症的发生率。

6. 有手术指征者，做好术前准备。

7. 做好经期、孕期及产褥期的卫生宣教。

8. 指导性生活卫生，经期禁止性生活，减少性传播疾病。

慢性盆腔炎

慢性盆腔炎（chronic pelvic inflammatory disease，CPID）常为急性盆腔炎未彻底治疗，或病人体质较差，病程迁延所致，但亦可无急性盆腔炎病史。慢性盆腔炎病情较顽固，当机体抵抗力较差时，可有急性发作。

一、病理

主要病理改变为盆腔组织破坏、广泛粘连、增生及瘢痕形成，导致慢性子宫内膜炎，慢性输卵管炎及输卵管积水，输卵管卵巢炎及输卵管卵巢囊肿，慢性盆腔结缔组织炎。

二、病情评估

（一）临床表现

1. 症状　全身症状多不明显，可有低热、乏力。由于病程时间较长，部分病人有神经衰弱症状，如精神不振、周身不适、失眠等。慢性盆腔痛是慢性炎症形成的瘢痕粘连以及盆腔充血，常引起下腹部坠胀、隐痛及腰骶部酸痛，常在劳累、性交后及月经前后加剧。慢性炎症导致盆腔淤血，病人可出现经量增多；卵巢功能损害时可致月经失调；输卵管粘连堵塞时可致不孕；异位妊娠的发生率是正常妇女的8～10倍。慢性盆腔炎易反复发作。

2. 体征　子宫后倾、后屈，活动受限或粘连固定。输卵管炎症时，子宫一侧或两侧触及呈索条状的增粗输卵管，伴有轻度压痛。输卵管积水或输卵管卵巢囊肿时，盆腔一侧或两侧可触及囊性肿物，活动受限。盆腔结缔组织炎时，子宫一侧或两侧有片状增厚、压痛，骶子宫韧带增粗、变硬、有触痛。

（二）辅助检查

腹腔镜检查：可用于慢性盆腔炎诊断困难时。

三、治疗原则

采用综合性方案控制炎症，包括中药治疗、物理治疗、药物治疗和手术治疗。同时注意增强营养，加强锻炼，提高局部和全身的抵抗力。

四、护理

1. 心理护理　因慢性炎症时间长，如治疗效果不明显，患者多有精神不振、焦虑等神经衰弱症状，应关心病人的痛苦，耐心倾听，提供病人表达不适的机会，尽量满足病人需要，解除病人思想顾虑，增强对治疗的信心。和病人及其家属共同探讨适于患者的治疗方案，取得家属的理解和帮助，减轻病人的心理压力。

2. 用药护理　药物治疗者告知患者用药剂量、方法及注意事项。遵医嘱执行治疗方案。

3. 手术护理　为接受手术患者提供手术前后的常规护理。

4. 健康指导　指导患者保持良好的个人卫生习惯，增加营养，积极锻炼身体，注意劳逸结合，注意性生活卫生，减少性传播疾病，经期禁止性交。及时治疗下生殖道感染，及时治疗盆腔炎性疾病，防止后遗症发生。

第五节　尖锐湿疣

尖锐湿疣（condyloma acuminata）是由人乳头瘤病毒（human papilloma virus，HPV）感染引起鳞状上皮疣状增生病变的性传播性疾病。近年常见，仅次于淋病居第二位，常与多种性传播疾病同时存在。

一、病因及传播途径

（一）病因

生殖道尖锐湿疣主要与低危型HPV6、HPV11感染有关。其发病高危因素有：早年性交，多个性伴侣，免疫力低下，吸烟及高性激素水平，孕妇机体免疫功能受抑制，性激素水平高，阴道分泌物增多等。

（二）传播途径

主要经性交直接传播，患者性伴侣中60％发生HPV感染；其次通过污染的衣物、器械传播。新生儿则可通过患病母亲的产道感染。

二、病情评估

（一）临床表现

潜伏期2周～8个月，平均3个月。患者以年轻妇女居多。临床症状常不明显，部分患者有外阴瘙痒、烧灼感或性交后疼痛。典型体征是初起时为微小散在的乳头状疣，柔软，其上有细小的指样突起，或为小而尖的丘疹，质地稍硬，孤立、散在或呈簇状，粉色或白色。病灶逐渐增大、增多，互相融合成鸡冠状或菜花状，顶端可有角化或感染溃烂。病灶多发生在外阴性交时易受损的部位如阴唇后联合、小阴唇内侧、阴道前庭尿道口等部位。

（二）辅助检查

取外阴、阴道、子宫颈等部位的湿疣行活组织病理检查可确诊。

采用PCR技术及DNA探针杂交行核酸检测确定HPV感染及类型。

（三）对妊娠的影响

妊娠期生殖道尖锐湿疣生长迅速，数目多，体积大，多区域，多形态，巨大尖锐湿疣可阻塞产道。妊娠期尖锐湿疣组织脆弱，阴道分娩时易导致大出血。产后尖锐湿疣迅速缩小，甚至自然消退。

（四）对胎儿及婴儿的影响

孕妇患尖锐湿疣，有垂直传播的危险。胎儿宫内感染极为罕见，大多数是通过软产道感染。

三、治疗原则

目前尚无根除HPV的方法，以祛除外生疣体，改善临床症状和体征为原则。小病灶选用80%～90%三氯醋酸、5%氟尿嘧啶软膏、苯甲酸酊、0.5%足叶草毒素酊等药物涂于患处，进行局部治疗。大病灶可行物理治疗及手术切除。配偶及性伴侣需同时治疗。

四、护理

1. 尊重患者　耐心诚恳对待患者，解除其思想顾虑，使患者做到患病后及时到医院接受正规治疗。并使配偶或性伴侣同时治疗。

2. 孕妇护理　妊娠期做好外阴护理，及时治疗尖锐湿疣。病灶大近足月者，应选择剖宫产术。

3. 健康指导　注意外阴清洁卫生，避免性乱。注意卫生隔离，污染物、内衣裤和浴巾等应煮沸或曝晒消毒。治疗期间禁止性生活。对反复生长的尖锐湿疣应注意癌变的可能。

第六节　淋病

淋病（gonorrhea）由淋病奈瑟菌（简称淋菌）感染引起的以泌尿生殖系统化脓性感染为主要表现的性传播疾病。是我国发病率最高的一种性传播疾病。

一、病因及传播途径

（一）病因

淋菌感染是淋病的主要病因。淋菌为革兰阴性双球菌，喜潮湿，最适宜的培养温度为35～36℃，在微湿的衣裤、毛巾、被褥中可生存10～17小时，离体后在完全干燥的情况下1～2小时死亡。一般消毒剂或肥皂液均能使其迅速灭活。

（二）传播途径

成人淋病99%～100%为性传播，幼女可通过间接途径如接触染菌衣物、毛巾、床单、浴盆等物品及消毒不彻底的检查器械等感染外阴和阴道。

二、病情评估

（一）临床表现

潜伏期3～7天，60%～70%的病人无症状。感染初期病变局限于下生殖道、泌尿道，随病情发展可累及上生殖道。分急性和慢性两种。

1. 急性淋病　在感染淋病后1～14天出现尿频、尿急、尿痛等急性尿道炎的症状，白带增多呈黄色、脓性，外阴部红肿、有烧灼样痛。继而出现前庭大腺炎、急性宫颈炎的表现。如病程发展至上生殖道时，可发生子宫内膜炎、急性输卵管炎及积脓、输卵管卵巢囊肿、盆腔脓肿、弥漫性腹膜炎，甚至中毒性休克。病人表现为发热、寒战、恶心、呕吐、下腹两侧疼痛等。

2. 慢性淋病　急性淋病未经治疗或治疗不彻底可逐渐转为慢性淋病。主要症状有腰骶部疼痛及下腹隐痛，不孕。

（二）辅助检查

1. 取宫颈管或尿道口脓性分泌物涂片检查，行革兰染色，急性期可见中性粒细胞内有革兰阴性双球菌。此法对非急性期女性患者只能作为筛查手段。

2. 分泌物淋菌培养是诊断淋病的金标准。对临床表现可疑，但涂片阴性或需要做药物敏感试验者，可取宫颈分泌物培养。

3. 核酸检测，PCR技术可检测淋菌DNA片段。

（三）对妊娠、分娩及胎儿的影响

妊娠期任何阶段的淋菌感染，对妊娠预后均有影响。妊娠早期淋性宫颈炎，可导致感染性流产与人工流产后感染。妊娠晚期淋菌性宫颈管炎易发生胎膜早破，使孕妇发生羊膜腔感染综合征，导致滞产。对胎儿的威胁则是早产和胎儿宫内感染，早产发病率约为17%，胎儿感染易发生胎儿窘迫、胎儿宫内发育迟缓，甚至导致死胎、死产。产后常发生产褥感染。

（四）对新生儿的影响

经阴道分娩的新生儿可发生淋病结膜炎、肺炎甚至出现淋菌败血症，使围生儿死亡率明显增加。新生儿淋菌结膜炎多在生后1～2周内发病，若未能及时治疗，结膜炎继续发展，引起淋菌性眼眶蜂窝织炎，也可浸润角膜形成角膜溃疡、云翳，甚至发生角膜穿孔或发展成虹膜睫状体炎、全眼球炎，导致失明。

三、治疗原则

治疗原则为尽早彻底治疗。急性淋病者以药物治疗为主，首选头孢曲松钠，并加用阿奇霉素，遵循及时、足量、规则用药原则，夫妻双方同治。慢性淋病者需采用支持疗法、对症处理、物理治疗、封闭疗法及手术治疗等综合治疗方案。

四、护理

1. 心理护理　尊重患者，给予适当的关心、安慰，解除患者求医的顾虑。向患者强调急性期及时、彻底治疗的重要性和必要性，解释头孢曲松钠治疗的作用和疗效，以防疾病转为慢性，帮助患者树立治愈的信心。

2. 健康教育　治疗期间严禁性交，指导治愈后随访。一般治疗后1天复查分泌物，以后每月检查1次，连续3次阴性，方能确定治愈。因为淋病患者有同时感染滴虫和梅毒的可能，所以随访同时检测阴道滴虫、梅毒血清反应。此外，教会患者自行消毒隔离的方法，内裤、浴盆、毛巾煮沸消毒5～10分钟，接触的物品及器具用1％苯酚溶液浸泡。

3. 急性淋病患者护理　卧床休息，做好严密的床边隔离。将患者接触过的生活用品进行严格的消毒杀菌，污染的手需经消毒液浸泡消毒等，防止交叉感染等。

4. 孕妇护理　在淋病高发地区，孕妇应于产前常规查淋菌，最好在妊娠早、中、晚期各做一次宫颈分泌物涂片镜检淋菌，进行淋菌培养，以便及早确诊并得到彻底治疗。孕期禁用喹诺酮类药物。淋病孕妇娩出的新生儿，应预防性的用头孢曲松钠静脉点滴，红霉素眼膏涂双眼。新生儿可以发生播散性淋病，于生后不久出现淋菌关节炎、脑膜炎、败血症等，治疗不及时可导致死亡。

第七节　梅毒

梅毒（syphilis）是由苍白密螺旋体引起的慢性全身性传染病。

一、病因及传播途径

（一）病因

苍白密螺旋体感染是梅毒的主要病因。苍白密螺旋体在体外干燥条件下不易生存，一般消毒剂及肥皂水均可杀灭。

（二）传播途径

性接触为最主要的传播途径，占95％。未经治疗的患者在感染后1年内最具有传染性，随病期延长，传染性逐渐减弱，病期超过4年者基本无传染性。梅毒孕妇可通过胎盘传给胎儿，引起先天梅毒。若孕妇软产道有梅毒病灶，也可发生产道感染。此外，接吻、哺乳、输血、被褥、浴具等也可间接传播，但机会极少。

二、病情评估

（一）临床表现

潜伏期2~4周，早期主要表现为皮肤黏膜损害，晚期侵犯心血管、神经系统等重要脏器，造成劳动力丧失甚至死亡。临床一般分为3期。

1. 一期梅毒　又称硬下疳，大部分发生于生殖器部位，男性多在阴茎、冠状沟、包皮、龟头等处，女性多在大小阴唇、阴蒂或子宫颈。硬下疳经3~8周后常自行愈合。

2. 二期梅毒　一期梅毒自然愈合后1~3个月，出现皮肤黏膜的广泛病变，即梅毒疹及全身多处病灶。尚可引起骨骼、内脏、心血管、神经系统的症状。

3. 三期梅毒　早期梅毒未经治疗或治疗不充分，经过一段时间的隐匿期，约有1/3发生三期梅毒。三期梅毒有两类，一类发生于皮肤、黏膜、骨骼，不危及生命，成为良性晚期梅毒；另一类则累及心血管系统及中枢神经系统等重要器官，称为恶性晚期梅毒，预后不良。

（二）辅助检查

1. 病原体检查　即暗视野镜检。取一期梅毒的硬下疳少许渗出液或淋巴穿刺液，显微镜下可见苍白密螺旋体。

2. 梅毒血清检查

（1）非梅毒密螺旋体抗原血清试验是梅毒常规筛查方法，包括性病研究实验室实验（venereal disease research laboratory，VDRL）、血清不加热反应素玻片试验、快速血浆反应素环状卡片试验，若为阳性时，应做证实试验。

（2）密螺旋体抗原血清试验可测定血清特异抗体。包括荧光密螺旋体抗体吸收试验和梅毒密螺旋体血凝试验。

（3）脑脊液检查可见淋巴细胞10×10^6/L，蛋白>50mg/dL，VDRL阳性为神经梅毒。

（三）对胎儿及婴幼儿的影响

患梅毒孕妇能通过胎盘将螺旋体传给胎儿引起晚期流产、早产、死胎、死产或分娩先天梅毒儿。若胎儿幸存，娩出先天梅毒儿（也称胎传梅毒儿），病情较重。早期表现有皮肤大疱、皮疹、鼻炎及鼻塞、肝脾肿大等；晚期先天梅毒多出现在两岁以后，表现为楔状齿、鞍鼻、间质性角膜炎、骨膜炎、神经性耳聋等，病死率及致残率均明显升高。

三、治疗原则

治疗原则是早期明确诊断，及时治疗，用药足量，疗程规范。治疗期间应避免性生活，性伴侣也应同时接受检查及治疗。

四、护理

1. 心理护理　尊重患者，帮助其建立治愈的信心和生活的勇气。
2. 健康指导　治疗期间禁止性生活，性伴侣进行检查及治疗，治疗后进行随访。第一年每3个月复查1次，以后每半年复查一次，连续2～3年。如发现血清复发（血清由阴性变为阳性或滴定度升高4倍）或症状复发，应用加倍量复治。
3. 孕妇护理　孕妇早期和晚期梅毒，首选青霉素疗法，若青霉素过敏，改用红霉素，禁用四环素类药物。

第八节　获得性免疫缺陷综合征

获得性免疫缺陷综合征（acquiredimmunodeficiency syndrome，AIDS），又称艾滋病，是由人类免疫缺陷病毒（human Immunodeficiency virus，HIV）引起的一种以人体免疫功能严重损害为临床特征的高度传染性疾病。病人机体完全丧失抵御各种微生物侵袭的能力，多个器官出现机会性感染及罕见恶性肿瘤，死亡率高。

一、病因及传播途径

（一）病因

HIV感染是引起艾滋病的主要病因。

（二）传播途径

HIV主要存在于人类的血液、体液、精液、眼泪、唾液、阴道分泌物、胎盘和乳汁中。艾滋病患者及HIV携带者均有传染性。主要经性接触直接传播其次为血液传播，见于吸毒者共用注射器；接受或接触HIV感染者的血液、血制品。母婴通过胎盘垂直传播，分娩时经阴道传播和出生后经母乳传播等途径。

二、病情评估

（一）临床表现

艾滋病潜伏期不等，6个月～5年或更长，儿童最短，妇女最长。艾滋病早期常无明显异常，部分病人有原因不明的淋巴结肿大，颈、腋窝最明显。艾滋病发病后，表现为全身性、进行性病变，主要表现在以下几个方面。

1. 机会性传染　感染范围广，发生率高，病原体多为正常宿主中罕见的、对生命威胁大的病原体。主要病原体为卡氏肺囊虫、弓形虫、隐球菌、假丝酵母菌、巨细胞病毒、疱疹病毒等。起病缓慢，全身表现为原因不明的发热、乏力、不适、消瘦；呼吸系统表现为发热、咳嗽、胸痛、呼吸困难等；中枢神经系统表现为头痛、人格改变、意识障碍、局限性感觉障碍及运动神经障碍；消化系统表现为慢性腹泻、体重下降，严重者电解质紊乱，酸中毒死亡。

2. 恶性肿瘤　卡氏肉瘤最常见，多见于青壮年，肉瘤呈多灶性，除皮肤广泛损害外，常累及口腔、直肠和淋巴。

3. 皮肤表现　口腔、咽喉、食管、腹股沟、肛周等部位感染。

（二）辅助检查

1. 血清HIV病毒分离或抗体阳性。

2. CD_4淋巴细胞总数 $< 200 / mm^3$，或$200 \sim 500 / mm^3$；$CD_4 / CD_8 < 1$；血清P24抗原阳性；外周血白细胞计数及血红蛋白含量下降；$\beta 2$微球蛋白水平增高。

3. 合并机会性感染病原学或肿瘤病理依据不确立。

（三）对胎儿的影响

子宫内感染为HIV垂直传播的主要方式。在妊娠$20 \sim 40$周、分娩过程中、母乳喂养期等3个阶段易引起垂直传播。

三、治疗原则

目前无治愈方法，主要采取一般治疗、恢复机体免疫功能、防治机会性感染、治疗恶性肿瘤、抗病毒药物、对症治疗及中医中药治疗。

四、护理

1. 健康指导　被称为当今艾滋病防治最为有效的方法。积极、科学地宣传艾滋病的防治知识，针对高危人群开展大量的宣传教育和行为干预工作，帮助人们建立健康的生活方式，杜绝感染艾滋病的三大传播途径。

2. 正确对待艾滋病　病人对艾滋病知识不了解而恐惧，恐惧导致歧视，不理解的局面常常使艾滋病人无法以正常的心态面对个人的苦难。在护理过程中与病人及其家人、朋友一起学习艾滋病的相关知识，帮助人们正确认识和面对艾滋病，为艾滋病病人创造非歧视的社会环境。

3. 慎用血液制品　尽量使用国产血液制品，用进口血液制品需经HIV检测合格。高危人群不能献血，对供血者进行HIV抗体检测，抗体阳性者禁止供血。

4. 强化自我保护意识　用$1:（10 \sim 100）$的次氯酸钠液擦拭物品表面。医护人员避免针头、器械刺伤皮肤等职业暴露。

5. 指导哺乳　如果母亲感染了HIV，应当放弃母乳喂养而采用其他的替代方式喂养新生儿，如动物奶制品、奶粉和天然牛奶，防止通过母乳喂养发生感染。

第五章 产科护理常规

第一节 产科一般护理

一、产前护理

1. 入院后，护士热情接待，安置床位，介绍医院及科室环境、制度、主管医生、主管护士、科主任护士长姓名，讲解分娩有关知识，并通知主管医生接待孕妇。

2. 测量体温、脉搏、呼吸，每日两次，超过37.5℃者加测体温，遵医嘱监测血压。

3. 嘱孕妇进高蛋白、高维生素、高热量及富含微量元素的饮食。

4. 采集病史，了解孕妇的骨盆、宫颈情况，孕产史、胎位、胎心、胎盘及胎儿发育情况；了解有无见红、胎膜破裂及子宫收缩情况。胎位有异常者，通知主管（值班）医生。

5. 根据医嘱采集标本，查血常规、尿常规、凝血功能、肝肾功能、血糖、乙肝、丙肝、梅毒及艾滋病病毒，通知做心电图及胎儿B超检查，有异常及时通知医生。

6. 初产妇宫口开大2cm，无灌肠禁忌证者，遵医嘱给予肥皂水灌肠。胎膜早破、阴道出血、有剖宫产史、妊娠期高血压疾病、内科并发症、胎头低估计1小时内可分娩者、先兆早产者等禁忌灌肠。

7. 指导孕妇及家属准备好产时和产后需要的卫生纸和婴儿用品，建立婴儿病历。

8. 初产妇宫口开大3cm、经产妇规律宫缩，送入待产室。

9. 帮助孕妇搞好个人卫生，指导早晚进行乳头清洁，保持外阴清洁卫生。

10. 检查时注意保护孕妇隐私，态度要认真严肃，关心体贴孕妇。

二、产后护理

1. 产后在产房观察2小时后，产妇由助产士送入病房，认真与病房护士交接母婴情况。病房护士每15分钟监测产妇脉搏、呼吸、血压1次，观察膀胱充盈情况，特别注意子宫收缩和阴道出血情况，1小时后，若无异常，改为每30～60分钟观察1次，如阴道出血量大于月经量，及时告知医生，并配合医生做相应处理。

2. 向产妇讲解产后宫缩痛是子宫复旧所致，产后最初几天阴道会排出血性恶露，如果多于月经量要及时告知值班人员，约4天后恶露颜色逐渐变淡，4～6周后干净，要注意观察恶露的性质、量、有无异味；发现异常及时报告医生，必要时保留卫生巾、会阴垫备查。

3. 保持外阴清洁，勤换内裤及会阴垫，会阴部有伤口者，取伤口对侧卧位，每日碘附棉球擦洗两次，大便后随时擦洗，外阴有水肿者，24小时后可给予50％硫酸镁湿热敷，温度40～45℃。

4. 提供安静舒适的环境，室内要求通风良好，空气清新，保持床单清洁，产妇产后多汗，指导及时更换内衣内裤，着宽松、柔软、舒适的纯棉衣物，保证其足够的睡眠。

5. 督促产妇产后4～6小时排尿，以免影响子宫收缩，若膀胱充盈却排不出尿，应积极诱导排尿，鼓励并帮助产妇下床小便，听流水声，按摩下腹部，用热水熏洗外阴，必要时针灸，如仍不能自行排尿，应给予导尿，注意严格无菌操作，预防尿道感染。保持大便通畅，产后3天无大便者，按医嘱给予缓泻剂。

6. 产妇产后需从妊娠期和分娩期的不适、疼痛、焦虑中恢复，并接受家庭新成员，其心理较脆弱且不稳定，因此，要指导并支持产妇做好心理调适，同时争取丈夫和家人的支持和配合。

7. 产后给予高营养、高热量、富含水分和纤维素的食物，哺乳者应多进食蛋白质和多汤汁食物，注意补充维生素和钙剂、铁剂；如有并发症，遵医嘱给予治疗饮食。

8. 指导产妇母乳喂养，产后半小时内开始哺乳，指导正确的喂哺姿势，让婴儿含住乳头和大部分乳晕，帮助树立喂哺信心。每次喂哺前用温开水擦洗乳房及乳头，乳房肿胀疼痛，可热敷，柔和地按摩乳房，刺激泌乳反射，哺乳时尽量吸空一侧乳房，以保证营养全面，如有乳头皲裂，哺乳后挤出少许乳汁涂在乳头和乳晕上，并使之自然干燥。

9. 产后3天内，每天测量两次体温、脉搏、呼吸，正常者改为每天测量一次，体温超过38℃者及时通知医生。

10. 新生儿死亡或人工喂养者，按医嘱应用退乳药，并做好心理支持及宣教，限制汤类饮食，不排空乳房，如乳房胀痛，可用芒硝外敷。

11. 产妇产后血液处于高凝状态，鼓励产妇适当活动，指导产妇床上适当活动，做产后保健操，24小时后可下床活动，以免形成下肢静脉血栓并促进康复。产后避免蹲位和负重劳动，以防子宫脱垂。

12. 做好出院指导和计划生育指导，出院后3天内，产后14天、28天做3次家访，告知产妇产后42天带婴儿到医院做一次全面检查，产后42天禁止性生活，根据检查情况恢复性生活，指导产妇避孕，一般哺乳者宜选用工具避孕，不哺乳者可选用药物避孕。

第二节　妊娠期的护理

妊娠是胚胎和胎儿在母体内发育成长的过程。卵子受精是妊娠的开始，胎儿及其附属物自母体内排出是妊娠的终止，全过程约40周。

一、妊娠诊断

临床上将妊娠分为3个时期，妊娠12周末前称为早期妊娠，第13～27周称为中期妊娠，第28周及以后称为晚期妊娠。

（一）早期妊娠诊断

1. 停经、早孕反应、尿频，后两者一般于妊娠12周左右自然消失。

2. 乳房增大，乳头、乳晕着色，有深褐色蒙氏结节出现。

3. 妇科检查见子宫增大变软，妊娠6～8周时，阴道黏膜及宫颈充血，呈紫蓝色；子宫随停经月份逐渐增大，出现黑加征（Hegar sign），孕8周约为非孕子宫的2倍，孕12周约为非孕子宫的3倍，可在耻骨联合上触及。

4. 查血、尿中人绒毛膜促性腺激素（human chorionic gonadotropin，HCG）含量增高。

5. B超检查是诊断早期妊娠快速而准确的方法，可见增大的子宫轮廓，其中有圆形妊娠环，最早在怀孕5周时可见到有节律的胎心搏动和胎动。

6. 宫颈黏液涂片检查，不见羊齿植物叶状结晶。基础体温测定具有双向型体温，停经后高温相持续18天不下降，则早孕可能性大。

7. 黄体酮试验。

（二）中、晚期妊娠诊断

1. 有早期妊娠经过，子宫明显增大，妊娠满12周，宫底在耻骨联合上2～3横指；满16周在脐耻之间；满20周在脐下1横指；满24周在脐上1横指；28周末在脐上3横指；32周末宫底位于脐与剑突间；36周末剑突下2横指；满40周宫底略降至脐与剑突间或稍高。

2. 孕18～20周孕妇自觉胎动，随孕周增加胎动逐渐活跃，妊娠末期胎动减少。孕18～20周可听到胎心音，每分钟120～160次。

3. 孕20周后经腹壁可触及宫内胎体，24周后四步触诊可区分胎头、胎背、胎臀及四肢。

4. B超可显示胎儿数目、胎方位、胎心搏动、胎盘位置、胎头双顶径、有无体表畸形；孕12周后可检测胎儿心电图。

二、护理

（一）产前检查

产前检查是为了保障孕妇和胎儿的健康，及早发现并治疗妊娠并发症，及时纠正胎位异常，尽早发现胎儿发育异常。产前检查从确诊早孕开始，建立围生期保健档案，孕妇的一般资料、疾病史、月经史、家族史、遗传病史及其丈夫有无烟酒不良嗜好、孕产史、末次月经时间并推算预产期。有家族遗传病史者，应于20周前先行绒毛培养或抽羊水做染色体和核型分析，以降低先天缺陷儿及遗传病儿的出生率。孕20周起进行系列产前检查，孕28周前每4周检查一次，孕28～36周每两周检查一次，36周后每周查一次，高危妊娠者要酌情增加检查次数。向孕妇讲解产前检查的意义重要性，并提前预约下次检查的时间和检查内容。

1. 观察孕妇精神状态、身高、发育及营养状态、步态，检查心肺及乳房情况，脊柱及下肢有无畸形，测血压和体重。通过视诊、听诊、四步触诊了解胎儿大小、胎心音、胎先露、胎方位和胎产式。

2. 骨盆测量　包括外测量和内测量。骨盆外测量常用径线有髂棘间径、髂嵴间径、骶耻外径、出口横径及耻骨弓角度。常用的内测量径线有对角径和坐骨棘间径，可了解骨产道情况，判断能否经阴道分娩。

3. 阴道检查及肛诊　阴道检查宜在孕24～36周期进行，可了解产道、子宫和附件情况；肛诊可了解胎先露、骶骨弯曲度、坐骨棘和坐骨切迹宽度及骶尾关节活动度。

（二）筛查高危妊娠

产前检查时注意是否存在下列高危因素：年龄≤18岁或≥35岁；有遗传病史；有无流产、异位妊娠、早产、死产、死胎、畸胎、难产史；有无残疾及妊娠期并发症，如高血压、糖尿病、心脏病、肾脏病、肝脏病等；有无妊娠并发症，如妊娠期高血压疾病、胎盘早剥、前置胎盘、胎儿生长受限、羊水异常、过期妊娠、母儿血型不合等。

（三）心理护理

每次产前检查接触孕妇时，要注意了解其心理适应程度，鼓励孕妇说出内心感受和想法，根据孕妇的心理状态给予针对性的心理护理。向其讲解母体是胎儿生活的小环境，孕妇的生理和心理活动都会影响胎儿，要保持心情愉快、轻松。如果孕妇经常心境不佳、紧张、焦虑、恐惧或悲伤，会使胎儿脑血管收缩，减少脑部供血，影响脑部发育，过度紧张、恐惧甚至可以造成胎儿大脑发育畸形。情绪困扰的孕妇还易发生妊娠期及分娩期并发症。

（四）症状护理

1. 恶心、呕吐　多发生于孕6～12周，期间应避免空腹，建议晨起吃些饼干，少量多餐，多吃水果、蔬菜，两餐间进液体，进食清淡、易消化饮食，避免油炸、甜腻食品，给予精神支持和鼓励；必要时给予药物治疗。若孕12周后仍呕吐影响营养时，应考虑妊娠剧吐，须住院治疗，纠正水电解质紊乱。

2. 胃部烧灼感 妊娠期最后两个月常发生，要注意避免过饱和饭后立即卧床，避免摄入过多脂肪、油炸、产气及辛辣食品，少食多餐，进食时少进液体，症状严重者遵医嘱药物治疗。

3. 白带增多 妊娠最初3个月和后3个月明显，是正常的妊娠期生理变化。嘱其保持外阴清洁，勤洗澡，着棉质透气性好的内裤，勤换洗，忌阴道冲洗。

4. 尿频、尿急 由于妊娠子宫压迫膀胱所致，常见于妊娠最初3个月和后3个月。做好健康指导，教孕妇切勿减少液体入量来缓解症状，有尿意及时排空，指导产妇做缩肛运动，训练盆底肌的收缩功能。该症状产后可消失。

5. 便秘 嘱孕妇增加纤维素食物，多食水果、蔬菜，每日定时排便，多饮水，适当活动。无医嘱不可随便使用大便软化剂或缓泻剂。

6. 痔疮 妊娠后期要预防痔疮发生和加重，注意调节饮食，养成良好的排便习惯，应多卧床休息，侧卧位以减轻子宫对盆腔静脉的压迫。若已形成痔，应服泻剂，局部热敷后涂痔疮膏，将其送回肛门。

7. 水肿 妊娠后期孕妇易发生下肢水肿，休息后可消退。若水肿明显，呈指凹性，休息后不减退，应警惕妊娠期高血压疾病。嘱其避免长久站立或坐位，站立时双下肢轮流休息，做足背屈曲运动，促进血液回流，休息时左侧卧位，下肢稍垫高，适当限制孕妇对盐的摄入。

8. 下肢及外阴静脉曲张 指导孕妇坐位及卧位时抬高下肢，勿久坐，避免两腿交叉和穿弹力袜裤，会阴部静脉曲张者可抬高臀部休息，分娩后静脉曲张会缓解。

9. 下肢痉挛 妊娠后期孕妇常发生腓肠肌痉挛，夜间较重，痉挛发作时嘱其背屈足部或站直前倾以伸展痉挛的肌肉，亦可热敷按摩腓肠肌。指导孕妇注意增加饮食中的钙、维生素D的摄入量，避免腿部疲劳、受凉，伸腿时避免趾尖向前，走路时足跟先着地。必要时补充钙剂。

10. 腰背痛 指导孕妇保持正确姿势，做骨盆倾斜运动，俯身或抬举物体时保持上身直立，屈膝，双下肢用力。严重者应卧硬床垫休息，腰骶部热敷，适当补充钙剂，必要时遵医嘱应用止痛药。

11. 失眠 指导病人每日坚持户外活动，睡前用梳子梳理头发、温水泡脚或喝热牛奶。

12. 贫血 指导孕妇多进食动物肝脏、瘦肉、蛋黄、豆类等含铁食物，必要时口服铁剂，并告知孕妇服用铁剂后大便可能会变黑，也可能导致便秘或轻度腹泻。

13. 仰卧低血压综合征 嘱其避免长时间仰卧，一旦出现低血压症状，立即左侧卧位，解除子宫对下腔静脉的压迫，增加回心血量，症状自然消失。

（五）健康指导

1. 孕期自我监护　主要靠胎动和胎心音计数，通常妊娠18～20周开始自觉有胎动，嘱孕妇每日早、中、晚各计数1小时，每小时应不少于3次，12小时内累计不得少于10次；否则，视为胎儿宫内缺氧，应及时就诊。

2. 胎教　研究发现胎儿在母体内具有沟通能力，可以通过胎教促进胎儿智力发育。胎教方法包括抚摩胎儿以刺激其活动的积极性，以及音乐及语言等方式。

3. 活动与休息　健康孕妇可坚持工作，但要避免重体力劳动，接触放射线或有毒物质者应调整岗位，孕28周后宜适当减轻工作量，避免长时间站立，坐位时抬高下肢，休息时最好左侧卧位，以改善胎盘血供并减轻子宫压迫下腔静脉，从而减轻下肢水肿。孕妇应保证每天8～9小时睡眠，并且尽量要有30分钟以上午休时间；孕期应适当活动，最适宜的活动是散步，但要注意避免到人群拥挤、空气污浊的场所。

4. 营养指导　帮助孕妇制订合理的饮食计划，以满足自身和胎儿的需要，并为分娩和哺乳做好准备，饮食要均衡、自然，选择易消化、无刺激食物，尽量摄取含高蛋白、高维生素、高矿物质、低盐、适量脂肪及碳水化合物的食物，要定期监测体重增长情况。

5. 乳房护理　孕期要注意乳房保健，使用合适的胸罩，保持乳房清洁卫生，洗浴不能使用肥皂。有些妇女乳头扁平或凹陷，可通过乳头伸展练习（十字操）、乳头牵拉练习和真空抽吸法等方法促使乳头突起。

6. 孕期用药指导　很多药物可通过胎盘对胎儿造成危害，特别是妊娠初期，是胚胎器官发育形成期，如果必须用药，须在专科医生指导下谨慎使用。

7. 性生活指导　妊娠早期和妊娠后3个月应尽量避免性生活，有习惯性流产史和早产史的孕妇要禁止性生活。

8. 掌握就诊指征。

第三节　正常分娩的护理

分娩是一个动态变化的过程，而且受多种因素的影响。决定分娩的因素是产力、产道、胎儿及产妇的精神心理因素。若以上因素均正常并能相互适应，胎儿顺利经阴道自然娩出，称为正常分娩。

一、分娩机制

胎儿先露部为适应骨盆各平面的形态被动地进行系列的适应性转动，以其最小径线通过产道的全过程称为分娩机制，其内容按顺序依次为衔接、下降、俯屈、内旋转、仰伸、复位及外旋转、胎儿娩出，这是一系列连续进行的动作，下降动作始终贯穿于分娩全过程。

二、临产诊断

（一）先兆临产

先兆临产指分娩发动前出现预示不久孕妇即将临产的症状，包括：假临产、胎儿下降感、见红。

（二）临产

临产的标志是规律且逐渐增强的子宫收缩，间隔5～6分钟，持续30秒以上，伴随进行性宫颈管消失、宫口扩张和胎先露下降。

三、产程分期

总产程是指从出现规律宫缩开始，到胎儿、胎盘完全娩出为止。初产妇平均12～18小时，经产妇平均6～8小时。临床分为3个产程。

（一）第一产程

宫颈扩张期，从规律宫缩开始到宫口开全。初产妇需11～12小时，经产妇需6～8小时。临床表现为规律宫缩、宫颈扩张、胎头下降、胎膜破裂。

（二）第二产程

胎儿娩出期，从宫口开全到胎儿娩出。初产妇需1～2小时，经产妇通常数分钟，最多1小时内完成。临床表现为子宫收缩增强、胎儿下降及娩出。

（三）第三产程

胎盘娩出期，从胎儿娩出到胎盘娩出，需5～15分钟，不超过30分钟。临床表现为子宫收缩、胎盘娩出及阴道流血。

四、护理

（一）第一产程

1. 一般护理　采集病史、测量生命体征，监测胎心，有异常情况及时通知医生，并配合医生进行产前检查，了解宫缩情况、胎位、胎头入盆、胎膜破裂及骨盆情况，完成护理病历的书写，临产者会阴部备皮。

2. 观察生命体征　每天测体温、脉搏、呼吸各2次，根据病情或医嘱测血压，妊娠期高血压患者每4小时测1次血压，必要时持续心电监护；注意观察先兆子痫的症状，重视患者的主诉，防止抽搐。

3. 心理护理　积极与产妇沟通，建立良好的护患关系，讲解分娩是正常的生理过程，增强其自然分娩的信心，及时提供产程中可能发生问题的相关信息，帮助采取相应的应对措施，争取产妇在产程中积极配合助产人员。发挥家庭的支持作用，条件许可时提供家庭分娩室。

4. 产程观察

（1）子宫收缩：密切观察宫缩持续时间、强度、频率及间歇时间，并记录。护理人员置手掌于产妇腹壁上，感觉宫缩持续和间歇的时间、强度。或用胎儿监护仪描记宫缩曲线，能够更全面客观反映宫缩强度频率和宫缩持续时间。

（2）胎心监测：可用胎心听诊器、多普勒仪或胎心监护仪。使用前两者应在宫缩间歇期听诊胎心，潜伏期每1～2小时听诊一次，活跃期应每15～30分钟听诊一次；也可用胎心监护仪观察胎心率的变异及变异与宫缩、胎动的关系，判断胎儿在宫内的状态。

（3）宫颈扩张及胎头下降：第一产程分潜伏期和活跃期。潜伏期指规律宫缩开始到宫口开大3cm，平均每2～3小时宫口开大1cm，约需8小时，最大时限16小时；活跃期指宫口开大3cm到宫口开全，需4小时，最大时限8小时。潜伏期一般隔4做一次肛门指检，经产妇和宫缩强且频者，间隔时间要缩短，活跃期一般1～2小时检查一次，通过肛门检查了解宫颈厚薄、软硬程度、宫口扩张情况、是否破膜、骨盆腔大小、胎位和胎头下降程度。肛查不清、疑有脐带先露或脐带脱垂或轻度头盆不称，试产4～6小时产程进展慢者，应在严密消毒后行阴道检查。

（4）破膜：胎膜破裂时间多在宫口近开全时，先羊水流出，此时应立即听胎心，观察羊水颜色、性状和流出量，记录破膜时间。若破膜12小时尚未分娩，应按医嘱应用抗生素预防感染。

5. 舒适管理

（1）提供良好的环境：保持产房安静、卫生、无噪声，产房尽量采自然光，避免操作时金属碰撞发出声音，减少不良刺激。临产后，出汗、见红、羊水流出会增加产妇的不适感，应协助擦汗、更衣、更换床单或产垫，保持会阴部清洁干燥，以增进舒适，预防感染。

（2）活动与休息：若宫缩不强且胎膜未破，鼓励产妇在室内适当活动，有利于产程进展。

（3）饮水和进食：为保证产程中精力和体力充沛，鼓励产妇在宫缩间歇期进高热量、易消化、清淡饮食，少食多餐，提供足够的水分。

（4）排便：为避免膀胱充盈影响宫缩和胎头下降，临产后，鼓励产妇每2～4小时排尿一次，因胎头压迫引起排尿困难者，应警惕是否头盆不称，必要时导尿。初产妇宫口扩张小于4cm，经产妇小于2cm，可用0.2%温肥皂水灌肠，但胎膜早破、胎头未衔接、胎位异常、阴道流血、有剖宫产史、妊娠期高血压疾病、严重心脏病、胎儿窘迫、估计1小时内即将分娩者，不宜灌肠。

（5）疼痛护理：鼓励产妇诉说疼痛感受，助其采取有效措施缓解疼痛，指导产妇宫缩时深呼吸、宫缩间歇期放松休息以保持体力，用手压迫腰骶部以减轻其腰骶部胀痛感，通过音乐、谈话转移其注意力，减轻疼痛感。必要时，配合医生应用镇静剂和麻醉药。

（二）第二产程

1. 心理护理　助产士应陪伴产妇，及时提供产程进展信息，提供心理安慰、支持和鼓励，缓解其紧张、恐惧心理，并协助生活护理。

2. 产程观察　密切监测胎心，每5～10分钟听胎心一次，观察胎儿有无急性缺氧情况，常用胎儿监护仪监测胎心率及基线变异。若发现胎心减慢，立即行阴道检查，尽快结束分娩。

3. 指导产妇用力　宫口开全后，指导产妇，正确使用腹压，宫缩时深吸气，屏住气，如解大便样向肛门处用力使劲，宫缩间歇时放松休息，如此重复。

4. 准备接产　初产妇宫口开全、经产妇宫口开大4cm且宫缩强而规律时，应做好接产准备工作。让产妇仰卧于产床上（或坐于产椅上行坐位分娩），两腿屈曲分开，露出会阴部，按步骤行会阴三步冲洗。接生者按无菌操作常规洗手、戴手套、穿手术衣，打开产包，铺好无菌台准备接生。

5. 接产　根据会阴部发育情况，识别会阴撕裂的可能并做出正确判断，必要时行会阴切开术。助产者立于产妇右侧，当胎头拨露，阴唇后联合紧张时开始保护会阴，同时协助胎头俯屈，使其以最小径线在宫缩间歇时缓慢通过阴道口，然后协助胎儿外旋转，按分娩机制协助娩出胎肩，注意胎肩娩出时仍然要保护会阴，最后双手协助胎体及下肢以侧位娩出，并记录胎儿娩出时间。胎儿娩出1～2分钟内断脐。在产妇臀下置弯盘收集血液，以便测量出血量。

（三）第三产程

1. 新生儿处理

（1）清理呼吸道：用新生儿吸痰管清理新生儿鼻咽部黏液和羊水，防止发生吸入性肺炎。若清理呼吸道后仍未啼哭，可用手轻拍足底，新生儿大声啼哭表示呼吸道已通畅。

（2）Apgar评分及意义：新生儿Apgar评分用来判断新生儿有无窒息及窒息程度，以出生后1分钟内的心率、呼吸、肌张力、喉反射及皮肤颜色5项体征为依据，每项为0～2分，满分10分，属正常新生儿。7分以上只需一般处理；4～7分缺氧较重，需清理呼吸道、人工呼吸、吸氧、用药等措施才能恢复；4分以下缺氧严重，需紧急抢救，在喉镜直视下气管内插管并给氧。缺氧较严重和严重的新生儿，应在出生后5分钟、10分钟时分别评分，直至连续两次均≥8分为止。1分钟评分反映在宫内的情况，是出生当时的情况；而5分钟及以后评分则反映复苏效果，与预后关系密切。

（3）脐带处理：清理呼吸道后，用75％乙醇消毒脐带根部周围，按顺序断脐并结扎脐带，然后用碘附消毒脐带断面，注意药液不可接触新生儿皮肤，以免发生皮肤灼伤，待脐带断面干燥，用无菌脐带包包扎。处理脐带时应注意新生儿保暖。

（4）一般护理：擦净其足底胎脂，打左足印及母亲右拇指印于新生儿病历上，体格检查后系上标明母亲姓名和床号、新生儿性别、体重、出生时间的腕带，协助与母亲进行早接触、早吸吮。

2. 协助胎盘娩出

（1）正确判断胎盘剥离征象，协助处理胎盘娩出可减少产后出血的发生。切忌在胎盘尚未完全剥离时用手按揉、下压宫底或牵拉脐带，以免引起胎盘部分剥离而出血或拉断脐带，甚至造成子宫内翻。确认胎盘已完全剥离时，于宫缩时以左手握住宫底并按压，同时右手轻拉脐带，当胎盘娩出阴道口时，双手捧住胎盘，向一个方向旋转并缓慢向外牵拉，协助胎盘胎膜完整娩出。胎盘胎膜排出后，按摩子宫刺激其收缩以减少出血，同时注意观察并测量出血量。

（2）仔细检查胎盘胎膜是否完整，及时发现副胎盘。若有副胎盘、部分胎盘残留或大部分胎膜残留时，应在无菌操作下徒手进入宫腔取出残留组织；若确认仅有少许胎膜残留，可给予子宫收缩剂待其自然排出。

3. 检查软产道　胎盘娩出后，要仔细检查会阴、小阴唇内侧、尿道口周围、阴道及宫颈有无裂伤。若有裂伤，应立即缝合。

4. 预防产后出血　正常分娩出血量多数不超过300mL。既往有产后出血史或易发生宫缩乏力的产妇（如产次≥5次的经产妇、双胎妊娠、羊水过多、滞产等），可在胎儿前肩娩出时给予25%葡萄糖液20mL加缩宫素10U或麦角新碱0.2mg静脉注射。若胎盘尚未完全剥离而出血多时，应行手取胎盘术。若胎儿娩出30分钟胎盘仍未排出，但出血不多时，应排空膀胱，再行手取胎盘术。注意尽量减少进入宫腔操作次数。若胎盘娩出后出血多时，可经下腹部直接注入宫体肌壁或肌内注射麦角新碱0.2～0.4mg，并静脉滴注含缩宫素20IU的5%葡萄糖液500mL。产后在产房观察2小时，注意观察生命体征、子宫收缩情况、宫底高度、阴道出血量，嘱产妇及时排空膀胱。

5. 舒适管理和心理支持为产妇提供心理及生活双重支持，及时更换会阴垫，帮助产妇与新生儿进行皮肤接触，并早吸吮。

第四节　产褥期妇女的护理

从胎盘娩出至产妇全身器官除乳腺外恢复或接近正常未孕状态的一段时期，称为产褥期（puerperium）一般需要6周。

一、产褥期妇女的生理变化

（一）生殖系统

1. 子宫复旧 胎盘娩出后，子宫逐渐恢复至未孕状态的过程称为子宫复旧，其主要变化包括子宫体肌纤维缩复和子宫内膜再生、子宫颈复原及血管变化。

（1）子宫体肌纤维缩复：子宫复旧不是肌细胞数目减少，而是肌细胞的胞浆蛋白被分解，胞浆减少而致体积的缩小。胎盘娩出后随着肌纤维不断缩复，子宫体逐渐缩小，产后1周子宫缩小至约妊娠12周大小，在耻骨联合上方可扪及；产后10天子宫降至骨盆腔内，在腹部扪不到宫底；产后6周子宫恢复至正常非孕期大小。子宫重量也逐步减少，分娩结束时约为1000g，产后1周约为500g，产后2周约为300g，产后6~8周恢复至50g。

（2）子宫内膜的再生：胎盘、胎膜剥离娩出后，遗留的蜕膜分为两层，表面蜕膜在经历了变性、坏死、脱落后，随恶露从阴道排出；深层蜕膜即紧贴肌层的子宫内膜基底层逐渐再生新的功能层，这一过程需3周，而胎盘附着部位的全部修复则时间较长，需6周。

（3）宫颈及子宫下段的变化：胎盘娩出后，子宫颈松软，壁薄皱起，宫颈外口如袖口状，呈紫红色。产后2~3天宫口可容两指；产后1周宫颈内口关闭，宫颈管形成；产后4周宫颈恢复正常。产后由于子宫下段收缩，逐渐恢复为非孕时的子宫峡部。因宫颈外口在分娩时发生的轻度裂伤，且多发生在宫颈3点和9点处，使初产妇宫颈外口变成"一"字形横裂（已产型），而无法恢复至产前圆形（未产型）。

（4）子宫血管的变化：胎盘娩出后，胎盘附着面立即缩小至原面积的一半，导致开放的螺旋动脉和静脉压缩变窄，数小时后即有血栓形成，从而出血逐渐减少直至停止。如胎盘附着面被新生的内膜修复期间，因复旧不良出现血栓脱落，则可以引起晚期产后出血。非胎盘部位妊娠期增大的大血管发生玻璃样变，逐渐被吸收。

2. 阴道 分娩后阴道壁松弛，肌张力下降，阴道腔扩大，阴道黏膜皱襞减少至消失。产褥期阴道壁张力逐渐恢复，阴道腔缩小，大约在产后3周阴道黏膜皱襞重新出现，但阴道在产褥期结束时尚不能恢复至未孕时的紧张度。

3. 外阴 分娩后外阴轻度水肿，于产后2~3天逐渐消失。会阴部若有轻度撕裂或会阴切口缝合后，均可在3~5天内愈合。处女膜在分娩时撕裂形成的残缺痕迹，称为处女膜痕。

4. 盆底肌肉 盆底肌及其筋膜，在分娩过程中因过度伸展而使其弹性变弱，并伴有肌纤维部分撕裂。如盆底肌及其筋膜发生严重的撕裂造成骨盆底松弛，再加上产褥期过早的参加体力劳动，可导致阴道壁膨出，甚至子宫脱垂。

（二）乳房

乳房的变化主要是泌乳。分娩时，随着胎盘的剥离排除，产妇血中的孕激素、雌激素、胎盘生乳素水平急剧下降，产后呈高催乳素、低雌激素水平，开始泌乳。以后乳汁的分泌主要依赖于哺乳时的吸吮刺激。当婴儿吸吮乳头时，由乳头传来感觉信号，经传入纤维抵达下丘脑，通过下丘脑多巴胺及其他催乳素抑制因子，致使垂体泌乳激素呈脉冲式释放，促进乳汁分泌。因此，不断地排空乳房和吸吮是保持乳腺不断泌乳的关键。另外，乳汁分泌还与产妇的睡眠、情绪、营养和健康密切相关。

（三）血液及循环系统

胎盘娩出后，子宫胎盘血循环结束，大量血液从子宫涌入体循环，加上妊娠期间过多组织间液的回吸收，产后72小时内，血容量增加15％～25％，使心脏负担明显加重，患有心脏病的产妇容易发生心力衰竭，应预防心衰的发生。产褥早期产妇血液处于高凝状态，这有利于胎盘剥离面形成血栓，减少产后出血量。在产后2～4周纤维蛋白原、凝血酶、凝血酶原降至正常水平。

（四）内分泌系统

分娩后，雌激素、孕激素水平急剧下降，产后1周降至未孕水平。胎盘生乳素在产后6h已经测不出。垂体催乳素因哺乳而异，哺乳产妇于产后下降，但仍高于非孕水平；未哺乳者在产后2周降至非孕水平。

一般排卵和月经的再出现发生在产后6～10周，平均为10周，持续母乳喂养的妇女，其排卵多在产后4～6个月恢复。首次月经来潮前多有排卵，故哺乳妇女未见月经来潮但仍有受孕的可能。

（五）消化系统

产妇胃肠肌张力及蠕动力的恢复需1～2周。因产妇分娩时能量消耗及体液大量流失，故产后1～2天常感口渴，喜食流食或半流食，但食欲不佳，以后逐步好转。产褥期产妇卧床时间长，运动少，肠蠕动弱，加上腹肌和盆底肌松弛，易发生便秘。

（六）泌尿系统

妊娠期体内潴留的大量体液主要通过肾脏排除，所以产后1周为多尿期。妊娠发生的肾盂及输尿管生理性扩张，需要6～8周恢复。由于分娩过程中膀胱受压，导致黏膜水肿、充血、肌张力降低，加上会阴切口不适、不习惯床上排尿等原因，产妇易发生尿潴留和残余尿增加。

（七）腹壁

腹壁皮肤因子宫增大受影响，部分弹力纤维断裂，腹直肌不同程度出现分离，使产后腹壁明显松弛，其紧张度在产后6～8周恢复。妊娠期出现的下腹正中线色素沉着，在产褥期消退。初产妇腹部妊娠纹也由紫红色变为银白色。

二、产褥期妇女的心理调适

产褥期妇女的心理处于脆弱和不稳定状态，需要从妊娠期及分娩期的不适、疼痛、焦虑中恢复，需要接受家庭新成员及新家庭，必须重新调整和适应。产妇的心理调试分为3期：依赖期、依赖独立期、独立期。

（一）依赖期

产后1～3天。产妇表现为喜欢谈论妊娠和分娩感受，对孩子过多的关心，对睡眠需求强烈等。在依赖期，丈夫和家人的关心帮助，医护人员的悉心指导都可以帮助产妇较快地进入第二期。

（二）依赖独立期

产后4～13天。产妇表现为较为独立的行为，独立进行母乳喂养，主动参与对婴儿的护理，关注自身的康复。但这一时期产妇易产生压抑，这与产后产妇感情脆弱、过多的母亲责任、痛苦的妊娠和分娩过程、家人对婴儿过多关心而产生爱的被剥夺感、糖皮质激素和甲状腺素处于低水平等因素有关，表现为哭泣、烦躁、焦虑、对周围漠不关心。在这一时期应给予及时的护理、指导，帮助产妇轻松应对压抑状态。

（三）独立期

产后2～4周。这一时期，产妇、家人、婴儿组成一个新的家庭模式，并开始新的生活。

三、产褥期妇女的护理

（一）一般护理

1. 母婴同室 凡无母乳喂养禁忌的产妇和不需要特殊医疗处理的婴儿，均应为其提供一个舒适、安静的母婴休息环境，母婴24小时同室，每天分开时间不超过1小时。室内温度保持相对恒定，室内定时开窗通风，保持空气清新。床单要保持清洁、整齐，指导产妇正确使用会阴垫，并协助产妇保持皮肤及口腔清洁，勤换衣物。各项护理操作要集中进行，以免打扰母婴的休息。

2. 生命体征 每天测量体温、脉搏、呼吸2次，如体温超过37.5℃，应改为每天4次，并及时报告医生，加强观察，积极查找原因，对症处理。

3. 营养指导 为促进乳汁分泌，保证母婴的营养需求，产后饮食应以高蛋白、高维生素、易消化的食物为主，补充足够的钙、铁、硒、碘。宜少量多餐，一般每天4～5次，忌辛辣、刺激性食品，多吃蔬菜和富含纤维的食物。

4. 保持大、小便通畅 产后4小时鼓励产妇及时排尿，若出现排尿困难，应鼓励产妇下床排尿，解除产妇怕排尿引起疼痛的顾虑，此外还可以诱导排尿，如听流水声、热水熏洗外阴、温开水冲洗尿道外口、下腹部放置热水袋、按摩膀胱、使用产后康复仪和针灸等。如以上方法无效，应给予导尿，必要时留置导尿管，注意无菌操作。

5. 产后活动　由于产妇产后的血液处于高凝状态，加之产后活动少，下肢血液循环缓慢，易发生下肢静脉血栓。产后6～12小时内即应下床做轻微活动，产后2天可在护理人员的指导下做产后健身操，利于体力恢复，避免或减少静脉血栓的形成，但要避免负重劳动或蹲位活动，预防子宫脱垂。

（二）子宫复旧护理

1. 子宫复旧的观察　产后2小时易发生因子宫复旧不良而导致的产后出血。产后3小时内应每30分钟观察1次子宫收缩、宫底高度、阴道出血情况，并记录。观察时应按压宫底，以免血块积压影响子宫收缩。以后每天在同一时间观察子宫复旧情况，观察前让产妇排空膀胱，按摩子宫使其收缩后再测量，发现异常立即报告医生，积极处理。

2. 恶露的观察　产后随子宫蜕膜的脱落，血液、坏死的胎膜组织经阴道排出称为恶露。正常恶露有血腥味，但无臭味，持续4～6周，总量250～500mL，但个体差异较大。产后应每天观察恶露的量、颜色、气味，指导产妇正确使用会阴垫。若恶露增多，血性恶露持续时间延长并有臭味，常提示有感染的可能，应配合医生做好各类标本的采集，遵医嘱应用抗生素做好各项记录。根据恶露的颜色及性状可分为3种。

（1）血性恶露（lochia rubra）：出现在产后3～4天，色鲜红，含有大量血液而得名，量多，有时有小血块，含有少量坏死蜕膜组织及胎膜。

（2）浆液恶露（lochia serosa）：出现于产后4天，持续10天，色淡红，含有少量血液，有较多的坏死胎膜组织、宫腔渗出液、宫颈液黏稠，并含有细菌。

（3）白色恶露（ochia alba）：出现于产后10天，持续约3周干净，色泽较白，质黏稠，含有大量白细胞、坏死胎膜组织、表皮细胞及细菌。

3. 产后宫缩痛　在产褥早期因宫缩引起下腹部阵发性剧烈疼痛称为产后宫缩痛（afterpains）。出现于产后1～2天，持续2～3天自然消退，多见于经产妇。哺乳时反射性缩宫素分泌增加会使疼痛加重。

（三）会阴护理

用10%洁肤净、2%络合碘溶液擦洗外阴2次／天，保持外阴清洁，产后4周内禁止盆浴。阴道分娩后有会阴水肿者，可用50%硫酸镁湿热敷。会阴部有缝线者，每天评估会阴伤口情况，观察有无红肿、渗出、硬结及有无疼痛加剧。指导产妇使用消毒会阴垫，及时更换会阴垫和内衣裤。嘱产妇健侧卧位，避免恶露污染伤口。

（四）乳房护理

1. 一般护理　产后应提倡母乳喂养，按需哺乳。产后30分钟开始第一次哺乳，此时通过新生儿吸吮刺激乳汁分泌。哺乳时间应根据婴儿的需要和乳母感到奶胀的情况决定，不应定时哺乳。每次哺乳前用温开水将乳房擦拭干净，禁用乙醇擦洗。哺乳时护理人员指导产妇正确的哺乳姿势，选择最舒适的体位，哺乳过程中要防止乳房堵塞婴儿鼻孔。哺乳时让新生儿吸空一侧乳房后，再吸吮另一侧乳房，如乳汁无法排空，则使用吸奶器吸空乳房。哺乳期应佩戴大小合适的棉质乳罩。哺乳以10个月到1年为宜。

2. 乳头凹陷及扁平护理　有些产妇，产后乳头凹陷，新生儿很难吸吮到乳头，导致哺乳困难。此时应先帮助产妇建立信心，指导产妇掌握正确的乳头牵拉和伸展练习方法，长期坚持练习有助于改善乳头凹陷和平坦状况。此外，还可以使用辅助乳头以利于新生儿含住乳头，同时利用负压吸引使乳头突出。

3. 乳房胀痛护理　造成乳房胀痛的主要原因有开奶过晚、乳汁过多、不能及时排空乳房、乳腺管不通等。为有效地预防产后乳房胀痛，产后应早开奶，指导产妇正确的哺乳姿势和新生儿正确的含接姿势，按需哺乳，及时排空乳房，哺乳前按摩、热敷乳房可促进乳腺管通畅，在母婴分开时指导产妇手法排奶。必要时，遵医嘱口服散结通乳中药。

4. 乳头皲裂护理　乳头皲裂主要是由于新生儿含接姿势不正确造成。轻者可以继续哺乳，同时及时查找原因。哺乳前先湿热敷乳房和乳头3~5分钟，然后轻轻按摩乳房，挤出少量乳汁使乳晕变软，嘱产妇取舒适姿势，新生儿采用正确含接姿势，即将乳头和大部分乳晕含在口中，先吸吮损伤轻的一侧，再吸吮另一侧。哺乳时要缩短时间，增加哺乳次数。哺乳后，挤出少量乳汁涂在乳头和乳晕上，短暂暴露使其自然干燥。而皲裂严重者，应暂停哺乳，可用手法挤奶或使用吸奶器将乳汁吸出后喂哺婴儿。

5. 乳腺炎护理　当产妇出现乳房局部红、肿、热、痛时，常提示有乳腺炎发生。轻度者，哺乳前湿热敷乳房3~5分钟，按摩乳房，轻轻拍打、抖动乳房，哺乳时先喂患侧，每次哺乳时间不少于20分钟，同时增加哺乳次数，哺乳时充分排空乳房。哺乳后要充分的休息，饮食要清淡。严重者需要外科处理并应用抗生素治疗。

6. 催乳护理　若出现乳汁分泌不足时，首先要帮助产妇树立信心，保持心情愉快，睡眠充足。指导产妇正确的哺乳方法，按需哺乳、夜哺乳，调节饮食，多食鲫鱼汤、猪蹄汤。此外，还可以进行针灸、服用中药、使用产后康复仪等。

7. 退乳护理　产妇因病或其他原因而不能进行母乳喂养时，应尽早退奶。最简单的方法是停止哺乳和挤奶，芒硝外敷，不排空乳房，饮食上限制汤类，佩戴合适的乳罩。使用退乳药物，直至乳房不胀为止。

（五）心理护理

观察产妇的心理变化，及时了解产妇及家属的需求，对其提出的问题耐心倾听，认真回答，提供帮助；指导正确的产后护理和新生儿护理知识；帮助产妇逐步参与到新生儿的护理中，培养家庭观念，助其做好产后心理调适，预防产后抑郁症的发生。

（六）健康指导

1. 指导产妇个人卫生、饮食、休息的相关知识，指导新生儿护理。

2. 根据产妇的情况安排合理的活动，指导产妇做产褥期保健操，促进腹壁、盆底肌肉张力恢复，避免皮肤过度松弛，预防尿失禁、子宫脱垂，避免和减少静脉血栓的形成。运动量应视产妇情况而定。

3. 指导产妇在产褥期禁止性生活，并于产后恢复性生活后采取合适的避孕措施。

4. 指导产妇产后检查，包括产后访视和产后健康检查。

（1）产后访视：产后3天内、产后14天、产后28天由社区保健人员进行产后访视，了解产妇和新生儿的健康状况，发现异常给予及时指导。访视内容包括：产妇饮食、睡眠、大小便情况；观察子宫复旧及恶露情况；检查乳房，了解哺乳情况；观察会阴切口、剖宫产腹部伤口情况。

（2）产后健康检查：告知产妇于产后42天带婴儿到医院进行全面的检查。

第五节　正常新生儿的护理

新生儿系指胎儿出生后断脐到满28天内的婴儿。正常足月儿是指胎龄满37～42周的新生儿，出生时体重在2500～4000g，无畸形或疾病的活产婴儿。正常足月儿皮肤红润，皮下脂肪丰满和毳毛少，体重在2500g以上，身长在47cm以上，哭声洪亮，肌肉有一定张力，四肢屈曲，耳壳软骨发育好、耳舟成形、直挺，指、趾甲达到或超过指（趾）端，足纹遍及整个足底，乳晕清楚，乳头突起，可扪及结节，男婴睾丸下降，女婴大阴唇遮盖小阴唇。

一、正常足月儿生理特点

（一）呼吸系统

因新生儿呼吸中枢发育不成熟，呼吸频率较快，安静时为40次／分钟左右。由于胸廓呈圆桶状，肋间肌较弱，呼吸主要靠膈肌的运动，所以以腹式呼吸为主。

（二）循环系统

出生后血液循环动力学发生重大变化：胎盘-脐血循环终止；肺循环阻力下降，肺血流增加；从肺静脉回流到左心房的血量显著增加，体循环压力增高；卵圆孔、动脉导管功能上关闭。新生儿心率波动较大，90～160次／分钟，血压平均为9.3／6.7kPa（70／50mmHg）。

（三）消化系统

足月儿出生时吞咽功能已经完善，但食管下端括约肌松弛，胃呈水平位，幽门括约肌较发达，易发生溢乳甚至呕吐。除淀粉酶外，消化道已经能分泌充足的消化酶，因此不宜过早喂食淀粉类食物。

（四）神经系统

新生儿脑相对大，但脑沟、脑回未完全形成，大脑皮质兴奋性低，故睡眠时间长，觉醒时间–昼夜仅为2～3小时。因大脑对下级中枢抑制较弱，且锥体束、纹状体发育不全，常出现不自主和不协调动作。新生儿出生时已经具备多种暂时性原始反射，如觅食反射、吸吮反射、握持反射、拥抱反射。正常情况下，上述反射出生后数月消失。另外，新生儿视觉、味觉、触觉、温觉发育较灵敏，痛觉、嗅觉、听觉较迟钝。

（五）血液系统

由于新生儿出生时入量少、不显性失水等原因，血液浓缩，血红蛋白值上升，生后24小时最高，于第一周末恢复至出生时水平，以后逐渐下降。白细胞数出生后较高，3天后明显下降，5天后接近婴儿值。血小板数与成人相似。由于胎儿肝脏维生素K储存量少，凝血因子Ⅱ、Ⅶ、Ⅸ、Ⅹ活性较低，故出生后常需要补充维生素K_1。

（六）泌尿系统

新生儿一般在出生后24小时内开始排尿，少数在48小时内排尿。新生儿出生时肾结构发育虽已完成，但功能仍不成熟。肾稀释功能虽与成人相似，但其肾小球滤过率低，浓缩功能差，不能迅速有效地处理过多的水和溶质，易发生脱水和水肿。

（七）免疫系统

新生儿特异性和非特异性免疫功能均不成熟，新生儿缺乏IgA，消化道、呼吸道易感染；自身产生的IgM不足，缺少补体，对革兰阴性细菌及真菌的杀菌能力差，易发生败血症。但胎儿可从母体通过胎盘获得免疫球蛋白IgG，因此具有抗传染病的免疫力。

（八）皮肤黏膜

出生时全身覆盖一层灰白色的胎脂，数小时后开始吸收，如若不及时吸收，则分解为脂肪酸刺激皮肤。新生儿皮肤薄嫩，受损后易发生感染；口腔黏膜柔嫩，血管丰富，面颊部有较厚的脂肪层称颊脂体，可帮助吸吮。

（九）能量、体液代谢

初生婴儿体内含水量占体重的70%～80%，并与出生体重和日龄有关，所以新生儿需水量应根据出生体重、胎龄、日龄及临床情况而异。

（十）体温

由于出生后环境温度较宫内低，新生儿出生后1小时体温可降低2.5℃，如环境温度适中，体温可逐步回升，波动在36～37℃。新生儿体温调节中枢发育尚不完善，皮下脂肪薄，体表面积相对较大，皮肤表皮角化层差，易散热，如不及时保温，可发生低体温、低氧血症、低血糖等。

二、新生儿常见的特殊生理现象

（一）生理性黄疸

由于新生儿胆红素代谢特点，50%~60%的足月儿和80%的早产儿于出生后2~3天内出现皮肤、巩膜发黄，4~5天达到高峰，10~14天消退。

（二）生理性体重下降

新生儿出生后2~4天内由于摄入少、丢失水分较多，出现体重下降，一般不超过10%，10天左右恢复至出生时水平。

（三）乳腺肿大和假月经

由于出生后来自母体雌激素的突然中断，男女新生儿出生后4~7天均可出现乳腺变大，2~3周消退。女婴出生后7天内，阴道有少量血性分泌物，可持续1周。

（四）"马牙"和"螳螂嘴"

由于上皮细胞堆积或黏液腺分泌物积留，新生儿口腔上腭中线和齿龈部位出现黄色、米粒大小的小颗粒，俗称"马牙"，出生后数周至数月消失。新生儿两侧面颊部有利于吸吮乳汁的脂肪垫，俗称"螳螂嘴"。以上均属正常现象，不可挑破，以免感染。

（五）新生儿红斑和粟粒疹

新生儿出生后在鼻尖、鼻翼、颜面部出现小米粒大小的黄白色皮疹，称为"新生儿粟粒疹"，主要是由皮脂腺堆积而成，多自行消退。新生儿出生后1~2天在头部、躯干、四肢出现大小不等的多形性斑丘疹，称为"新生儿红斑"。

三、护理

（一）一般护理

1. 提供适宜的环境　母婴同室，房间宜向阳，光线充足，空气流通，室温相对恒定在20~24℃之间，相对湿度在55%~65%，一切操作均应在保暖情况下进行。

2. 保持呼吸道通畅　新生儿出生后保持其舒适体位，观察呼吸道通畅情况，侧卧位，预防窒息。

3. 密切观察生命体征　出生后定时观察新生儿面色、呼吸、哭声、大小便次数和性质、体温、脐部及喂养情况，每天经皮测量胆红素值，详细记录于新生儿护理记录单上，发现异常及时报告医生，并加强观察。

4. 安全措施　新生儿床应有床围，铺有床垫，避免使用过热的热水袋，及尖锐的玩具。产妇和新生儿均应佩戴腕带，腕带上注明床号、姓名、性别、住院号。24小时母婴同室，为新生儿进行沐浴、预防接种时均由专业护理人员操作，母婴分离时间不超过1小时。加强病房管理，对可疑人员及时进行询问、清理，夜间病区及时落锁。

（二）皮肤护理

1. 保持皮肤清洁　新生儿的衣服、尿布以柔软的棉质布料为宜，松紧适中。勤洗澡，勤更衣，勤换尿布。每次大便后先用温水清洗臀部，擦干后再涂上护臀霜，防止红臀和尿布疹的发生。

2. 脐部护理　保持脐部清洁和干燥。注意观察脐部有无渗血、分泌物和肉芽，发现异常及时处理。

（三）合理喂养

新生儿喂养的方式有母乳喂养、人工喂养和混合性喂养，如无异常情况提倡母乳喂养。护理人员应及时进行指导，让产妇和家属尽快掌握喂养方法和有关知识。新生儿食具定时消毒，避免污染。

（四）预防感染

1. 严格执行消毒隔离制度，病房定时通风，限制陪护人员数量。医护人员接触新生儿时戴口罩、洗手，严格执行各项操作规程，避免交叉感染。

2. 新生儿洗澡间每日通风、消毒，新生儿用品应人一人一用一更换。

（五）免疫接种

1. 乙肝疫苗　新生儿出生后如无禁忌证，在出生24小时内、1个月、6个月各注射乙肝疫苗5μg。

2. 卡介苗　正常新生儿出生24小时内皮内注射卡介苗0.1mL。

（六）健康指导

1. 提倡母乳喂养和母婴同室，进行皮肤接触，指导新生儿抚触知识，促进感情交流，有利于新生儿身心两方面的发育。

2. 指导有关的育儿知识，加强与产妇及家属的沟通，对其遇到的问题及时解答和处理。

3. 积极进行新生儿先天性甲状腺功能减低症、苯丙酮尿症等先天性疾病的筛查，护理人员应向产妇和家属介绍筛查的相关知识，并解答疑问。

第六章 妊娠滋养细胞疾病护理

第一节 葡萄胎

妊娠滋养细胞疾病（gestational trophoblasticdisease，GTD）是由于胎盘绒毛滋养细胞异常增生引起的一组疾病，主要包括葡萄胎、侵蚀性葡萄胎和绒毛膜癌，后两者又统称为妊娠滋养细胞肿瘤（gestational trophoblastic neoplasia， GTN）。

葡萄胎是一种良性滋养细胞疾病，主要由于组成胎盘的绒毛滋养细胞增生，部分或全部水肿变性，各个绒毛乳头呈水泡状，大小不一，其间有蒂相连，形如葡萄，也称水泡状胎块（hydatidiform mole，HM），包括完全性葡萄胎和部分性葡萄胎两类。

一、病因及发病机制

（一）病因

可能与精子和卵子的异常受精、病毒感染、细胞遗传异常、早期胚胎死亡、营养等因素有关。

（二）发病机制

病变只局限于子宫腔内，不侵入肌层，无远处转移。其特点为不同程度的胎盘绒毛滋养细胞增生，间质水肿，间质内血管部分或全部消失。完全性葡萄胎水泡状物占满宫腔，无胎儿及其附属物；部分性葡萄胎常呈现水泡、胚胎、胎儿组织并存现象，胎儿多已死亡。滋养细胞过度增生导致产生过多的人绒毛膜促性腺激素，刺激卵巢卵泡内膜细胞，使卵巢发生多发性囊肿改变，称为卵巢黄素化囊肿。

二、病情评估

（一）临床表现

1. 症状 主要表现为停经后阴道出血，多于停经12周左右出现阴道不规则出血，开始量少，逐渐增多，时出时停，可排出水泡样物；可见卵巢黄素化囊肿，一般无自觉症状，偶可发生急性扭转导致急腹症，葡萄胎清除后2~4个月黄素化囊肿可自行消退；常有阵发性下腹隐痛，如是黄素化囊肿扭转或破裂引起则为急性腹痛；妊娠呕吐出现较正常妊娠早，症状重，且持续时间长。

2. 体征

（1）子宫异常增大变软：约2／3患者子宫大于停经月份的正常妊娠子宫，质软，腹部触诊扪不到胎体，且血清HCG水平显著升高；约1／3患者子宫体积与停经月份相符；少数患者子宫小于停经月份。

（2）妊娠期高血压疾病表现：可于妊娠20周前发生高血压、蛋白尿、水肿，且较重，持续时间长，易发展为子痫前期。

（3）甲状腺功能亢进征象：约7％患者出现心动过速、皮肤潮热、震颤，T3、T4升高。

（二）辅助检查

1. 多普勒超声检查　无胎心音，只听到子宫血流杂音。

2. 人绒毛膜促性腺激素（human chorionic gonadotropin，HCG）测定　血HCG、尿HCG居于高值不下或超过妊娠期正常水平。

3. 超声检查　B超可见增大的子宫内充满长形雪花状光影，无正常胎体影像。

三、治疗原则

经确诊，及时清除宫腔内容物，通常一次很难清干净，一周后再次清宫，必要时行子宫切除术，并给予预防性化疗；如黄素化囊肿扭转且发生卵巢血运障碍则行患侧卵巢切除术。

四、护理

1. 心理护理　主动热情接待患者，认真评估患者对疾病的认识和心理承受能力，积极与患者和家属沟通，讲解葡萄胎的性质、治疗方法、预后等知识，消除患者的紧张焦虑心情，使其积极配合治疗。

2. 病情观察　密切观察患者阴道排出物及腹痛情况，保留会阴垫，观察阴道排出物的性质和量，如发现有水泡样组织送病理检查，出血量大时应注意血压、脉搏、呼吸等生命体征，并及时通知医生。

3. 清宫术术前准备及术中护理　遵医嘱留取标本做HCG测定、血常规、凝血功能测定等必要的检查；术前备血，建立静脉通路，备好催产素、抢救物品药品，协助患者排空膀胱；术中注意患者有无面色苍白、冷汗、口唇发绀，监护血压、脉搏、呼吸，防止出血性休克及肺栓塞发生；术后观察阴道出血及腹痛情况。葡萄胎清宫一次很难清干净，通常于一周后再次清宫，清出物注意挑选靠近宫壁的葡萄状组织送病理检查。

4. 合并妊娠期高血压疾病的护理　应注意水肿及血压情况，并按妊娠期高血压疾病常规护理。

5. 预防感染　阴道出血期间及清宫术后，嘱患者卧床休息，保持外阴部清洁，勤换内衣裤，每日四次监测体温，应用抗生素预防感染。

6. 健康指导

（1）向患者及家属讲解坚持正规治疗和随访的重要性及监测HCG的意义。

（2）嘱其进食高蛋白、高维生素、易消化饮食，保持外阴清洁，保证充足的睡眠，适当活动以提高机体免疫力。

（3）清宫术后禁止性生活和盆浴1个月。

（4）严格避孕1年，避孕方法宜选用阴茎套及阴道隔膜，一般不选用宫内节育器和含有雌激素的避孕药

（5）葡萄胎有10%～25%患者可能恶变，必须重视清宫术后的定期随访，内容包括清宫后每周查HCG定量测定直至连续3次正常，改为每月复查1次至少持续半年，然后每半年检查1次，共随访两年。同时应注意月经是否规律，定期做妇科检查、盆腔B超及X射线胸片检查，如有阴道异常出血、咳嗽、咯血及其他转移症状要及时就诊。

第二节　侵蚀性葡萄胎

侵蚀性葡萄胎（Invasive mole）是指病变侵入子宫肌层或转移至子宫外。它具有恶性肿瘤的行为，但恶性程度不高，又称"恶性葡萄胎"。大多发生在葡萄胎清除后6个月内，预后较好。

一、病因及发病机制

继发于葡萄胎之后，葡萄胎组织侵蚀子宫肌层或其他部位引起。

二、病情评估

（一）临床表现

1. 症状

（1）阴道出血：是其最常见的症状，葡萄胎清除后黄素化囊肿持续存在不消失，急性剧烈腹痛，有乳房增大，乳头、乳晕、外阴、阴道、宫颈着色，生殖道变软等假孕症状。

（2）转移灶表现：肺是最常见的转移部位，常表现为咳嗽、咯血或痰中带血、胸痛、呼吸困难；其次是阴道、宫旁转移，转移灶常位于阴道前壁，表现为局部紫蓝色结节，破溃后可引起大出血；肝转移预后不良，表现为肝区疼痛，若病灶穿透肝包膜可见腹腔内出血；脑转移预后凶险，表现为头痛、呕吐、抽搐偏瘫甚至昏迷。

2. 体征　子宫复旧不全，葡萄胎清除后4～6周子宫未能恢复正常或呈不均匀增大，妇科检查可见子宫增大变软，阴道宫颈转移时局部可有紫蓝色结节。

（二）辅助检查

1. 血、尿HCG测定　葡萄胎清除后9周以上，血、尿HCG测定持续高或降为正常后又上升。

2. 胸部X射线检查　肺转移的典型X射线表现是棉球或团块状阴影。

3. B超检查　子宫不同程度增大或正常，肌层有高回声团，边界清晰却无包膜。彩超显示血流丰富呈低阻力型血流频谱。

4. 组织学检查　子宫肌层或宫外转移灶中可见绒毛或退化的绒毛阴影。

5. 其他　出现脑转移症状时可做脑部CT，血清及脑脊液HCG测定，血清与脑脊液β–HCG之比小于20∶1时提示有脑转移可能。

三、治疗原则

以化疗为主，手术和放疗为辅的综合治疗。病变在子宫且化疗无效可行子宫切除术，年轻未育者尽量保留子宫，不能保留者仍应考虑保留卵巢。肝脑转移者还可加用放射治疗。

四、护理

（一）心理护理

评估患者及家属对疾病的认识和心理反应，鼓励患者诉说心理感受，促其接受现实，指导其有效应对目前状态。向其介绍医院环境、医护人员及病友，提供疾病知识、药物治疗及护理方法，帮助患者及家属树立战胜疾病的信心，使其积极配合治疗。认真听取患者及家属的意见，了解他们对疾病治疗与预后的想法。

（二）病情观察

严密观察腹痛及阴道出血情况，记录出血量，出血量多时密切观察血压、脉搏、呼吸情况，并且配合医生做好抢救工作，必要时做好术前准备，仔细观察有无转移症状，发现异常通知医生并积极配合处理。

（三）积极配合治疗

化疗患者按化疗常规护理，手术患者按腹部手术护理常规护理。

（四）有转移灶者的护理

1. 阴道转移患者的护理

（1）转移结节未破者，尽量卧床休息，避免不必要的阴道检查和盆腔检查，严禁阴道冲洗，防止碰破结节引起出血。

（2）减少可能增加腹压的因素，保持大便通畅，患者出现恶心、呕吐、咳嗽等症状时，要积极处理。

（3）配血备用，备好各种抢救药品和物品。

（4）发生阴道大出血时，立即用双拳压迫腹主动脉紧急止血，同时通知医生，积极配合抢救，建立静脉通路，备血，配合医生进行阴道填塞。严密观察阴道出血情况及生命体征，防止出血性休克及感染发生。阴道填塞的纱条必须于24~48小时内取出，取出时必须做好抢救的准备工作，若仍有出血可用无菌纱条重新填塞，注意记录取出和再填塞的纱条数。应用抗生素预防感染。

2. 肺转移患者的护理

（1）密切注意患者有无咳嗽、咯血、胸闷、胸痛、呼吸困难等症状，呼吸困难时可间断吸氧，半坐卧位。

（2）按医嘱应用镇静药物及化疗药物。因肺部直接接受药物，药物浓度较高，所以用药效果较好。

（3）大咯血时，立即给予头低脚高患侧卧位，保持呼吸道通畅，迅速通知医生，建立静脉通路，配血，配合医生进行抗休克止血治疗。

（4）患者出现血胸时，要保持安静，避免剧烈活动，出血多且症状重者可行胸腔穿刺，穿刺时严格无菌操作，防止感染。

3. 脑转移患者的护理

（1）置于单间，专人护理，保持病室安静，空气新鲜，光线柔和，抽搐及昏迷患者要加床档，防止坠床。

（2）嘱患者尽量卧床休息，严密监护，防止脑栓期的一过性肢体失灵、失语、失明等症状引起意外损伤，注意剧烈头痛、喷射性呕吐、偏瘫、抽搐、昏迷等颅内压增高和颅内出血的症状，记出入水量，发现异常立即通知医生，并积极配合治疗。

（3）抽搐发生时，立即应用开口器，防止舌咬伤，同时通知医生进行抢救。要保持呼吸道通畅，取出假牙以防误吞。抽搐后患者常有恶心、呕吐，为防误吸，应使患者去枕平卧，头偏向一侧，大小便失禁者应留置尿管，定时翻身，做好口腔护理和皮肤护理，防止吸入性肺炎和压疮。

（4）配合做好HCG测定和腰穿检查。腰穿操作时要严格遵守无菌原则，密切观察患者的呼吸、脉搏、瞳孔及意识变化，如有异常立即停止操作，进行抢救，操作时应注意脑脊液流出速度不宜过快，以防脑疝形成，留取脑脊液标本一次不超过6mL。腰穿后患者取头低脚高位6小时，平卧24小时。体温升高或疑有颅内压增高的患者应控制体温和降颅压后再行腰穿。

（5）按医嘱应用止血剂、脱水剂，给予静脉补液、吸氧和化疗，注意严格控制补液量和补液速度，以防颅内压增高。

（五）停药指征

低危患者每周查一次HCG，连续3次阴性后至少再化疗一个疗程；化疗过程中HCG下降缓慢者和病变广泛者及高危患者主张HCG阴性后继续化疗3个疗程。

（六）健康指导

1. 进食高蛋白、高维生素、易消化、无刺激饮食，注意休息，适当活动，有转移灶症状者，应卧床休息，病情解除后可适当活动。保持外阴清洁，节制性生活，注意避孕，化疗停止后一年以上方可妊娠。

2. 严密随访，出院后3个月第一次随访，以后每半年1次直至3年，然后每年1次，直至5年，此后每两年1次，随访内容同葡萄胎。

第三节　绒毛膜癌

绒毛膜癌（choriocarcinoma）是一种高度恶性的滋养细胞肿瘤。早期即可血行转移至全身各个组织器官，引起出血坏死。最常见的转移部位依次为肺、阴道、脑、肝等。

一、病因及发病机制

此病可继发于正常或异常妊娠之后，多发生在子宫，也有未见子宫内原发病灶而只见转移灶者。由于不规则增生的滋养细胞和合体细胞广泛侵入子宫肌层及血管引起，镜下找不到正常的绒毛细胞。

二、病情评估

（一）临床表现

1. 症状

（1）有葡萄胎清宫史、流产史、足月产史或异位妊娠史；主要表现为阴道不规则出血，下腹痛，癌组织穿破子宫或脏器转移灶破裂可导致急性剧烈腹痛。

（2）转移灶表现，肺转移者表现为咳嗽、血痰或反复咯血、肺不张、胸痛或血胸；阴道转移者多数为阴道下段前壁出现紫蓝色结节，破溃后可引起大出血；脑转移患者主要表现为头痛、失明、失语、呕吐、抽搐、偏瘫，甚至昏迷，脑转移多继发于肺转移之后，预后凶险，可引起颅内压增高，导致脑疝形成而死亡；肝转移患者则表现为黄疸、肝区疼痛，如果病灶穿透肝包膜可发生腹腔内出血。

2. 体征　子宫复旧不全，葡萄胎清除后4～6周子宫未能恢复正常或呈不均匀增大变软，妇科检查可触及盆腔肿块，阴道宫颈转移时局部可有紫蓝色结节。

（二）辅助检查

同侵蚀性葡萄胎。

三、治疗原则

化疗为主，手术为辅。

四、护理

1. 心理护理　运用沟通技巧争取得到患者的信任，对其表达的悲哀表示同情。为患者提供交流和活动机会，使之增强信心，认识到自身价值，帮其寻找支持系统，纠正消极的应对方式。

2. 病情观察　严密观察腹痛及阴道出血情况，记录出血量，出血量多时密切观察生命体征，做好抢救准备工作。

3. 配合治疗　接受化疗的按化疗患者护理，手术治疗患者按手术护理常规护理，出现转移灶者按侵蚀性葡萄胎有转移灶者的护理措施护理。

4. 减轻不适　采取措施及时处理患者疼痛及化疗不良反应等不适，减轻症状。

5. 健康指导　鼓励进食，做好患者饮食、活动、休息及性生活指导。具体参照侵蚀性葡萄胎患者的护理。

第四节　化疗

目前，化疗已成为恶性肿瘤的主要治疗方法之一，滋养细胞疾病是其中对化疗最敏感的一种。

一、化疗药物的作用机制

1. 影响合成脱氧核糖核酸（deoxyribonucleic acid，DNA）。
2. 直接干扰复制核糖核酸（ribonucleic acid，RNA）。
3. 干扰转录、抑制信使核糖核酸（messenger RNA，mRNA）的合成。
4. 阻止形成纺锤丝。
5. 阻止合成蛋白质。

二、常用的化疗药物

1. 烷化剂类　如氮芥、环磷酰胺，属细胞周期非特异性药物，一般静脉给药，不良反应为骨髓抑制，白细胞下降。

2. 抗代谢药物　如氨甲蝶呤、5-氟尿嘧啶，属细胞周期特异性药物，氨甲蝶呤为抗叶酸类药，一般经口服、肌内注射、静脉注射给药；5-氟尿嘧啶口服不吸收，需静脉注射给药。

3.植物生物碱类　如长春新碱、长春碱，属细胞周期特异性药物，一般静脉注射给药。

4. 细胞毒素类抗生素　如平阳霉素、放线菌素D、阿霉素，是细胞周期非特异性药物，是由微生物产生的具有抗肿瘤活性的化学物质。

5. 其他抗肿瘤药　如顺铂。

三、化疗药物的常见不良反应

1. 造血功能抑制　是不良反应中最常见和最严重的一种，主要表现为外周血白细胞和血小板计数减少，一般能自然恢复且有一定的规律性，红细胞受影响较小。白细胞多在用药一周左右开始下降，停药8～9天最低，2～3天后开始回升，历经7～10天恢复正常水平。血小板下降一般出现稍迟，但下降快，达最低后常第2天即回升，几天后可恢复正常。严重的血小板下降患者常表现为全身出血倾向，如鼻出血，病灶、皮下或内脏出血等，有时发生于血小板稍回升时，而并非血小板最低时，发病凶险，甚至危及生命。

2. 消化道反应　主要表现为食欲减退、恶心、呕吐、口腔溃疡、腹痛、腹泻。

（1）恶心、呕吐、食欲减退多于用药后2～3天出现，5～6天时最重，停药后逐步好转，一般不影响继续用药，严重者可引起水电解质失衡和代谢性碱中毒，同时也使患者对以后的治疗产生焦虑和恐惧心理。

（2）口腔溃疡多出现在用药后7～8天，一般停药一周逐渐消失。

（3）腹痛、腹泻多出现在用药一周后，一般不超过每天3～4次，停药5～6天可恢复正常，若每天大便超过4～5次，应警惕有无伪膜性肠炎发生。

3. 肝肾功能的损害　肝损害主要表现为血清谷丙转氨酶增高，严重者可发生黄疸，停药后多可恢复，若未恢复正常需暂停化疗。有些药如氨甲蝶呤、顺铂可堵塞肾小管，导致肾功能衰竭，环磷酰胺可引起出血性、无菌性膀胱炎。

4. 其他

（1）皮疹和脱发：氨甲蝶呤、5-氟尿嘧啶等可引起皮肤色素沉着、皮疹，甚至剥脱性皮炎；放线菌素D、阿霉素、氨甲蝶呤等会引起脱发。

（2）免疫抑制。

（3）心脏损伤。

（4）周围神经毒性如长春新碱可引起指趾端麻木，复视。

（5）局部组织刺激，痛风样全身性肌肉疼痛。

四、护理

（一）心理护理

耐心倾听患者主诉，关心患者，随时了解其心理变化，及时给予帮助和指导，并介绍同病种治疗效果满意的患者与之交流，向其介绍化疗效果，增强其治疗的信心，取得患者的配合。

（二）用药护理

1. 准确测量体重　化疗药物的用药量需按体重计算和调整，测量体重前护士先校准磅秤，患者须在清晨空腹，排空大小便后，只穿贴身衣裤，不穿鞋。

2. 正确用药　护士应根据医嘱正确配制药液，操作时严格三查七对，遵守无菌原则，药液要现配现用，一般不超过1小时，注意有些药物须避光，要用避光罩和避光输液器。用药前护士应熟练掌握药物性质、用药知识、常见的不良反应和护理方法。接触药物时要注意自我保护，戴口罩、帽子、手套，有条件者配药时应用无菌洁净台，用物使用后及时废弃。

3. 注意合理使用并保护静脉　遵照保护血管的原则，从远端小静脉开始穿刺，先注入少量生理盐水确定穿刺成功后方可用化疗药物，用药时如发现药液外渗，应重新穿刺，渗液部位给予冷敷，如是刺激性较强的药物须用利多卡因或生理盐水局部封闭，以后用金黄散外敷，以减轻疼痛肿胀，防止局部坏死，用药后先用生理盐水冲管再拔针。腹腔化疗者应嘱患者经常变换体位，以保证疗效。

（三）严密观察病情

测量体温，观察有无出血倾向，胃肠道不适及泌尿系统、皮肤及神经系统异常表现，发现异常及时报告医生。

（四）化疗不良反应的护理

1. 消化道不良反应的护理

（1）恶心、呕吐、食欲减退的护理：注意观察患者消化道反应程度，食欲减退者，鼓励多进食，清淡饮食，少食多餐，提供患者平时喜爱的食物和良好的进食环境，有恶心、呕吐时，及时清理呕吐物，遵医嘱给予镇静、止吐药，合理安排用药时间，必要时静脉补液，记录呕吐量，防止水电解质平衡紊乱。教会患者利用平静和缓的音乐、行为放松技巧和选择合适食物，避免产气的、油性的及辛辣食物来减轻症状。

（2）口腔护理：保持口腔卫生，每次进食后淡盐水漱口，有口腔黏膜充血疼痛者，可给予西瓜霜喷涂；如形成溃疡，给予口腔护理，并做溃疡面分泌物培养，根据药敏试验结果选适当的抗生素与维生素B$_{12}$液混合后涂于溃疡面；用软毛牙刷刷牙，给予温凉的流质饮食或软食，避免刺激性食物；疼痛严重不能进食者，可在进食前15分钟，局部涂抹0.03%丁卡因，进食后漱口，并局部应用冰硼散、锡类散或甲紫（龙胆紫）。鼓励进食，促进咽部活动，减少咽部溃疡引起充血水肿结痂，必要时遵医嘱给予静脉补液，补充大剂量维生素。口腔溃疡患者如正值骨髓抑制期易引起全身感染、败血症，应警惕，注意监测体温。

（3）腹痛、腹泻的护理：严密观察腹痛情况，腹泻次数、量及大便性质，腹泻1天超过3次要及时通知医生，遵医嘱给药，并留取大便标本做细菌培养，包括厌氧菌培养，严重者记录24小时出入量，防止水电解质平衡紊乱。指导患者进食少渣低脂饮食。因5-氟尿嘧啶可杀灭肠道内革兰阴性杆菌，引起菌群失调，建议最好每天进食2瓶酸奶。

2. 造血系统功能抑制的护理

（1）白细胞降低的护理：定期复查血白细胞计数，白细胞低于3.0×10^9/L及时通知医生，考虑停药，白细胞下降患者机体防御能力下降，易引起感染，白细胞低于1.0×10^9/L，机体已几乎完全丧失免疫力，要进行保护性隔离，严格执行消毒隔离制度，保持室内空气新鲜，定时通风，避免室内放置鲜花等植物，要尽量谢绝探视，禁止带菌者入室。要每天4次监测体温，遵照医嘱应用抗生素、升白细胞药物，并注意观察用药后反应。可进食高蛋白、高维生素、易消化、无刺激饮食，忌食生冷，注意休息。

（2）血小板降低的护理：定期复查血小板计数，血小板低于50×10^9/L时，患者即有潜在性出血，低于20×10^9/L时，即有自发性出血的可能，应密切观察病情，注意患者有无细微的出血征兆，发现问题及时处理。嘱患者禁止做剧烈运动，有颅内出血和阴道出血倾向者要绝对卧床休息，进行各项护理治疗操作时动作要轻柔，穿刺后穿刺点压迫时间要适当延长，防止皮下血肿形成，保持室内空气湿度，防止因空气干燥引起鼻出血，嘱患者使用软毛牙刷，刷牙动作要轻柔，保持大便通畅，必要时输入新鲜血或单采血小板。

3. 肝功能损害的护理　注意患者有无上腹痛、恶心、腹泻及黄疸症状，定期检查肝功能，异常者遵医嘱给予保肝药物治疗。

4. 肾功能损害的护理　嘱患者多饮水，准确记录出入水量，24小时尿量要大于2500mL，必要时静脉输入液体，给予水化，每天监测尿pH值，若小于6.5时给予碳酸氢钠口服或静脉输入。注意观察患者有无泌尿系统症状，有无排尿困难及血尿，发现问题及时通知医生。

5. 脱发的护理　化疗脱发给患者造成很大的心理压力，护士应了解其情绪反应，帮助患者正确面对自身形象的改变，告知患者脱发是暂时性的，化疗结束后会再生。协助患者选择假发、围巾、帽子等饰物，争取得到家属配合，多关心患者。

第五节　妇科恶性肿瘤病人介入治疗

妇科恶性肿瘤中宫颈癌最常见，卵巢癌及子宫内膜癌的发病率居第二位。以往主要治疗手段是手术和放、化疗，但对妇科中晚期癌疗效并不理想，随着介入放射学的逐渐开展，为妇科中晚期癌开辟了一条新的治疗途径。对中晚期难以手术切除的病例可采用超选择性子宫动脉灌注化疗栓塞术，使肿瘤组织内具有较高的药物浓度，从而杀伤肿瘤细胞，同时采用血管栓塞疗法，阻断其血供，使其缺血缺氧坏死，肿块缩小，减轻肿块与周围组织的浸润，降低其周围淋巴结转移的阳性率，减少术中出血，提高肿瘤的切除率从而提高生存率。

一、术前护理

（一）心理护理

1. 正确评估患者的身心状态，评估内容包括患者的健康状况、病史、病情及有无高危因素，患者及家属对介入治疗的了解程度及心理反应。

2. 妇科恶性肿瘤患者均存在不同程度的绝望心理，对治疗缺乏了解，缺少应有的信心，思想上顾虑重重。因此，首先要建立良好的护患关系，对患者要细心、耐心、充满爱心、给予高度的同情心，治疗前向患者讲解介入治疗的必要性，治疗方法、注意事项、疗效以及可能出现的不良反应和处理方法等，使其了解整个治疗过程，减轻疑虑，克服消极心理，稳定情绪，配合治疗，帮助预防和减少并发症的发生。

3. 若患者情绪紧张，可遵医嘱在术前30分钟给予安定10mg，哌替啶10mg肌内注射，防止情绪紧张，减少迷走神经血管反应。

（二）术前准备

1. 配合医生完善血常规、尿常规、凝血功能测定，心、肝、肾功能检查以及胸片、盆腔B超、MRI或CT等检查。

2. 遵医嘱完成抗生素、普鲁卡因及碘过敏试验，对于过敏体质患者应特别小心，使用非离子型造影剂。

3. 按医嘱和患者病情需要准备介入治疗所需的药品和物品。

4. 备皮，按穿刺部位做好两侧腹股沟及会阴部毛发的处理。

5. 观察穿刺肢体足背动脉搏动和皮肤温度情况，以便与术中及术后对照。

6. 训练患者床上排便，以免术后不适应。

7. 术前24小时进食流质饮食，4小时禁食水。

8. 术晨测量生命体征，留置尿管。

二、术中护理

1. 协助患者仰卧于操作台上，监测生命体征并做好记录，备好术中所需物品。

2. 整个介入过程严格遵守无菌原则，避免医源性感染，同时要认真执行洗手制度，每项每部位操作后都要洗手。

3. 因手术过程中局麻，患者一直处于清醒状态，要经常询问患者有无不适，严密观察脉搏、心率、面色、表情，发现异常及时报告医生。如有疼痛，可遵医嘱给予止痛药物。

三、术后护理

（一）病情观察

1. 观察生命体征，遵医嘱每30分钟监测血压、脉搏和呼吸1次，连续监测2次，待情况稳定后改为1小时监测1次。

2. 留置导尿管，记录24小时出入量，以了解肾功能情况。

3. 观察术肢疼痛、肢体麻木及肢端血运情况。每小时检查足背动脉搏动情况，注意搏动有无减弱或消失，观察皮肤颜色是否苍白及肢体末梢皮肤温度是否下降，毛细血管充盈时间是否延长，术侧下肢有无疼痛或感觉障碍等情况出现。如果发现趾端苍白、小腿剧烈疼痛、皮温下降、感觉迟钝，则提示可能有股动脉栓塞，应及时报告医生。

4. 术后每2~4小时翻身按摩受压部位一次，预防压疮。

5. 保持各种引流管通畅，记录引流物的量、颜色和性质，每天更换引流袋，发现异常报告医生，及时处理。

（二）穿刺点的护理

由于术中使用扩张器及肝素，穿刺局部不易止血，因此，介入治疗最常见的并发症是穿刺部位血肿和血栓形成。

1. 患者返回病房后，先触摸其足背动脉，如果搏动良好，在穿刺包扎部位用沙袋压迫止血，重新触摸足背动脉，若无异常，表明沙袋压迫得当。局部沙袋压迫8小时，每30分钟观察1次足背动脉搏动及皮肤温度。

2. 嘱患者平卧6小时，术肢制动24小时，制动期间要注意活动踝关节、按摩腓肠肌，防止肢体血栓形成，24小时后可下床活动。

3. 若患者有咳嗽、大量腹水、大便不畅、恶心、呕吐时，要双手加压穿刺部位。

4. 需随时注意穿刺部位有无渗血及皮下淤血，保持敷料清洁干燥，防止感染。

（三）水化护理

水化和利尿是一种能较好预防肾毒性的有效方法。应用顺铂等药物者，介入前充分水化，介入后连续水化利尿3天，每天输液量在3000mL左右，同时在液体中加入维生素类、止血药、止吐药等，根据患者情况调节输液速度，鼓励患者多饮水，保持尿量在3000mL／d以上。

（四）不良反应的观察及护理

介入治疗后，由于化疗药物的不良反应，可能出现恶心、呕吐、发热、腹痛、腹胀、便秘、白细胞下降、阴道出血等症状，可按医嘱对症处理，通常1周左右缓解或消失。

1. 观察体温　由于化疗药物杀死肿瘤细胞引起机体反应，术后3天内患者多有不同程度的发热。每天测体温4次，如体温≥38.5℃，应采取物理降温，同时鼓励多饮水，注意保暖，并保持室内空气流通，限制探视，避免感染，遵医嘱应用抗生素。

2. 消化道反应的处理　由于高浓度、大剂量化疗药物刺激胃肠道，患者常出现恶心、呕吐等消化道反应。护士要关心、体贴患者，经常巡视病房，及时清理呕吐物，保持床单的清洁，认真聆听患者的主诉，与患者及家属沟通交流，了解患者的饮食爱好，给予适合其口味的饮食，注意食物的色、香、味以刺激食欲，提供高蛋白、高维生素、高热量、清淡易消化的食物，少食多餐，保持口腔卫生，保证所需营养的摄取和液体的摄入，以利于体质的恢复。呕吐严重者给予禁食，静脉输液，维持机体的正氮平衡。

3. 骨髓抑制　介入治疗后患者均有不同程度的骨髓抑制，应做好保护性隔离，病房每日用紫外线消毒1～2次，预防交叉感染，如白细胞过低时，应按医嘱使用升白细胞药物，定期检查血常规，必要时输少量新鲜血或给予白蛋白等治疗，提高机体免疫力，以减轻药物的毒性反应。

4. 疼痛管理　腹痛常在栓塞后1小时或栓塞中出现，持续6～12小时，有些持续数天甚至数月，主要是由于局部缺血坏死所致。护士应加强病情观察，注意疼痛的性质、部位、持续时间以及与体位的关系。耐心细致地给患者心理安慰，通过心理护理、放松治疗减轻其痛苦，如疼痛难忍时应酌情给予安慰剂或镇痛剂，以减轻患者的痛苦。

5. 便秘腹胀的护理　因长时间卧床和药物作用，多数患者有便秘情况发生。术后服用番泻叶水，或口服缓泻剂，必要时可用开塞露。

6. 阴道出血的观察　有些患者术后出现阴道血色分泌物或出血，需注意观察出血颜色、量及伴随症状，发现异常及时报告医生。行会阴擦洗一天两次，便后会阴擦洗，更换会阴垫，保持外阴清洁，预防发生感染。

7. 健康指导

（1）嘱患者定期随诊，术后1个月、3个月、6个月复查超声，记录子宫及肿瘤大小的变化。

（2）注意休息和适当的活动，保持心情舒畅，指导患者均衡饮食，增加营养，提高免疫力。

（3）避免去人多的场所，预防交叉感染。注意监测血常规变化，观察病情变化以及肝、肾和造血系统功能的恢复情况。

（4）术后3个月禁止性生活，预防泌尿生殖系统感染。

第七章 异常妊娠

正常妊娠时，胚胎必须着床在子宫腔的适当部位，并在宫腔内继续生长发育，至足月时临产并分娩。种植部位不在宫腔内或在宫内生长发育的时间过短或过长，即为异常妊娠，对母胎可造成一定影响。如果胚胎或胎儿在宫内生长发育的时间过短，即为自然流产或早产；如果胎儿在宫内生长的时间过长，即为过期妊娠；如果胚胎种植于宫腔以外部位即为异位妊娠。

第一节 自然流产

妊娠不足28周、胎儿体重不足1000g而终止者，称为流产。发生在妊娠12周前者，称为早期流产，而发生在妊娠12周或之后者，称为晚期流产。流产分为自然流产和人工流产。

一、病因

病因包括胚胎因素、母体因素、父亲因素和环境因素。

1. 胚胎因素　胚胎或胎儿染色体异常是早期流产最常见的原因。

2. 母体因素

（1）全身性疾病：孕妇患全身性疾病，有可能导致流产。

（2）生殖器官异常。

（3）内分泌异常。

（4）强烈应激与不良习惯。

（5）免疫功能异常。

3. 父亲因素　有研究证实精子的染色体异常可以导致自然流产。

4. 环境因素　过多接触放射线和某些化学物质，均可能引起流产。

二、临床表现

主要为停经后阴道流血和腹痛。早期流产的流产过程表现为先出现阴道流血，后出现腹痛。晚期流产的临床过程表现为先出现腹痛，后出现阴道流血。

三、临床类型

按自然流产发展的不同阶段，分为以下临床类型。

（一）先兆流产

先兆流产指妊娠28周前先出现少量阴道流血，随后出现阵发性下腹痛或腰背痛。妇科检查宫颈口未开，胎膜未破，子宫大小与停经周数相符。经休息及治疗后症状消失，可继续妊娠；若阴道流血量增多或下腹痛加剧，可发展为难免流产。

（二）难免流产

难免流产指流产不可避免。在先兆流产的基础上，阴道流血量增多，阵发性下腹痛加剧，或出现阴道流液。妇科检查宫颈口已扩张，有时可见胚胎组织或胎囊堵塞于宫颈口内，子宫大小与停经周数基本相符或略小。

（三）不全流产

难免流产继续发展，部分妊娠物排出宫腔，部分残留于宫腔内或嵌顿于宫颈口处，或胎儿排出后胎盘滞留宫腔或嵌顿于宫颈口，影响子宫收缩，导致大量出血，甚至发生休克。妇科检查见宫颈口已扩张，宫颈口有妊娠物堵塞及持续性血液流出，子宫小于停经周数。

（四）完全流产

完全流产指妊娠物已全部排出，阴道流血逐渐停止，腹痛逐渐消失。妇科检查宫口已关闭，子宫接近正常大小。

此外，流产还有以下3种特殊情况。

（1）稽留流产：指胚胎或胎儿已死亡，滞留宫腔内未能及时自然排出者。

（2）复发性流产：指同一性伴侣连续发生3次及3次以上的自然流产。

（3）流产合并感染：多见于阴道流血时间较长的流产患者。

四、诊断

诊断自然流产一般并不困难，根据病史及临床表现多能确诊，仅少数需行辅助检查。确诊自然流产后，还需确定其临床类型，决定相应的处理方法。

五、鉴别诊断

首先，应鉴别流产的类型。早期自然流产应与异位妊娠、葡萄胎、功能失调性子宫出血及子宫肌瘤等相鉴别。

六、处理

应根据自然流产的不同类型进行相应处理。

1. 先兆流产 卧床休息，禁性生活，必要时给予对胎儿危害小的镇静剂。黄体功能不全者可肌内注射黄体酮注射液、口服维生素E等保胎治疗；甲状腺功能减退者可口服小剂量甲状腺片。经治疗2周，若阴道流血停止，B超检查提示胚胎成活，可继续妊娠。若临床症状加重，B超检查发现胚胎发育不良，HCG持续不升或下降，表明流产不可避免，应终止妊娠。

2. 难免流产　一旦确诊，应尽早使胚胎及胎盘组织完全排出。早期流产应及时行清宫术。晚期流产时，可用缩宫素10～20U于5％葡萄糖注射液500mL中静脉滴注，促进子宫收缩。必要时刮宫以清除宫腔内残留的妊娠物。应给予抗生素预防感染。

3. 不全流产　一经确诊，应尽快行刮宫术或钳刮术，清除宫腔内残留组织。

4. 完全流产　流产症状消失，B超检查证实宫腔内无残留物，若无感染征象，不需特殊处理。

5. 稽留流产　处理较困难。处理前应查血常规及凝血功能，并做好输血准备。若凝血功能正常，先口服炔雌醇或肌内注射苯甲酸雌二醇。子宫<12孕周者，可行刮宫术，术中肌内注射缩宫素，一次不能刮净，于5～7日后再行刮宫术。子宫>12孕周者，可使用米非司酮加米索前列醇，或静脉滴注缩宫素，促使胎儿胎盘排出。若出现凝血功能障碍，应尽早使用肝素、纤维蛋白原及输新鲜血或新鲜冰冻血浆等，待凝血功能好转后，再行刮宫。

6. 复发性流产　染色体异常夫妇，应于孕前进行遗传咨询，确定是否可以妊娠。有子宫肌瘤、子宫纵隔、宫腔粘连应行相应手术治疗。宫颈功能不全应在孕14～18周行宫颈环扎术。抗磷脂抗体阳性患者可在确定妊娠以后使用小剂量阿司匹林和（或）低分子肝素。黄体功能不全者，应肌内注射黄体酮或口服黄体酮。甲状腺功能低下者应在孕前及整个孕期补充甲状腺素。

7. 流产合并感染　治疗原则为控制感染的同时尽快清除宫内残留物。

第二节　异位妊娠

受精卵在子宫体外着床称为异位妊娠。异位妊娠依受精卵在子宫体腔外种植部位不同而分为：输卵管妊娠、卵巢妊娠、腹腔妊娠、阔韧带妊娠及宫颈妊娠。此外，剖宫产瘢痕妊娠近年在国内明显增多。子宫残角妊娠因其临床表现与异位妊娠类似，故也附于本章内简述。

输卵管妊娠占异位妊娠95％左右，其中壶腹部妊娠最多见，约占78％，其次为峡部、伞部，间质部妊娠较少见。

一、病因

（1）输卵管炎症是输卵管妊娠的主要病因。

（2）输卵管妊娠史或手术史。

（3）输卵管发育不良或功能异常。

（4）辅助生殖技术。

（5）避孕失败。

（6）其他。

二、病理

1. 输卵管的特点　输卵管管腔狭小，管壁薄且缺乏黏膜下组织，其肌层远不如子宫肌壁厚与坚韧，妊娠时不能形成完好的蜕膜，不利于胚胎的生长发育，常发生以下结局。

（1）输卵管妊娠流产多见于妊娠8～12周输卵管壶腹部妊娠。

（2）输卵管妊娠破裂多见于妊娠6周左右输卵管峡部妊娠。

（3）陈旧性宫外孕。

（4）继发性腹腔妊娠。

2. 子宫的变化　输卵管妊娠和正常妊娠一样，合体滋养细胞产生HCG维持黄体生长，使甾体激素分泌增加，致使月经停止来潮，子宫增大变软，子宫内膜出现蜕膜反应。可发生阴道流血，排出的组织中见不到绒毛。

三、临床表现

输卵管妊娠的临床表现与受精卵着床部位，有无流产或破裂以及出血量多少和时间长短等有关。在输卵管妊娠早期，若尚未发生流产或破裂，常无特殊的临床表现，其过程与早孕或先兆流产相似。

（一）症状

典型症状为停经后腹痛与阴道流血。

1. 停经　多有6～8周停经史，还有20%～30%患者无停经史，可有不规则阴道流血。

2. 腹痛　输卵管妊娠患者的主要症状，占95%。

3. 阴道流血　常有不规则阴道流血。阴道流血可伴有蜕膜管型或蜕膜碎片排出，是子宫蜕膜剥离所致。阴道流血常常在病灶去除后方能停止。

4. 晕厥与休克　由于腹腔内出血及剧烈腹痛，轻者出现晕厥，严重者出现失血性休克。

5. 腹部包块。

（二）体征

1. 一般情况　当腹腔出血不多时，血压可代偿性轻度升高；当腹腔出血较多时，可出现面色苍白、脉搏快而细弱、心率增快和血压下降等休克表现。

2. 腹部检查　下腹有明显压痛及反跳痛，尤以患侧为著，但腹肌轻微紧张。出血较多时，叩诊有移动性浊音。有些患者下腹可触及包块，若反复出血并积聚，包块可不断增大变硬。

3. 盆腔检查　阴道内常有来自宫腔的少许血液。输卵管妊娠流产或破裂者，阴道后穹窿饱满，有触痛。可有宫颈举痛或摇摆痛，此为输卵管妊娠的主要体征之一。内出血多时，检查子宫有漂浮感。子宫一侧或其后方可触及肿块，触痛明显。输卵管间质部妊娠时，子宫大小与停经月份基本符合，但子宫不对称，一侧角部突出，破裂所致的征象与子宫破裂极相似。

四、诊断

输卵管妊娠未发生流产或破裂时，临床表现不明显，诊断较困难，需采用辅助检查方能确诊。

输卵管妊娠流产或破裂后，诊断多无困难。若阴道流血淋漓不断，腹痛加剧，盆腔包块增大及血红蛋白呈下降趋势等，有助于确诊。必要时可采用下列检查方法协助诊断。

1. HCG测定。

2. 黄体酮测定。

3. B超诊断　B型超声检查对异位妊娠诊断必不可少，还有助于明确异位妊娠部位和大小。将血HCG测定与超声检查相配合，对异位妊娠的诊断帮助很大。当血HCG>2000IU／L，阴道超声未见宫内妊娠囊时，异位妊娠诊断基本成立。

4. 腹腔镜检查　腹腔镜检查是异位妊娠诊断的金标准，而且可以在确诊的同时行镜下手术治疗。

5. 阴道后穹窿穿刺　是一种简单可靠的诊断方法，适用于疑有腹腔内出血的患者。

6. 诊断性刮宫　适用于不能存活宫内妊娠的鉴别诊断和超声检查不能确定妊娠部位者。

五、鉴别诊断

输卵管妊娠应与流产、急性输卵管炎、急性阑尾炎、黄体破裂及卵巢囊肿蒂扭转相鉴别。

六、治疗

异位妊娠的治疗包括药物治疗和手术治疗。

（一）药物治疗

采用化学药物治疗，主要适用于早期输卵管妊娠，要求保存生育能力的年轻患者。化疗一般采用全身用药，亦可采用局部用药。全身用药常用氨甲蝶呤（MTX）。在MTX治疗期间，应用B超和血HCG进行严密监护，并注意患者的病情变化及药物毒副作用。若用药后14日血HCG下降并连续3次直至阴性，腹痛缓解或消失，阴道流血减少或停止者为显效。若病情无改善，甚至发生急性腹痛或输卵管破裂症状，则应立即进行手术治疗。局部用药可采用在超声引导下穿刺或在腹腔镜下将MTX直接注入输卵管的妊娠囊内。

（二）手术治疗

手术治疗分为保守手术和根治手术。保守手术为保留患侧输卵管，根治手术为切除患侧输卵管。

保守手术：适用于有生育要求的年轻妇女。可采取输卵管造口术、输卵管切开术及输卵管伞部压出术。输卵管妊娠行保守手术后，残余滋养细胞有可能继续生长，再次发生出血，引起腹痛等，称为持续性异位妊娠。诊断为持续性异位妊娠者，应及时给予甲氨蝶呤治疗，必要时需再次手术。

根治手术：适用于无生育要求、内出血并发休克的急症输卵管妊娠患者。输卵管间质部妊娠，应争取在破裂前手术，避免可能威胁生命的大量出血。

输卵管妊娠手术可经腹或经腹腔镜完成，其中腹腔镜手术是治疗异位妊娠的主要方法。

附1：其他部位妊娠

一、卵巢妊娠

卵巢妊娠指受精卵在卵巢着床和发育。卵巢妊娠的诊断标准如下：

1. 双侧输卵管正常。
2. 胚泡位于卵巢组织内。
3. 卵巢及胚泡以卵巢固有韧带与子宫相连。
4. 胚泡壁上有卵巢组织。

卵巢妊娠的临床表现与输卵管妊娠极相似，主要症状为停经、腹痛及阴道流血。术前往往诊断为输卵管妊娠或误诊为卵巢黄体破裂。

治疗方法为手术治疗，手术应根据病灶范围做卵巢部分切除、卵巢楔形切除、卵巢切除术或患侧附件切除术，腹腔镜手术是治疗卵巢妊娠的主要方法。

二、腹腔妊娠

腹腔妊娠指胚胎或胎儿位于输卵管、卵巢及阔韧带以外的腹腔内。

腹腔妊娠分为原发性和继发性两类。原发性腹腔妊娠指受精卵直接种植于腹膜、肠系膜、大网膜等处，极少见。继发性腹腔妊娠往往发生于输卵管妊娠流产或破裂后，偶可继发于卵巢妊娠或子宫内妊娠而子宫存在缺陷破裂后。

患者有停经及早孕反应，且病史中多有输卵管妊娠流产或破裂症状，或孕早期出现不明原因的短期贫血症状，伴有腹痛及阴道流血，以后逐渐缓解。随后阴道流血停止，腹部逐渐增大。腹部检查发现子宫轮廓不清，但胎儿肢体极易触及，胎位异常，肩先露或臀先露，先露高浮，胎心异常清晰，胎盘杂音响亮。盆腔检查发现宫颈位置上移，子宫比妊娠月份小并偏于一侧，但有时不易触及，胎儿位于子宫另一侧。B超检查发现宫腔内空虚，胎儿与子宫分离；在胎儿与膀胱间未见子宫肌壁层；胎儿与子宫关系异常或胎位异常；子宫外可见胎盘组织。MRI、CT对诊断也有一定帮助。

腹腔妊娠确诊后，应立即行剖腹取出胎儿。胎盘的处理要特别慎重，任意剥离将致大量出血，应根据其附着部位，胎儿存活及死亡时间决定。

三、宫颈妊娠

受精卵着床和发育在宫颈管内者称为宫颈妊娠，有停经及早孕反应。主要症状为无痛性阴道流血或血性分泌物，流血量一般由少到多，也可为间歇性阴道大量流血。检查发现宫颈显著膨大呈桶状，变软变蓝，宫颈外口扩张边缘很薄，内口紧闭，子宫体大小正常或稍大。

宫颈妊娠的诊断标准如下：

（1）妇科检查发现在膨大的宫颈上方为正常大小的子宫。

（2）妊娠产物完全在宫颈管内。

（3）分段刮宫，宫腔内未发现任何妊娠产物。

确诊后可行搔刮宫颈管术或行吸刮宫颈管术，或直视下切开宫颈剥除胚胎，术前应做好输血准备或于术前行子宫动脉栓塞术以减少术中出血。

为减少刮宫时出血并避免切除子宫，近年采用术前给予MTX治疗。

附2：子宫残角妊娠

子宫残角妊娠指受精卵于子宫残角内着床并生长发育，多发生于初产妇。表现为除正常子宫外，尚可见一较小子宫，宫腔内有时可见内膜线。症状与输卵管间质部妊娠破裂相似。子宫残角妊娠确诊后应及早手术，切除残角子宫，若为活胎，应先行剖宫产，然后切除残角子宫。

附3：剖宫产瘢痕部位妊娠

剖宫产瘢痕部位妊娠指有剖宫产史孕妇，胚胎着床于子宫下段剖宫产切口瘢痕处，是一种特殊部位的异位妊娠，为剖宫产的远期并发症之一。

临床表现为既往有子宫下段剖宫产史，此次停经后伴不规则阴道出血。早期诊断可避免子宫大出血及子宫破裂等并发症的发生。经阴道B型超声是诊断剖宫产切口部妊娠（cesarean scar pregnancy，CSP）的主要手段。一旦确诊必须立即住院治疗，治疗方案依据个体化原则。

第三节　早产

早产指妊娠满28周至不足37周间分娩者。此时娩出的新生儿为早产儿，体重为1000～2499g。早产儿各器官发育尚不够健全，出生孕周越小，体重越轻，其预后越差。

一、早产的分类及原因

早产按原因可分为三类：自发性早产、未足月胎膜早破早产（preterm premature rupture of the membranes，PPROM）和治疗性早产。

1. 自发性早产　发生的机制主要为以下几点。

（1）黄体酮撤退。

（2）缩宫素作用。

（3）蜕膜活化。

2. 未足月胎膜早破早产　病因及高危因素包括：PPROM史、体重指数<19.8kg／m²、营养不良、吸烟、宫颈功能不全、子宫畸形、宫内感染、细菌性阴道病、子宫过度膨胀及辅助生殖技术受孕等。

3. 治疗性早产　由于母体或胎儿的健康原因不允许继续妊娠，在未足37周时采取引产或剖宫产终止妊娠，即为治疗性早产。终止妊娠的常见指征有：子痫前期、胎儿窘迫、胎儿生长受限、羊水过少或过多、胎盘早剥、妊娠并发症、前置胎盘出血、其他不明原因产前出血、血型不合溶血及胎儿先天缺陷等。

二、临床表现及诊断

早产的主要临床表现是子宫收缩，最初为不规则宫缩，常伴有少许阴道流血或血性分泌物，以后可发展为规则宫缩，其过程与足月临产相似，胎膜早破较足月临产多。

临床上，早产可分为先兆早产和早产临产两个阶段。先兆早产指有规则或不规则宫缩，伴有宫颈管的进行性缩短。早产临产需符合下列条件：①出现规则宫缩，伴有宫颈的进行性改变；②宫颈扩张1cm以上；③宫颈展平≥80％。

三、预防

积极预防早产是降低围产儿死亡率的重要措施之一。

（1）定期产前检查，指导孕期卫生。

（2）加强对高危妊娠的管理，积极治疗妊娠并发症及预防并发症的发生。

（3）已明确宫颈功能不全者，应于妊娠14～18周行宫颈环扎术。

（4）对怀疑宫颈功能不全，尤其是孕中、晚期宫颈缩短者，可选用：①黄体酮阴道制剂，从妊娠20周用至34周，可明显减少34周前的早产率；②宫颈环扎术；③子宫托。各种预防措施主要针对单胎妊娠，对多胎妊娠尚缺乏充足的循证医学依据。

四、治疗

治疗原则：若胎膜完整，在母胎情况允许时尽量保胎至34周。

1. 卧床休息。

2. 促胎肺成熟治疗　妊娠<34周，1周内有可能分娩的孕妇，应使用糖皮质激素促胎儿肺成熟。方法：地塞米松注射液6mg肌内注射，每12小时1次，共4次。妊娠32周后选用单疗程治疗。

3. 抑制宫缩治疗

（1）β-肾上腺素受体激动剂：常用药物有利托君。用药期间需密切观察孕妇主诉及心率、血压、宫缩变化，并限制静脉输液量，以防肺水肿。

（2）硫酸镁：常用方法为：25％硫酸镁16mL加于5％葡萄糖注射液100mL中，在30～60分钟内静脉滴注完，后以1～2g／h的剂量维持，每日总量不超过30g。用药过程中必须检测镁离子浓度，密切注意呼吸、膝反射及尿量。

（3）阿托西班：是一种缩宫素的衍生物，通过竞争子宫平滑肌细胞膜上的缩宫素受体，抑制由缩宫素所诱发的子宫收缩，其抗早产的效果与利托君相似。

（4）钙通道阻滞剂：常用药物为硝苯地平，其抗早产的作用比利托君更安全、更有效。用法：10mg口服，每6～8小时1次，应密切注意孕妇心率及血压变化。已用硫酸镁者慎用，以防血压急剧下降。

（5）前列腺素合成酶抑制剂：因其可通过胎盘，故此类药物仅在孕32周前短期（1周内）选用。常用药物为吲哚美辛。

4. 控制感染　特别适用于阴道分泌物培养B族链球菌阳性或羊水细菌培养阳性及泌尿道感染者。

5. 终止妊娠的指征

（1）宫缩进行性增强，经过治疗无法控制者。

（2）有宫内感染者。

（3）衡量母胎利弊，继续妊娠对母胎的危害大于胎肺成熟对胎儿的好处。

（4）孕周已达34周，如无母胎并发症，应停用抗早产药，顺其自然，不必干预，只需密切监测胎儿情况即可。

6. 分娩期处理 大部分早产儿可经阴道分娩，临产后慎用吗啡、哌替啶等抑制新生儿呼吸中枢的药物；产程中应给孕妇吸氧，密切观察胎心变化，可持续胎心监护；第二产程可做会阴侧切，预防早产儿颅内出血等。对于早产胎位异常者，在权衡新生儿存活利弊基础上，可考虑剖宫产。

第四节　过期妊娠

平时月经周期规则，妊娠达到或超过42周尚未分娩者，称为过期妊娠。过期妊娠使胎儿窘迫、胎粪吸入综合征、过熟综合征、新生儿窒息、围产儿死亡、巨大儿及难产等不良结局发生率增高，并随妊娠期延长而增加。

一、病理

1. 胎盘 过期妊娠的胎盘病理有两种类型。一种是胎盘功能正常，另一种是胎盘功能减退。

2. 羊水 妊娠42周后羊水迅速减少，羊水粪染率明显增高。

3. 胎儿 过期妊娠胎儿生长模式与胎盘功能有关，可分为以下3种。

（1）正常生长及巨大儿。

（2）胎儿过熟综合征。

（3）胎儿生长受限。

二、对母儿影响

1. 对围产儿影响 除上述胎儿过熟综合征外，胎儿窘迫、胎粪吸入综合征、新生儿窒息及巨大儿等围产儿发病率及死亡率均明显增高。

2. 对母体影响 产程延长和难产率增高，使手术产率及母体产伤明显增加。

三、诊断

准确核实孕周，确定胎盘功能是否正常是关键。

1. 核实孕周

（1）病史：

1）以末次月经第一日计算：平时月经规则、周期为28～30日的孕妇停经≥42周尚未分娩，可诊断为过期妊娠。若月经周期超过30日，应酌情顺延。

2）根据排卵日推算：若排卵后≥280日仍未分娩者可诊断为过期妊娠。

3）根据性交日期推算预产期。

4）根据辅助生殖技术的日期推算预产期。

（2）临床表现：早孕反应开始出现时间、胎动开始出现时间以及早孕期妇科检查发现的子宫大小，均有助于推算孕周。

（3）实验室检查：

1）根据B超检查确定孕周。

2）根据妊娠初期血、尿HCG增高的时间推算孕周。

2. 判断胎儿安危状况

（1）胎动情况。

（2）电子胎儿监护。

（3）B超检查。

（4）羊膜镜检查：观察羊水颜色，若已破膜，可直接观察到流出的羊水有无粪染。

四、处理

妊娠40周以后胎盘功能逐渐下降，42周以后明显下降，因此，在妊娠41周以后，即应考虑终止妊娠，尽量避免过期妊娠。

1. 促宫颈成熟　评价宫颈成熟度的主要方法是Bishop评分，Bishop评分≥7分者，可直接引产；Bishop评分<7分者，引产前先促宫颈成熟。目前，常用的促宫颈成熟的方法主要有前列腺素E_2（prostaglandin，PCE_2）阴道抑制剂和宫颈扩张球囊。

2. 引产术　常用静脉滴注缩宫素，胎头已衔接者，通常先人工破膜，1小时后开始滴注缩宫素引产。

3. 产程处理　进入产程后，应鼓励产妇左侧卧位、吸氧。产程中最好连续监测胎心，注意羊水性状，及早发现胎儿窘迫，并及时处理。过期妊娠时，常伴有胎儿窘迫、羊水粪染，分娩时应做相应准备。胎儿娩出后应立即在直接喉镜指引下行气管插管吸出气管内容物，以减少胎粪吸入综合征的发生。

4. 剖宫产术　过期妊娠时，胎盘功能减退，胎儿储备能力下降，需适当放宽剖宫产指征。

第八章 分娩期并发症的护理

第一节 胎膜早破

胎膜早破（premature rupture of membrane，PROM）是指在临产前胎膜自然破裂，是常见的分娩期并发症，孕周越少，围生儿预后越差。

一、病因及发病机制

1. 下生殖道感染 引起胎膜炎，使胎膜局部张力下降而破裂。

2. 营养因素 缺乏维生素、锌及铜，使胎膜张力下降而破裂。

3. 羊膜腔内压力升高 双胎妊娠、羊水过多及妊娠晚期进行性生活。

4. 宫颈内口松弛 因手术创伤或先天性宫颈内口松弛、前羊水囊楔入、受压不均导致胎膜破裂。

5. 胎先露部衔接不良 头盆不称、胎先露部高浮、胎位异常可使胎膜受压不均导致破裂。

6. 细胞因子 IL-1、IL-6、IL-8、TNF-α升高，可激活溶酶体酶，破坏羊膜组织导致胎膜破裂。

二、病情评估

（一）临床表现

1. 症状 孕妇突感有较多液体自阴道流出，有时混有胎脂及胎粪，无腹痛等其他产兆。当咳嗽、打喷嚏、负重等腹压增加时，羊水即流出。

2. 体征 肛诊将胎先露部上推，见阴道流液量增多。伴有羊膜腔感染时，阴道流液有臭味，发热时胎心率增快，子宫压痛。

（二）辅助检查

1. 阴道液pH值测定 羊水pH值为7.0～7.5。用pH试纸检查，流出液pH值≥7.0，提示胎膜早破，准确率为90%。

2. 羊膜镜检查 可直视胎先露部，看不到前羊膜囊。

3. 阴道液涂片检查 阴道液干燥片检查可见羊齿状结晶，准确率为95%。

4. B型超声检查 羊水量减少，见不到前羊膜囊。

三、治疗原则

预防感染和脐带脱垂，并根据不同孕周选择保守治疗或终止妊娠。

四、护理

1. 一般护理 绝对卧床休息，取左侧卧位，抬高臀部防止脐带脱垂。

2. 病情观察 密切观察羊水性状、颜色、气味等。密切观察胎心率变化，监测胎动及胎儿安危。进行阴道检查时，注意有无脐带先露或脐带脱垂，如有脐带先露或脐带脱垂，应在数分钟内结束分娩。

3. 预防感染 保持外阴清洁，会阴擦洗2次／天，避免不必要的肛诊及阴道检查；严密观察孕妇的生命体征，进行白细胞计数，破膜12小时后给予抗生素预防感染。

4. 促进胎儿肺成熟 妊娠35周前，给予地塞米松10mg，肌内注射，1次／天，共2～3次。

5. 抑制子宫收缩 妊娠28～35周者，如有宫缩，静脉滴注硫酸镁抑制宫缩。

6. 健康指导 加强围生期卫生宣教与指导；妊娠后期禁止性生活；避免负重及腹压升高；补充足量的维生素、钙、铁、锌、铜等元素。宫颈内口松弛者，于妊娠14～16周行宫颈环扎术。

第二节 产后出血

胎儿娩出后24小时内出血量超过500mL者为产后出血。产后出血为分娩期严重并发症，居我国产妇死亡的原因首位。其发病率占分娩总数的2%～3%，其中80%发生于产后2小时内。

一、病因及发病机制

1. 子宫收缩乏力 胎儿娩出后宫缩乏力，从而不能关闭子宫壁胎盘附着部血窦而致流血过多，是产后出血最常见的原因。

2. 胎盘因素 包括胎盘剥离不全、胎盘滞留、胎盘粘连或植入、胎盘胎膜残留等。

3. 软产道裂伤 常因急产、胎儿娩出过速、助产手术不当，使会阴、阴道、宫颈裂伤而致出血。

4. 凝血功能障碍 任何原发的或继发的凝血功能异常均可引起产后出血。

二、病情评估

（一）临床表现

1. 症状　产妇面色苍白、出冷汗，主诉口渴、头晕、心慌，子宫出血潴留于宫腔及阴道内时，产妇表现为怕冷、寒战、打哈欠、懒言或表情淡漠、呼吸急促甚至烦躁不安，很快转入昏迷状态。软产道损伤造成阴道壁血肿者会有肛门坠胀感、尿频、排尿疼痛。

2. 体征　血压下降，脉搏细数。子宫收缩乏力所致的出血，子宫轮廓不清，触不到宫底，按摩后子宫变硬，停止按摩又变软。血液积存或胎盘已剥离而滞留于宫腔内者，宫底可升高，按摩子宫并挤压宫底部可促使胎盘和淤血排出。软产道裂伤或凝血功能障碍所致的出血，腹部检查宫缩较好，轮廓较清晰。

（二）辅助检查

1. 评估产后出血量　称重法、面积法、容积法、计算休克指数等。
2. 实验室检查　血常规、出凝血时间、凝血酶原时间及纤维蛋白原测定。

三、治疗原则

针对出血原因迅速止血，纠正休克及控制感染。

四、护理

（一）预防产后出血

1. 做好孕前及孕期保健，定期接受产前检查，不宜妊娠者及时终止妊娠。

2. 对具有产后出血危险的孕妇做好早期预防工作，高危妊娠者如妊高征、贫血、多胎妊娠、血液病等孕妇应提前入院。

3. 第一产程密切观察产程进展，注意水分及营养的补充，保证产妇基本需要，避免产妇过度疲劳，必要时给予镇静剂保证产妇休息。

4. 重视第二产程处理，严格执行无菌技术操作；指导产妇正确使用腹压，适时做会阴侧切或会阴正中切开；接产技术操作要规范；胎头、胎肩娩出要慢；如已有宫缩乏力者，胎肩娩出后立即肌内注射或静脉滴注催产素，以增强宫缩，减少出血。

5. 正确处理第三产程，准确收集并测量产后出血量。胎盘未剥离前不可过早牵拉脐带或按压子宫；待胎盘剥离征象出现后，及时协助娩出胎盘，并仔细检查胎盘胎膜是否完整。

6. 产后2小时内产妇应留在产房接受监护，密切观察产妇的子宫收缩、阴道出血、生命体征、会阴伤口、膀胱充盈情况。

7. 督促产妇及时排空膀胱，早期哺乳，刺激宫缩减少阴道流血。对失血较多的产妇注意保持静脉通路，及早补充血容量，做好输血和急救的准备工作。

（二）针对原因止血，纠正失血性休克，控制感染

1. 产后子宫收缩乏力　加强宫缩能迅速止血，可采用以下方法。

（1）按摩子宫：胎盘娩出后，一手置于产妇腹部触摸子宫底部，拇指在子宫前壁，其余四指在子宫后壁，均匀而有节律地按摩子宫，直至宫缩恢复正常为止。若效果不佳，可选用腹部-阴道双手压迫子宫法，一手戴无菌手套伸入阴道握拳置于阴道前穹隆，顶住子宫前壁，另一只手在腹部按压子宫后壁，使宫体前屈，两手相对紧压并有节律地按摩子宫，直到宫缩恢复正常为止。

（2）应用宫缩剂：根据产妇情况采用肌内注射缩宫素或麦角新碱，或静脉滴注宫缩剂。必要时缩宫素10U直接宫体注射，或米索前列醇2片，塞肛。若效果不佳，可采用地诺前列酮0.5～1mg经腹直接注入子宫肌层。

（3）填塞宫腔：应用无菌纱布条填塞宫腔有明显局部止血作用。方法为助手在腹部固定子宫，术者用卵圆钳将无菌特制不脱脂棉纱布条自宫底由内向外填紧宫腔，压迫止血。24小时后取出纱布，取出前静脉滴注缩宫素，并给予抗生素预防感染。

（4）结扎盆腔血管：经上述处理无效者，为抢救产妇生命，可采用介入治疗及结扎子宫动脉或髂内动脉的方法，必要时做好子宫次全切的术前准备。

2. 软产道损伤　及时准确的修复缝合是止血的有效措施。软产道血肿应切开血肿、清除积血，彻底止血缝合，同时注意补充血容量。

3. 胎盘因素　胎盘剥离不全、滞留及粘连均可徒手剥离取出。部分残留用手不能取出者，可用大号刮匙刮取残留物。胎盘植入者，应做好子宫切除的准备。

4. 凝血功能障碍　尽快输新鲜全血，补充血小板、纤维酶原复合物、凝血因子等。若发生弥散性血管内凝血应进行抗凝或抗纤溶治疗。

5. 失血性休克的护理

（1）密切观察生命体征、神志变化、皮肤颜色及尿量，及早发现休克征象。

（2）迅速建立静脉通道，做好输血、输液准备，快速输血、输液，以维持足够的循环血量，输血者应以补充同等量血液为原则。

（3）为患者提供安静环境，平卧、吸氧、保暖。

（4）严密观察子宫收缩、阴道流血及会阴伤口情况。

（5）给予抗生素预防感染。

（三）心理护理

大量失血后，产妇抵抗力降低，生活自理困难，应主动给予产妇关爱与支持，鼓励其说出内心的感受，教会产妇一些放松的方法。

（四）一般护理

鼓励产妇进食营养丰富、富含铁的食物，有效纠正贫血，增强体力。保持会阴清

洁，做好会阴护理。

（五）健康指导

指导产妇加强营养、适量活动的自我保健技巧。嘱其出院后继续观察恶露及子宫复旧情况，明确复查的时间、目的、意义，使其按时接受检查，以便及时发现问题，调整产后指导方案，使产妇尽快恢复健康。指导避孕，产褥期禁止盆浴，禁止性生活。

第三节　子宫破裂

子宫破裂（rupture of uterus）是指子宫体部或子宫下段于妊娠或分娩时发生破裂，是产科严重的并发症，威胁母儿生命，多发生于经产妇。子宫破裂按发生原因，分为自然破裂和损伤性损裂；按其破裂部位，分为子宫体部破裂和子宫下段破裂；按其破裂程度，分为不完全性破裂和完全性破裂。

一、病因及发病机制

1. 梗阻性难产　是引起子宫破裂最常见的原因。骨盆狭窄，头盆不称，胎位异常，软产道阻塞（发育畸形、瘢痕或肿瘤），胎儿异常等，均可因胎先露下降受阻，子宫上段为克服产道阻力而强烈收缩，使子宫下段拉长变薄发生子宫破裂。

2. 子宫瘢痕　子宫壁层有瘢痕，在临产后宫腔内压力升高，而致瘢痕发生破裂。

3. 子宫收缩药物使用不当　分娩前肌内注射缩宫素或静脉滴注过量缩宫素，前列腺素栓及其他子宫收缩药物使用不当或子宫对宫缩剂过于敏感，均可引起宫缩过强，发生子宫破裂。

4. 产科手术创伤　宫颈口未开全行产钳或臀牵引术造成宫颈及子宫下段撕裂伤；毁胎术、穿颅术、内倒转术操作不慎或强行剥离植入性胎盘也可引起子宫破裂。

二、病情评估

（一）临床表现

子宫破裂多发生于分娩期，也可发生在妊娠晚期尚未临产时，是个渐进发展的过程，可分为先兆子宫破裂和子宫破裂两个阶段。

1. 先兆子宫破裂　常见于产程长，有梗阻性难产因素的产妇。先兆子宫破裂的四大临床表现是：子宫病理性缩复环的形成、下腹部压痛、胎心率改变及血尿出现。

（1）症状：子宫强直性或痉挛性过强收缩，产妇烦躁不安，下腹部剧痛难忍，阴道少量出血，呼吸心率加快，排尿困难，甚至出现血尿。

（2）体征：胎心率先加快后减慢或听不清，胎动频繁。由于子宫过强、过频收缩，使子宫下段拉长变薄，宫体增厚变短，在两者之间形成环状凹陷，称为病理性缩复环，可见该环逐渐上升达脐平或脐上，压痛明显。

2. 子宫破裂

（1）症状：产妇突感下腹撕裂样剧痛，子宫收缩停止。腹痛稍缓和后因羊水血液进入腹腔，又出现全腹持续性疼痛，伴有面色苍白、呼吸急促、出冷汗等休克征象。

（2）体征：患者全腹压痛、反跳痛，腹壁下方可清楚扪及肢体，胎心胎动消失，阴道检查可见鲜血流出，胎先露部升高，宫颈口缩小。

（二）辅助检查

1. 实验室检查　血常规检查可见血红蛋白值下降，白细胞计数增加，尿常规检查可见有红细胞或肉眼血尿

2. B型超声检查　协助确定破口部位及胎儿与子宫的关系。

3. 腹腔穿刺　可证实血腹。

三、治疗原则

1. 先兆子宫破裂立即抑制子宫收缩，尽快剖宫。

2. 子宫破裂在输液、输血、吸氧和抢救休克的同时，无论胎儿是否存活均应就地尽快手术。

四、护理

（一）预防子宫破裂

1. 建全三级保健网，宣传孕妇保健知识，加强产前检查，有瘢痕子宫、产道异常等高危因素者，应提前住院待产。

2. 宣传计划生育，节制生育，减少多产，子宫体部手术患者应避孕两年以上再孕。

3. 严密观察产程进展，严格掌握缩宫素、前列腺素等子宫收缩剂的使用指征和方法。正确掌握产科手术助产指征及操作常规，阴道助产后应仔细检查宫颈及宫腔，及时发现损伤给予修补。

（二）先兆子宫破裂的护理

密切观察产程，注意胎心率的变化，出现宫缩过强及下腹痛压痛，或腹部出现病理性缩复环时，应立即报告医生并停止催产素引产和一切操作，按医嘱给予抑制宫缩、吸氧、监测生命体征，同时做好剖宫产的术前准备。

（三）子宫破裂的护理

1. 迅速建立静脉通道，给予补液、输血、吸氧，积极抗休克处理。

2. 严密观察并记录产妇的生命体征，尽快做好术前准备。

3. 术中、术后给予大量广谱抗生素应用，预防感染。

（四）提供心理支持

1. 对产妇及家属的心理反应和需求表示理解，为她们提供舒适的环境，帮助产妇尽快调整情绪，接受现实。

2. 如胎儿已死亡，允许其释放悲伤情绪，倾听产妇诉说内心的感受，协助其度过悲伤阶段。

第四节　羊水栓塞

羊水栓塞（amniotic fluid embolism）是指在分娩过程中羊水进入母体血循环引起肺栓塞、休克和弥散性血管内凝血等一系列严重症状的综合征，是产科的一种少有而凶险的并发症，产妇死亡率可高达80%以上。

一、病因及发病机制

（一）病因

1. 宫缩过强或强直性收缩包括缩宫素应用不当，宫缩压力迫使羊水进入开放的静脉。

2. 子宫存在开放性血管，如宫颈裂伤、子宫破裂、剖宫产术、前置胎盘、胎盘早剥等。

3. 其他，如滞产、过期妊娠、多产妇、巨大儿等。

（二）发病机制

1. 羊水中的有形成分毳毛、胎脂、角化上皮细胞及胎粪等物可直接形成栓子，同时，羊水是一种强凝物质，能促使血液凝固而形成纤维蛋白栓，阻塞肺毛细血管，引起肺动脉高压导致急性肺水肿、急性肺心病及左心衰竭、急性呼吸循环衰竭。

2. 羊水中的抗原成分是很强的致敏原，进入母血循环可引起母体变态反应导致过敏性休克。

3. 羊水中含有丰富的凝血活酶，进入母血后可引起弥散性血管内凝血；同时，由于羊水中还含有纤溶激活酶激活纤溶系统，使血液进入纤溶状态，血液不凝，发生严重的产后出血。

二、病情评估

（一）临床表现

羊水栓塞发病急剧而凶险，短时间内即累及全身重要器官。

1. 症状　首先表现为呛咳、气急、烦躁不安等前驱症状，继之则有呼吸困难、发绀、抽搐、昏迷，甚至仅尖叫一声后，呼吸、心搏骤停。临床经过可分为急性休克期、出血期、急性肾功能衰竭期3个阶段。

2. 体征　胎儿娩出前发病者，主要表现为心肺功能衰竭和中枢神经系统严重缺氧，心率快、肺部听诊有湿啰音。胎儿娩出后发病者，全身表现有宫腔出血和休克，出血量与休克程度不符，而宫腔出血的血液不凝，出血量多少不一，常伴有少尿或无尿。当休克出血致血容量骤减而损伤肾实质时导致肾功能衰竭。

（二）辅助检查

1. X射线　床边摄片可见肺部双侧弥散性点状或片状浸润性阴影，沿肺门周围分布，伴有轻度肺不张及心脏扩大。

2. 心电图　提示右侧房室扩大。

3. 痰液涂片　可查到羊水内容物（用尼罗蓝硫酸盐染色）。

4. 血涂片　抽取下腔静脉血液查出羊水中的有形物质如鳞状上皮、毳毛等。

5. 凝血功能　检查弥散性血管内凝血各项检查阳性。

三、治疗原则

立即采取紧急措施，积极抢救。以解除肺动脉高压，改善低氧血症，抗过敏、抗休克，纠正弥散性血管内凝血及继发性纤溶，防治肾衰及心衰，积极进行产科处理为原则。

四、护理

（一）预防为主

1. 加强产前检查，注意诱发因素，及时发现前置胎盘、胎盘早剥等并发症并及时处理。严密观察产程，在使用缩宫素加强宫缩或引产时，严格掌握缩宫素使用方法，专人守护，随时调整缩宫素剂量、速度，避免宫缩过强。

2. 严格掌握破膜时间，人工破膜应在宫缩间歇期，预防破膜后羊水直接与颈管内口或子宫下段剥离胎膜时受损的小静脉接触，在宫缩增强情况下进入母循环而引起栓塞。

3. 中期妊娠钳刮术时，应先破膜使羊水流出后再钳出胎块组织。

4. 提高接生技术，分娩期预防子宫或产道裂伤。

（二）纠正呼吸循环衰竭

1. 吸氧　立即加压、高浓度（100%）、面罩式给氧，必要时行气管插管或气管切开，减轻肺水肿，改善脑缺氧。

2. 抗过敏　立即给予地塞米松20～40mg或氢化可的松500mg静脉推注，以后根据病情继续静脉滴注维持。

3．解痉治疗配合

（1）心率慢时可给予阿托品0.5～1mg或东莨菪碱20mg静脉注射，每10～15分钟1次，直至产妇面部潮红或呼吸困难好转，微循环改善为止。

（2）盐酸罂粟碱30～90mg溶于10%～25%葡萄糖液20mL缓慢静脉注射可解除支气管平滑肌和血管平滑肌痉挛。

（3）纠正心衰减轻肺水肿可用毛花苷C0.4mg加入50%葡萄糖注射液20mL中静脉注射，6小时后可重复使用0.2～0.4mg，以达饱和量。

（4）呋塞米（速尿）或依他尼酸钠25～50mg稀释后静脉注射，以利于消除肺水肿。

（三）纠正休克及酸中毒

1．应用低分子右旋糖酐，24小时内输入500～1000mL多巴胺20mg加入5%葡萄糖液250mL静脉滴注以维持血压。应用5%碳酸氢钠250mL静脉滴注，及时纠正酸中毒。对失血者最好补充新鲜血液。护理过程中应注意液体滴速和输液量。

2．应用肝素和凝血因子，纠正弥散性血管内凝血及继发性纤溶。羊水栓塞发生后应用肝素越早效果越好。

（四）严密观察生命体征及产程进展

给予心电监护，严密监测患者生命体征、胎心率、产程进展、出血量、血凝情况、尿量，并做好护理记录。如子宫出血不止，应做好子宫切除术的术前准备。

（五）积极配合治疗

如发病时正在静脉滴注缩宫素，应立即停止。中期妊娠钳刮过程中发生羊水栓塞先兆症状时，应终止手术并及时通知上级医生，立即抢救。

（六）心理护理

对于神志清醒的患者，多给予关心和鼓励，增强战胜疾病的信心。对于家属的恐惧和激动、愤怒情绪表示理解，主动向家属介绍患者病情的严重性和凶险性，以取得理解和配合。

（七）健康指导

1．指导孕妇定期做产前检查，可有效地避免羊水栓塞，也是孕产妇保健的重要环节。

2．指导孕妇及时就诊，凡有前置胎盘、胎膜早破、胎盘早期剥离等异常情况，应及时去医院就诊，必要时住院治疗，严密观察产妇及胎心率的变化，及时采取相应措施，一旦发生意外，也可赢得宝贵的抢救时间。

3．指导孕妇掌握保健知识，孕产妇及家属应共同学习和掌握一些必要的保健知识，正确对待分娩，避免情绪过度紧张。

第五节　胎儿窘迫

胎儿窘迫（fetal distress）是指胎儿在宫内有缺氧征象，危及胎儿健康和生命者。胎儿窘迫主要发生在临产过程中，也可发生于妊娠后期，发病率为27.9%～38.5%。

一、病因及发病机制

1. 母体因素　孕妇患有高血压、慢性肾炎、妊娠期高血压疾病、重度贫血、肺心病、心脏病、哮喘反复发作、产前出血性疾病和创伤、急产或子宫不协调收缩、缩宫素使用不当、产程延长、胎膜早破、子宫过度膨胀等。

2. 胎儿因素　胎儿心血管系统功能障碍，胎儿畸形。

3. 脐带、胎盘因素　脐带因素有长度异常、打结、缠绕、血肿、扭转、帆状附着、狭窄；胎盘因素有植入异常、形状异常、循环障碍等。

二、病情评估

（一）临床表现

胎儿窘迫的主要临床表现为胎心音的改变、胎动异常及羊水胎粪污染或羊水过少，严重者胎动消失。根据其临床表现可分为急性胎儿窘迫和慢性胎儿窘迫。

1. 急性胎儿窘迫　多发生在分娩期。胎心率变化是急性胎儿窘迫的重要征象，表现为胎心率加快或减慢，胎心监护可出现晚期减速、重度变异减速；羊水胎粪污染和胎儿头皮血血气分析pH值下降，出现酸中毒。

2. 慢性胎儿窘迫　主要发生在妊娠末期。常延续至临产并加重，主要表现在胎动减少或消失，无激惹试验（non-stress test，NST）基线平直，胎儿发育受限，羊水粪便污染，胎盘功能减退。

（二）辅助检查

1. 胎儿电子胎心监测　胎动时胎心率加速不明显，变异率＜3次／分钟，出现晚期减速、变异减速等。

2. 胎盘功能检查　24小时尿雌三醇＜10mg或连续监测减少＞30%；尿雌激素／肌酐比值＜10；胎盘生乳素＜4mg／L。

3. 胎儿头皮血气分析　pH值＜7.20。

三、治疗原则

1. 急性胎儿窘迫　积极寻找原因并给予及时纠正，改善胎儿缺氧状态。

2. 慢性胎儿窘迫　根据孕周、胎儿成熟度及胎儿缺氧程度决定处理方案。指导孕妇左侧卧位，间断吸氧，积极治疗并发症，密切观察病情变化，如无法改变，应在促使胎儿成熟后终止妊娠。

四、护理

（一）一般护理

孕妇左侧卧位，间断吸氧，严密观察胎心变化，一般每15分钟听一次胎心或进行胎心监护。

（二）治疗配合

1. 急性胎儿窘迫　如宫颈口未完全扩张，胎儿窘迫情况不严重者，给予吸氧，嘱产妇左侧卧位，如胎心率变为正常，可继续观察。如宫口开全，胎先露部已超过坐骨棘平面以下3cm者，应尽快助产经阴道娩出胎儿。如因缩宫素使宫缩过强造成胎心率减慢者，应立即停止使用，继续观察。病情紧迫或经上述处理无效者，立即剖宫产结束分娩。

2. 慢性胎儿窘迫　指导孕妇自测胎动1小时，3次／天，如距离足月妊娠久，胎儿娩出后生存可能性小，应尽量保守治疗，延长孕周；如妊娠接近足月，胎动减少，催产素激惹试验（oxytocin challenge test，OCT）出现频繁晚期减速或重度变异减速，应行剖宫产终止妊娠。

（三）做好准备工作

为手术者做好术前准备，并做好新生儿抢救和复苏的准备。

（四）心理护理

1. 向孕产夫妇提供相关信息，包括医疗措施的目的、操作过程、预期结果及孕产妇需做的配合，将真实情况告之孕产夫妇，帮他们面对现实。必要时陪伴他们，对他们的疑虑给予适当的解释。

2. 对于胎儿不幸死亡的父母亲，为他们创造安静、舒适的环境，可安排一个远离其他婴儿和产妇的单人房，安排家人陪伴，避免独处；鼓励他们诉说悲伤，接纳其哭泣及抑郁情绪，陪伴在旁提供支持及关怀；如果需要，护理人员可让他们看死婴，并同意他们为死婴做一些事情，包括更衣、沐浴、命名、拍照或举行丧礼，但事先应向他们描述死婴的情况，使之有思想准备。解除"否认"的态度进入下一个阶段；提供足印卡、床头卡等作纪念；帮助他们使用适合自己的压力应对技巧和方法。

第九章　内科疾病护理常规

第一节　内科疾病一般护理常规

1. 患者入院后由接诊护士根据病情安排床位，及时通知医师，协助体检，新入院患者建立护理病历，并做好入院介绍。

2. 新入院患者由责任护士测量体温、脉搏、呼吸，以后每天测量4次，连续3天；体温正常者改为每天1次；体温超过37.5℃的患者每天测量4次；体温超过39℃者，每4小时测量1次，持续观察72小时。

3. 按医嘱给予饮食，指导患者按需进食，危重患者必要时给予鼻饲饮食。

4. 动态观察病情变化，认真听取患者主诉，注意观察分泌物、排泄物的变化以及药物作用、不良反应。

5. 新入院患者遵医嘱，次日晨留取血、尿、粪便常规标本并送检。

6. 每日记录粪便次数1次，便秘患者，遵医嘱给予轻泻药或进行灌肠等处理；每周测体重1次，并记录在体温单上。

7. 准确、及时执行医嘱，确保各项治疗计划落实。

8. 根据患者病情及生活自理能力的不同，给予分级护理，落实基础护理，危重患者做好重症护理，预防压疮、呼吸系统及泌尿系统感染等并发症的发生，做好安全防护。

9. 开展健康教育，针对患者及家属需求进行健康指导，如疾病防治、饮食及用药指导、心理护理等。

第二节　呼吸系统疾病护理常规

一、呼吸系统疾病一般护理

1. 按内科疾病患者的一般护理常规护理。

2. 休息与体位　重症患者应绝对卧床休息，轻症或恢复期可适当活动。

3. 饮食护理　高蛋白、高热量、高维生素、易消化饮食，多饮水。

4. 遵医嘱给予氧气吸入，注意观察氧疗效果。

5. 保持呼吸道通畅，指导患者正确咳嗽、咳痰，必要时给予吸痰。机械通气患者做好气道管理。

6. 严密观察神志、生命体征变化，如出现呼吸困难加重、剧烈胸痛、意识障碍、咯血等应立即通知医师并配合抢救。

7. 准确落实纤支镜等各项检查的术前准备，并做好术后观察及护理。

8. 观察药物疗效及不良反应，如有无血压升高、脉速、肌肉震颤等，发现问题及时通知医师处理。

9. 危重患者做好重症护理。

10. 做好心理护理及健康指导。

二、慢性支气管炎

慢性支气管炎（chronic bronchitis）简称慢支，是指气管、支气管黏膜及其周围组织的慢性非特异性炎症。临床上以咳嗽、咳痰或伴有喘息及反复发作的慢性过程为特征。

1. 按呼吸系统疾病患者的一般护理。

2. 休息与体位　注意休息和保暖，喘憋时可取半卧位或坐位。

3. 饮食护理　营养丰富、易消化饮食，避免刺激性食物。

4. 病情观察

（1）观察生命体征，尤其注意有无发热征象。

（2）观察咳嗽、咳痰、喘息等，注意痰液的颜色、性状、量、气味的变化。

5. 保持呼吸道通畅，遵医嘱给予氧气吸入。

6. 根据医嘱正确收集痰标本。

7. 药物治疗护理　观察抗生素和止咳、祛痰药物的作用及不良反应。

8. 健康指导　指导患者正确咳嗽及有效排痰，劝其戒烟并预防感冒，加强体育锻炼，增强抗病能力，避免劳累。

三、肺炎

肺炎（pneumonia）是由多种病因引起的肺实质或间质内的急性渗出性炎症。

1. 按呼吸系统疾病患者的一般护理。

2. 休息与体位　急性期绝对卧床休息，胸痛时取患侧卧位，呼吸困难者取半卧位，注意保暖。

3. 饮食护理　高热量、高蛋白、高维生素、易消化饮食，鼓励患者尽量多饮水。

4. 病情观察

（1）观察神志、生命体征及尿量的变化，如体温骤降、血压下降、皮肤苍白应及时告知医师，并做好抗休克抢救。

（2）观察咳嗽、咳痰情况，注意痰液的性质、量、颜色并做好记录。

5. 遵医嘱给予氧气吸入。

6. 药物治疗护理

（1）注意观察升压药的效果，根据血压调整输液滴速，防止药物外漏。

（2）应用抗生素前应遵医嘱迅速留取痰、血液及其他分泌物送细菌培养和药敏试验。

7. 高热时按高热护理常规护理。

8. 健康指导　加强体育锻炼，增强抗病能力，避免受凉和过度劳累。

四、支气管哮喘

支气管哮喘（bronchial asthma）是一种以嗜酸性粒细胞、肥大细胞和T淋巴细胞等多种炎症细胞参与的气道变应性炎症和气道高反应性为特征的疾病，导致易感者发生不同程度的可逆性广泛气道阻塞的症状。

1. 按呼吸系统疾病患者的一般护理。

2. 休息与体位　卧床休息，哮喘发作时取强迫体位，并给予支撑物，使之舒适省力。

3. 饮食护理　发作过程中，不宜进食，缓解后给予营养丰富、易消化饮食。禁食与患者发病有关的食物，如鱼、虾、蟹等。

4. 病情观察　注意观察发作先兆，特别夜间要加强巡视病房，如患者有鼻咽痒、打喷嚏、流涕、眼痒等黏膜过敏症状，或胸前压迫感，立即告知医师，以便采取预防措施。注意观察呼吸频率、深浅及节律变化。

5. 遵医嘱给予氧气吸入。

6. 保持呼吸道通畅，及时清除呼吸道痰液、痰栓，必要时做好行气管插管、气管切开的准备，配合抢救。

7. 用药护理　应用拟肾上腺素类药物时，注意有无心悸、兴奋、恶心、呕吐等不良反应，冠心病和高血压患者忌用此类药物。应用茶碱类药物时，应控制浓度及滴速，注意有无恶心、呕吐、心律失常、血压下降等不良反应。糖皮质激素类药物使用可引起水钠潴留、血钾降低、消化道溃疡、高血压、糖尿病、骨质疏松、停药反跳等，须加强观察。

8. 心理护理　发现患者情绪波动，应及时进行解释和疏导，以消除不良情绪。

9. 健康指导　指导患者正确使用喷雾剂；加强体育锻炼，增强抗病能力，避免受凉；掌握发病规律，避免接触变应原，如某种花粉、粉尘、动物皮毛、鱼虾、药物、油漆等；避免精神刺激；并劝其戒烟。

五、支气管扩张

支气管扩张（bronchiectasis）是支气管慢性异常扩张的疾病，临床典型症状为慢性咳嗽伴大量脓痰和反复咯血。

1. 按呼吸系统疾病患者的一般护理。

2. 休息与体位　大咯血时绝对卧床休息，去枕平卧，头偏向一侧，或取侧卧位。

3. 饮食护理　高热量、高蛋白、高维生素、易消化软食，忌刺激性食物。鼓励患者多饮水，以稀释痰液，利于排痰。大咯血时应暂禁食。

4. 病情观察　观察并记录痰的性状、颜色、气味和量。留取全日痰，观察分层并留取标本送检做细菌培养及药敏试验。

5. 加强痰液的引流，减轻感染，给予药物祛痰和体位引流。

6. 大咯血时保持呼吸道通畅，遵医嘱给予氧气吸入，备好抢救物品，配合做好抢救工作。

7. 如需做纤支镜等特检时，应做好术前准备及术后护理。

8. 注意口腔卫生，观察口腔黏膜有无真菌感染。保持室内空气流畅、新鲜。

9. 药物治疗护理　注意观察止血药的效果及不良反应，特殊药物，如垂体后叶素的应用。

10. 心理护理　给予患者精神安慰，消除患者紧张情绪，使其安静休息，指导患者轻轻将气管内存留的积血咳出。

11. 健康指导　教会患者体位引流排痰，保持呼吸道畅通，预防呼吸道感染，劝其戒烟，加强体育锻炼，提高机体抗病能力。

六、自发性气胸

自发性气胸（spontaneous pneumothorax）是指在没有创伤或人为因素的情况下，组织和脏层胸膜自发破裂，空气进入胸膜腔所致的气胸。

1. 按呼吸系统疾病患者的一般护理。

2. 休息与体位　绝对卧床休息，取端坐或半卧位。避免用力和屏气。

3. 饮食护理　营养丰富、易消化饮食。

4. 病情观察　观察胸闷、胸痛等，如患者呼吸困难进行性加重、发绀明显、大汗淋漓、四肢厥冷、脉搏速弱、血压下降、大小便失禁等应立即告知医师并协助抢救。

5. 遵医嘱给予氧气吸入。

6. 协助医师行胸腔抽气或胸腔闭式引流术的准备和配合工作，做好术后观察护理。

7. 心理护理　给予患者精神安慰，消除其紧张情绪，使其安静休息，必要时遵医嘱给予镇咳药镇静药。

8. 健康指导　避免剧烈运动，稳定情绪，保持大便通畅，劝其戒烟。

七、呼吸衰竭

呼吸衰竭是各种原因引起的肺通气和（或）换气功能严重障碍，以致不能进行有效的气体交换，导致缺氧伴（或不伴）二氧化碳潴留，从而引起一系列生理功能和代谢紊乱的临床综合征。在海平大气压下，于静息条件下呼吸室内空气，并排除心内解剖分流和原发于心排血量降低等情况后，动脉血氧分压（PaO_2）低于8kPa（60mmHg），或伴有二氧化碳分压（$PaCO_2$）高于6.65 kPa（50mmHg），即为呼吸衰竭（简称呼衰）。它是一种功能障碍状态，而不是一种疾病，可因肺部疾病引起，也可能是各种疾病的并发症。

（一）病因

损害呼吸功能的各种因素都会导致呼衰。临床上常见的病因有如下几方面。

1. 呼吸道病变　支气管炎症痉挛、上呼吸道肿瘤、异物等阻塞气道，引起通气不足，气体分布不匀导致通气／血流比例失调，发生缺氧和二氧化碳潴留。

2. 肺组织病变　肺炎、重度肺结核、肺气肿、弥散性肺纤维化、肺水肿、急性呼吸窘迫综合征（acute respiratory distress syndrome，ARDS）、矽肺等，可引起肺容量、通气量、有效弥散面积减少，通气／血流比例失调导致肺动脉样分流，引起缺氧和（或）二氧化碳潴留。

3. 肺血管疾病　肺血管栓塞、肺梗死、肺毛细血管瘤，使部分静脉血流入肺静脉，发生缺氧。

4. 胸廓病变　如胸廓外伤、畸形、手术创伤、气胸和胸腔积液等，影响胸廓活动和肺脏扩张，导致通气减少吸入气体不匀影响换气功能。

5. 神经中枢及其传导系统呼吸肌疾患　脑血管病变、脑炎、脑外伤、电击、药物中毒等直接或间接抑制呼吸中枢；脊髓灰质炎以及多发性神经炎所致的肌肉神经接头阻滞影响传导功能；重症肌无力等损害呼吸动力引起通气不足。

（二）分类

1. 按动脉血气分析

（1）Ⅰ型呼吸衰竭：缺氧无CO_2潴留，或伴CO_2降低（Ⅰ型）见于换气功能障碍（通气／血流比例失调、弥散功能损害和肺动-静脉样分流）的病例。氧疗是其指征。

（2）Ⅱ型呼吸衰竭：缺O_2伴CO_2潴留（Ⅱ型）系肺泡通气不足所致的缺O_2和CO_2潴留，单纯通气不足，缺O_2和CO_2的潴留的程度是平行的，若伴换气功能损害，缺O_2更为严重。只有增加肺泡通气量，必要时加氧疗来解决。

2. 按病变部位　可分为中枢性和周围性呼衰。

3. 按病程　可分为急性和慢性。急性呼衰是指呼吸功能原来正常，由于前述五类病因的突发原因，引起通气或换气功能严重损害，突然发生呼衰的临床表现，如脑血管意外、药物中毒抑制呼吸中枢、呼吸肌麻痹、肺梗死、ARDS等，因机体不能很快代偿，如不及时抢救，会危及患者生命。

慢性呼衰多见于慢性呼吸系统疾病，如慢性阻塞性肺病、重度肺结核等，其呼吸功能损害逐渐加重，虽有缺O_2，或伴CO_2潴留，但通过机体代偿适应，仍能从事个人生活活动，称为代偿性慢性呼衰。一旦并发呼吸道感染，或因其他原因增加呼吸生理负担所致代偿失调，出现严重缺O_2、CO_2潴留和酸中毒的临床表现，称为失代偿性慢性呼衰。

（三）诊断

1. 病史及症状

（1）多有支气管、肺、胸膜、肺血管、心脏、神经肌肉或严重器质性疾病史。

（2）除原发病症状外主要为缺氧和二氧化碳潴留的表现，如呼吸困难、急促、神经症状等，并发肺性脑病时，还可有消化道出血。

查体发现可有发绀、意识障碍、球结膜充血、水肿、扑翼样震颤、视神经盘水肿等。

2. 辅助检查

（1）血气分析：静息状态吸空气时动脉血氧分压（PaO_2）<8.0kPa（60mmHg），动脉血二氧化碳分压（$PaCO_2$）>6.7 kPa（50mmHg）为Ⅱ型呼衰，单压降低则为Ⅰ型呼衰。

（2）其他检查：根据原发病的不同而有相应的发现。

（四）治疗

1. 病情较轻可在门诊治疗，严重者宜住院治疗，首先积极治疗原发病，有感染时应使用抗生素，去除诱发因素。

2. 保持呼吸道通畅和有效通气量，可给予解除支气管痉挛、祛痰药物，如沙丁胺醇、硫酸特布他林、乙酰半胱氨酸、盐酸溴己新等药物，必要时可用尼可刹米、肾上腺皮质激素静脉滴注。

3. 纠正低氧血症，可用鼻导管或面罩吸氧，严重缺氧和伴有二氧化碳潴留PaO_2<7.32 kPa（55mmHg），$PaCO_2$明显增高或有严重意识障碍，出现肺性脑病时应使用机械通气以改善低氧血症。

4. 治疗酸碱失衡、心律失常、心力衰竭等并发症。

（五）预防

1. 减少能量消耗　解除支气管痉挛，消除支气管黏膜水肿，减少支气管分泌物，排除顽痰，降低气道阻力，减少能量消耗。

2. 改善机体的营养状况　增强营养，提高糖、蛋白及各种维生素的摄入量，必要时可静脉滴注复合氨基酸、血浆、白蛋白。

3. 坚持每天做呼吸体操，增强呼吸肌的活动功能。

4. 使用体外膈肌起搏器　呼吸肌疲劳时，可以使用体外膈肌起搏器，改善肺泡通气，锻炼膈肌，增强膈肌的活动功能。

（六）护理

1. 观察要点

（1）神志、血压、呼吸、脉搏、体温、皮肤色泽等。

（2）有无肺性脑病症状及休克。

（3）尿量及粪便颜色，有无上消化道出血。

（4）各类药物作用和副作用（尤其是呼吸兴奋剂）。

（5）动脉血气分析和各项化验指数变化。

2. 护理措施

（1）饮食护理：鼓励患者多进高蛋白、高维生素食物（安置胃管患者按胃管护理常规护理）。

（2）保持呼吸道通畅：

1）鼓励患者咳嗽、咳痰，更换体位和多饮水。

2）危重患者每2～3小时翻身拍背一次，帮助排痰。如建立人工气道患者，应加强气道管理，必要时机械吸痰。

3）神志清醒者可做雾化吸入，每日2～3次，每次10～20分钟。

（3）合理用氧：对Ⅱ型呼吸衰竭患者应给予低浓度（25%～29%）、流量（1～2 L／min）鼻导管持续吸氧。如果配合使用呼吸机和呼吸中枢兴奋剂可稍提高给氧浓度。

（4）危重患者或使用机械通气者应做好特护记录，并保持床单平整、干燥，预防发生褥疮。

（5）使用鼻罩或口鼻面罩加压辅助机械通气者，做好该项护理有关事项。

（6）病情危重患者建立人工气道（气管插管或气管切开）应按人工气道护理要求。

（7）建立人工气道接呼吸机进行机械通气时，应按机械通气护理要求。

（8）用药护理：

1）遵医嘱选择使用有效的抗生素控制呼吸道感染。

2）遵医嘱使用呼吸兴奋剂，必须保持呼吸道通畅。注意观察用药后反应，以防药物过量。对烦躁不安、夜间失眠患者，慎用镇静剂，以防引起呼吸抑制。

3. 健康教育

（1）教会患者做缩唇腹式呼吸以改善通气。

（2）鼓励患者适当家务活动，尽可能下床活动。

（3）预防上呼吸道感染，保暖、季节交换和流感季节少外出，少去公共场所。

（4）劝告戒烟，如有感冒尽量就医，控制感染加重。

（5）严格控制陪护和家属探望。

八、肺炎

肺炎是指终末气道、肺泡和肺间质的炎症。其症状：发热，呼吸急促，持久干咳，可能有单边胸痛，深呼吸和咳嗽时胸痛，有小量痰或大量痰，可能含有血丝。幼儿患上肺炎，症状常不明显，可能有轻微咳嗽或完全没有咳嗽。应注意及时治疗。

（一）病因

1. 细菌性肺炎

（1）需氧革兰染色阳性球菌，如肺炎链球菌（即肺炎球菌）、金黄色葡萄球菌、甲型溶血性链球菌等。

（2）需氧革兰染色阴性菌，如肺炎克雷白杆菌、流感嗜血杆菌、大肠埃希菌、绿脓杆菌等。

（3）厌氧杆菌，如棒状杆菌、梭形杆菌等。

2. 病毒性肺炎　如腺病毒、呼吸道合胞病毒、流感病毒、麻疹病毒、巨细胞病毒、单纯疱疹病毒等。

3. 支原体肺炎　由肺炎支原体引起。

4. 真菌性肺炎　如白色念珠菌、曲霉菌、放线菌等。

5. 其他病原体所致肺炎　如立克次体（如Q热立克次体）、衣原体（如鹦鹉热衣原体）、弓形体（如鼠弓形体）、原虫（如卡氏肺孢子虫）、寄生虫（如肺包虫、肺吸虫、肺血吸虫）等。机体免疫力低下者（如艾滋病患者）容易伴发肺部卡氏肺孢子虫、军团菌、鸟形分枝杆菌、结核菌、弓形体等感染。

（二）分类

分类方法的依据是病原体种类、病程和病理形态学等几方面：

1. 按病理形态学分类　将肺炎分成大叶肺炎、支气管肺炎、间质肺炎及毛细支气管炎等。

2. 根据病原体种类　包括细菌性肺炎，常见细菌有肺炎链球菌、葡萄球菌、嗜血流感杆菌等。病毒性肺炎，常见病毒如呼吸道合胞病毒、流感病毒、副流感病毒、腺病毒等。另外，还有真菌性肺炎、支原体肺炎、衣原体肺炎等。

3. 根据病程分类 分为急性肺炎、迁延性肺炎及慢性肺炎，一般迁延性肺炎病程长达1～3月，超过3个月则为慢性肺炎。

（三）临床表现

多数起病急骤，常有受凉淋雨、劳累、病毒感染等诱因，约1／3患病前有上呼吸道感染。病程7～10天。

1. 寒战、高热 典型病例以突然寒战起病，继之高热，体温可高达39～40℃，呈稽留热型，常伴有头痛、全身肌肉酸痛，食量减少。抗生素使用后热型可不典型，年老体弱者可仅有低热或不发热。

2. 咳嗽、咳痰 初期为刺激性干咳，继而咳出白色黏液痰或带血丝痰，经1～2天后，可咳出黏液血性痰或铁锈色痰，也可呈脓性痰，进入消散期痰量增多，痰黄而稀薄。

3. 胸痛 多有剧烈侧胸痛，常呈针刺样，随咳嗽或深呼吸而加剧，可放射至肩或腹部。如为下叶肺炎可刺激膈胸膜引起剧烈腹痛，易被误诊为急腹症。

4. 呼吸困难 由于肺实变通气不足、胸痛以及毒血症而引起呼吸困难、呼吸快而浅。病情严重时影响气体交换，使动脉血氧饱和度下降而出现发绀。

5. 其他症状 少数有恶心、呕吐、腹胀或腹泻等胃肠道症状。严重感染者可出现神志模糊、烦躁、嗜睡、昏迷等。

（四）诊断

1. 病史 年龄>65岁；存在基础疾病或相关因素，如慢性阻塞性肺疾病、糖尿病、慢性心肾功能不全、慢性肝病、1年内住过院、疑有误吸、神志异常、脾切除术后状态、长期嗜酒或营养不良。

2. 体征 呼吸频率>30次／分；脉搏≥120次／分；血压<90／60mmHg；体温≥40℃或≤35℃；意识障碍；存在肺外感染病灶如脑膜炎，甚至败血症（感染中毒症）。

3. 实验室和影像学异常 血白细胞计数>20×10^9／L；呼吸空气时动脉血氧分压（$PaCO_2$）>50mmHg；血肌酐>106μmol／L或尿素氮>7.1mmol／L；血红蛋白<90g／L或血红细胞比容<0.30；血浆白蛋白25g／L；感染中毒症或弥散性血管内凝血的证据，如血培养阳性、代谢性酸中毒、凝血酶原时间和部分激活的凝血活酶时间延长、血小板减少；X线胸片病变累及一个肺叶以上、出现空洞、病灶迅速扩散或出现胸腔积液。

4. 检查化验

（1）血常规、尿常规、粪常规。

（2）X线检查。

（3）体液免疫检测。

（4）肝功能检查、肾功能检查。

（5）细菌培养。

（6）CT检查。

（7）内镜检查。

（五）治疗

1. 抗感染治疗　是肺炎治疗的最主要环节。细菌性肺炎的治疗包括经验性治疗和针对病原体治疗。前者主要根据本地区、本单位的肺炎病原体流行病学资料，选择可能覆盖病原体的抗菌药物；后者则根据呼吸道或肺组织标本的培养和药物敏感试验结果，选择体外试验敏感的抗菌药物。此外，还应该根据患者的年龄、有无基础疾病、是否有误吸、住普通病房或是重症监护病房、住院时间长短和肺炎的严重程度等，选择抗菌药物和给药途径。

2. 青壮年和无基础疾病的社区获得性肺炎患者　常用青霉素类、第一代头孢菌素等，由于我国肺炎链球菌对大环内酯类抗菌药物耐药率高，故对该菌所致的肺炎不单独使用大环内酯类抗菌药物治疗，对耐药肺炎链球菌可使用对呼吸系感染有特效的氟喹诺酮类（莫西沙星、吉米沙星和左氧氟沙星）。

3. 老年人、有基础疾病或需要住院的社区获得性肺炎　常用氟喹诺酮类、第二、三代头孢菌素，β-内酰胺类／β-内酰胺酶抑制剂，或厄他培南，可联合大环内酯类。

4. 医院获得性肺炎　常用第二、三代头孢菌素，β-内酰胺类／β-内酰胺酶抑制剂，氟喹诺酮类或碳青霉烯类。

5. 重症肺炎的治疗　首先应选择广谱的强力抗菌药物，并应足量、联合用药。因为初始经验性治疗不足或不合理，或而后根据病原学结果调整抗菌药物，其死亡率均明显高于初始治疗正确者。重症社区获得性肺炎常用β-内酰胺类联合大环内酯类或氟喹诺酮类；青霉素过敏者用氟喹诺酮类和氨曲南。医院获得性肺炎可用氟喹诺酮类或氨基糖苷类联合抗假单胞菌的β-内酰胺类、广谱青霉素／β-内酰胺酶抑制剂、碳青霉烯类的任何一种，必要时可联合万古霉素、替考拉宁或利奈唑胺。

6. 肺炎的抗菌药物治疗　应尽早进行，一旦怀疑为肺炎即马上给予首剂抗菌药物，病情稳定后可从静脉途径转为口服治疗。肺炎抗菌药物疗程至少5天，大多数患者要7～10天或更长疗程，如体温正常48～72小时，无肺炎任何一项临床不稳定征象可停用抗菌药物。肺炎临床稳定标准为：①T≤37.8℃；②心率≤100次／分；③呼频率≤24次／分；④血压：收缩压≥90mmHg；⑤呼吸室内空气条件下动脉血氧饱度≥90%或PaO_2≥60mmHg；⑥能够口服进食；⑦精神状态正常。

7. 抗菌药物治疗　48～72小时后应对病情进行评价，治疗有效表现体温下降、症状改善、临床状态稳定、白细胞逐渐降低或恢复正常，而X线胸片病灶吸收较迟，如72小时后症状无改善，其原因如下。

（1）药物未能覆盖致病菌，或细菌耐药。

（2）特殊病原体感染如结核分枝杆菌、真菌、病毒等。

（3）出现并发症或存在影响疗效的宿主因素（如免疫抑制）。

（4）非感染性疾病误诊为肺炎。

（5）药物热，需仔细分析，做必要的检查，进行相应处理。

（六）预防

1. 平时注意防寒保暖，遇有气候变化，随时更换衣着，体虚易感者，可常服玉屏风散之类药物，预防发生外感。

2. 戒除吸烟，避免吸入粉尘和一切有毒或刺激性气体。

3. 加强体育锻炼，增强体质。

4. 进食或喂食时，注意力要集中，要求患者细嚼慢咽，避免边吃边说，使食物呛吸入肺。

（七）护理

1. 一般护理　嘱患者卧床休息，病室要求空气要新鲜，温度达18～20℃，湿度为60%，环境要清洁舒适，开窗通风时应注意给患者保暖，防止受凉。高热的患者机体代谢增强，应给予高蛋白、高热量、高维生素、容易消化的饮食，并鼓励患者多饮水。

2. 高热期的护理　高热时，首先给予物理降温，可用水袋冷敷前额或用50%的温水酒精擦拭腋下、腹股沟、腘窝等大血管走行处，每次擦拭20分钟左右，待半小时后测试体温，并记录于体温记录单上。酒精擦浴时应用温度为37℃的酒精，稍用力至局部皮肤潮红，同时要注意遮盖患者，以免受凉。效果不佳时，可改用药物降温，用药剂量不宜过大，以免因出汗过多体温骤降引起虚脱。高热时由于神经系统兴奋性增强，患者可出现烦躁不安，谵语和惊厥，应加强防护措施，并给予适当的镇静剂。由于高热唾液分泌减少，口唇干裂、容易发生口腔炎，应用生理盐水或朵贝尔氏液漱口，保持口腔清洁湿润，口唇可涂液状石蜡，防止细菌生长，如出现疱疹，可涂抹龙胆紫。

3. 给氧　对于气急、呼吸困难、发绀的患者，应给予半卧位吸氧，并注意氧气的湿化，防止呼吸道黏膜干燥，定时观察血气，使PaO_2维持在正常水平。

4. 保持呼吸道通畅　应鼓励患者咳嗽，如无力咳嗽或痰液黏稠时，应协助患者排痰，更换体位、叩背、吸引、超声雾化吸入，应用祛痰剂等。同时指导患者做深呼吸，即呼气时轻轻压腹，吸气时松开的腹式呼吸锻炼，可促进肺底部分泌物排出。注意观察痰液的颜色、性质和量，以便协助疾病的鉴别诊断。肺炎球菌性肺炎的患者常咳铁锈红色痰；葡萄球菌肺炎的痰可为脓性带血，呈粉红色乳状；肺炎杆菌肺炎的痰常为红棕色胶冻状等。应按要求留置痰标本，及时送细菌培养和药物敏感试验，以寻找敏感的抗生素。

5. 密切观察病情及生命体征变化　胸痛时嘱患者患侧卧位，可在呼气状态下用15cm宽胶布固定患侧胸部或应用止痛剂以减轻疼痛。如发现患者面色苍白，烦躁不安，四肢厥冷，末梢发绀，脉搏细速，血压下降，应考虑休克型肺炎，要立即协助医师进行抢救，加大吸氧量（3～5L／min）的同时，迅速建立静脉通路，输入升压药，切勿使药液漏出血管，以免致组织坏死。尿量的改变是休克的重要标志，应记录每小时的尿量，若少于30mL／h，应考虑急性肾功能衰竭的可能。当病情进一步恶化出现昏迷时，应加强基础护理，防止护理并发症。若进行机械辅助呼吸时应按常规进行专科护理。

九、肺癌

肺癌是最常见的肺原发性恶性肿瘤，绝大多数肺癌起源于支气管黏膜上皮，故亦称支气管肺癌。近50多年来，世界各国特别是工业发达国家，肺癌的发病率和死亡率均迅速上升，死于癌病的男性患者中肺癌已居首位。40多年前，在中国因肺部疾病施行外科手术治疗的患者中，绝大多数为肺结核，次之为支气管扩张、肺脓肿等肺化脓性感染疾病，肺癌病例为数不多。

（一）病因

肺癌的病因至今尚不完全明确，大量资料表明肺癌的危险因子包含吸烟（包括二手烟）、石棉、氡、砷、电离辐射、卤素烯类、多环性芳香化合物、镍等。具体如下：

1. 吸烟　长期吸烟可引致支气管黏膜上皮细胞增生鳞状上皮，诱发鳞状上皮癌或未分化小细胞癌。无吸烟嗜好者虽然也可患肺癌但腺癌较为常见。

2. 大气污染。

3. 职业因素　长期接触铀、镭等放射性物质及其衍化物均可诱发肺癌，主要是鳞癌和未分化小细胞癌。

4. 肺部慢性疾病　如肺结核、矽肺、尘肺等可与肺癌并存。这些病例癌肿的发病率高于正常人。此外肺支气管慢性炎症以及肺纤维疤痕病变在愈合过程中可能引起鳞状上皮化生或增生，在此基础上部分病例可发展成为癌肿。

5. 人体内在因素　如家族遗传以及免疫机能降低，代谢活动、内分泌功能失调等。

（二）分类

1. 小细胞肺癌　小细胞肺癌（small cell lung cancer，SCLC）或燕麦细胞癌，近20%的肺癌患者属于这种类型。SCLC肿瘤细胞倍增时间短，进展快，常伴内分泌异常或类癌综合征；由于患者早期即发生血行转移且对放化疗敏感，故小细胞肺癌的治疗应以全身化疗为主，联合放疗和手术为主要治疗手段。综合治疗系治疗小细胞肺癌成功的关键。

2. 非小细胞肺癌　非小细胞肺癌（non-small cell lung cancer，NSCLC）类，约80%的肺癌患者属于这种类型。这种区分是相当重要的，因为对这两种类型的肺癌的治疗方案是截然不同的。小细胞肺癌患者主要用化学疗法治疗，外科治疗对这种类型肺癌患者并不起主要作用。另一方面，外科治疗主要适用于非小细胞肺癌患者。

（三）临床症状

1. 早期症状　肺癌在早期并没有什么特殊症状，仅为一般呼吸系统疾病所共有的症状，如咳嗽、痰血、低热、胸痛、气闷等，很容易忽略。

肺癌早期常见症状的具体表现：

（1）咳嗽：肺癌因长在支气管肺组织上，通常会产生呼吸道刺激症状而发生刺激性咳嗽。

（2）低热：肿瘤堵住支气管后往往有阻塞性肺叶存在，程度不一，轻者仅有低热，重者则有高热，用药后可暂时好转，但很快又会复发。

（3）胸部胀痛：肺癌早期胸痛较轻，主要表现为闷痛、隐痛，部位不一定，与呼吸的关系也不确定。如胀痛持续发生则说明癌症有累及胸膜的可能。

（4）痰血：肿瘤炎症致坏死、毛细血管破损时会有少量出血，往往与痰混合在一起，呈间歇或断续出现。许多肺癌患者就是因痰血而就诊。

2. 晚期症状

（1）面、颈部水肿：在纵隔右侧有上腔静脉，它将来自上肢及头颈部的静脉血收集后回流入右心房。若肿瘤侵及纵隔右侧压迫上腔静脉，最初会使颈静脉因回流不畅而怒张，最终还会导致面、颈部水肿，这需要得以及时诊断和处理。

（2）声嘶：是最常见症状。控制左侧发音功能的喉返神经由颈部下行至胸部，绕过心脏的大血管返行向上至喉，从而支配发音器官的左侧。

（3）气促：发生区域性扩散的肺癌患者几乎都有不同程度的气促。由肺和心肌产生的正常组织液由胸正中的淋巴结回液。若这些淋巴结被肿瘤阻塞，这些组织液将积聚心包内形成心包积液或积聚在胸腔内形成胸腔积液。以上两种情况均可导致气促。然而，因许多吸烟患者合并不同程度的慢性肺病，这给气促的鉴别带来一定困难。此外，由于一部分肺组织因长有肿瘤而丧失呼吸功能，从而使整个呼吸功能受损而产生呼吸不适，这种不适感起初只在运动时产生，最终连休息时也可感觉到。

（四）诊断

对于肺癌的诊断检查，临床上常用的方法有以下几种。

1. X线检查　X线检查是诊断肺癌最常用的重要手段。通过X线检查可以了解肺癌的部位和大小。早期肺癌病例X线检查虽尚未能显现肿块，但可能看到由于支气管阻塞引起的局部肺气肿、肺不张或病灶邻近部位的浸润性病变或肺部炎变。

2. 支气管镜检查　支气管镜检查是诊断肺癌的一个重要措施。通过支气管镜可直接窥察支气管内膜及管腔的病理变化情况。窥见癌肿或癌性浸润者，可采取组织供病理切片检查，或吸取支气管分泌物做细胞学检查，以明确诊断和判定组织学类型。

3. 放射性核素检查　67Ga-枸橼酸盐等放射性药物对肺癌及其转移病灶有亲和力，静脉注射后能在癌肿中浓聚，可用于肺癌的定位，显示癌病的范围，阳性率可达

90%左右。

4. 细胞学检查 多数原发性肺癌患者在痰液中可找到脱落的癌细胞，并可判定癌细胞的组织学类型。因此痰细胞学检查是肺癌普查和诊断的一种简便有效的方法。中央型肺癌痰细胞学检查的阳性率可达70%~90%，周围型肺癌痰检的阳性率则仅约50%，因此痰细胞学检查阴性者不能排除肺癌的可能性。

5. 剖胸探查术 肺部肿块经多种方法检查和短期试探性治疗仍未能明确病变的性质，肺癌的可能性又不能排除，如患者全身情况许可，应做剖胸探查术。术中根据病变情况及病理组织检查结果，给予相应治疗。这样可避免延误病情致使肺癌病例失去早期治疗的时机。

由于癌细胞的生物学特征不同，医学上将肺癌分为小细胞肺癌与非小细胞肺癌两大类，后者又分为鳞癌、腺癌、大细胞肺癌等。

肺癌也和其他恶性肿瘤一样能产生一些激素酶、抗原、胎蛋白等生物性物质，但这些癌肿标记物对肺癌的确诊尚无应用价值，临床医师对中年以上久咳不愈，肺部X线检查发现性质未明的块影或炎变的病例，均应高度警惕。肺癌患者应尽早发现，早诊断，早治疗，减少肺癌晚期转移与恶化的可能性。

6. ECT检查 ECT骨显像比普通X线片提早3~6个月发现病灶，可以较早地发现骨转移灶。如病变已达中期骨病灶部脱钙达其含量的30%甚至50%以上，X线片与骨显像都有阳性发现，如病灶部成骨反应静止，代谢不活跃，则骨显像为阴性X线片为阳性，二者互补，可以提高诊断率。

7. 纵隔镜检查 当CT可见气管前、旁及隆突下等（2，4，7）组淋巴结肿大时应全麻下行纵隔镜检查。在胸骨上凹部做横切口，钝性分离颈前软组织到达气管前间隙，钝性游离出气管前通道，置入观察镜缓慢通过无名动脉之后方，观察气管旁、气管支气管角及隆突下等部位的肿大淋巴结，用特制活检钳解剖剥离取得活组织。临床资料显示总的阳性率39%，死亡率约占0.04%，1.2%发生并发症如气胸、喉返神经麻痹、出血、发热等。

（五）治疗

1. 化学治疗 近二十多年来肿瘤化疗发展迅速、应用广泛。化疗对小细胞肺癌的疗效无论早期或晚期较肯定，甚至有根治的少数报告；对非小细胞肺癌也有一定疗效，但仅为姑息，作用有待进一步提高。近年化疗在肺癌中的作用已不再限于不能手术的晚期肺癌患者，而常作为全身治疗列入肺癌的综合治疗方案。化疗会抑制骨髓造血系统，主要是白细胞和血小板的下降，联合中医中药及免疫治疗效果佳。

（1）小细胞肺癌的化疗：由于小细胞肺癌所具有的生物学特点，目前公认除少数充分证据表明无胸内淋巴结转移者外，应首选化学治疗。

1）适应证：

①经病理或细胞学确诊的小细胞肺癌患者。

②KS记分在50～60分以上者。

③预期生存时间在1个月以上者。

④年龄≤70岁者。

2）禁忌证：

①年老体衰或恶病质者。

②心肝肾功能严重障碍者。

③骨髓功能不佳，白细胞在$3 \times 10^9 / L$以下，血小板在$80 \times 10^9 / L$（直接计数）以下者。

④有并发症和感染发热、出血倾向等。

（2）非小细胞肺癌的化疗：对非小细胞肺癌虽然有效药物不少，但有效率低且很少能达到完全缓解。

1）适应证：

①经病理学或细胞学证实为鳞癌、腺癌或大细胞癌但不能手术的Ⅲ期患者，及术后复发转移者，或其他原因不宜手术的Ⅲ期患者。

②经手术探查、病理检查有以下情况者：有残留灶；胸内有淋巴结转移；淋巴管或血栓中有癌栓；低分化癌。

③有胸腔或心包积液者需采用局部化疗。

2）禁忌证：同小细胞癌。

2. 放射治疗

（1）治疗原则：放疗对小细胞癌最佳，鳞状细胞癌次之，腺癌最差。但小细胞癌容易发生转移，故多采用大面积不规则野照射，照射区应包括原发灶、纵隔双侧锁骨上区、甚至肝脑等部位，同时要辅以药物治疗。鳞状细胞癌对射线有中等度的敏感性，病变以局部侵犯为主，转移相对较慢，故多用根治治疗。腺癌对射线敏感性差，且容易血道转移，故较少采用单纯放射治疗。

（2）放射并发症：并发症较多，甚至引起部分功能丧失；对于晚期肿瘤患者，放射治疗效果并不完好。同时患者体质较差，年龄偏大不适合放疗。

（3）放疗的适应证：根据治疗的目的分为根治治疗、姑息治疗、术前放疗、术后放疗及腔内放疗等。

3. 根治治疗

（1）一般治疗：

1）有手术禁忌或拒做手术的早期病例，或病变范围局限在150 cm的Ⅲa病例。

2）心、肺、肝、肾功能基本正常，血象白细胞计数大于$3 \times 10^9 / L$，血红蛋白大于100g／L者。

3）KS≥60分，事前要周密地制订计划，严格执行，不要轻易变动治疗计划，即使有放射反应亦应以根治肿瘤为目标。

（2）姑息治疗：其目的差异甚大。有接近根治治疗的姑息治疗，以减轻患者痛苦、延长生命、提高生活质量；亦有仅为减轻晚期患者症状，甚至起安慰作用的减症治疗，如疼痛、瘫痪、昏迷、气急及出血。姑息治疗的照射次数可自数次至数十次，应根据具体情况和设备条件等而定。但必须以不增加患者的痛苦为原则，治疗中遇有较大的放射反应或KS分值下降时，可酌情修改治疗方案。

（3）手术前放疗：旨在提高手术切除率、减少术中造成肿瘤播散的危险，对估计手术切除无困难的患者可术前大剂量、少分割放疗；如肿瘤巨大或有外侵，估计手术切除有困难可采用常规分隔放疗。放疗距手术时间一般以50天左右为宜，最长不得超过3个月。

（4）手术后放疗：用于术前估计不足、手术切除肿瘤不彻底的病例。应于局部残留灶放置银夹标记，以便放疗时能准确定位。

（5）腔内短距离放疗：适用于局限在大支气管的癌灶，可采用后装技术通过纤支镜将导管置于支气管病灶处，用铱（^{192}Ir）做近距离放疗与体外照射配合，能提高治疗效果。

4. 外科治疗　肺癌的治疗方法中除Ⅲb及Ⅳ期外应以手术治疗或争取手术治疗为主，依据不同期别和病理组织类型酌加放射治疗、化学治疗和免疫治疗的综合治疗。

关于肺癌手术术后的生存期，国内有报道3年生存率为40%～60%；5年生存率为22%～44%；手术死亡率在3%以下。

（1）手术指征：具有下列条件者一般可做外科手术治疗。

1）无远处转移者，包括实质脏器如肝、脑、肾上腺、骨骼、胸腔外淋巴结等。

2）癌组织未向胸内邻近脏器或组织侵犯扩散者，如主动脉、上腔静脉、食管和癌性胸液等。

3）无严重心肺功能低下或近期内心绞痛发作者。

4）无重症肝肾疾患及严重糖尿病者。

具有以下条件者一般应该慎做手术或需做进一步检查治疗。

1）年迈体衰心肺功能欠佳者。

2）小细胞肺癌除Ⅰ期外宜先行化疗或放疗，而后再确定能否手术治疗。

3）X线所见除原发灶外纵隔亦有几处可疑转移者。

目前，学术界对于肺癌外科手术治疗的指征有所放宽，对于一些侵犯到胸内大血管以及远处孤立转移的患者，只要身体条件许可，有学者也认为可以手术，并进行了相关的探索和研究。

（2）剖胸探查术指征：凡无手术禁忌，明确诊断为肺癌或高度怀疑为肺癌者可根据具体情况选择式式，若术中发现病变已超出可切除的范围但原发癌仍可切除者宜切除原发灶手术，这称为减量手术，但原则上不做全肺切除以便术后辅助其他治疗。

（3）肺癌术式的选择：根据1985年肺癌国际分期法对Ⅰ、Ⅱ和Ⅲ期的肺癌病例，凡无手术禁忌证者皆可采用手术治疗。手术切除的原则为：彻底切除原发灶和胸腔内有可能转移的淋巴结，且尽可能保留正常的肺组织，全肺切除术宜慎重。

1）局部切除术：是指楔形癌块切除和肺段切除，即对于体积很小的原发癌，年老体弱、肺功能差或癌分化好恶性度较低者等均可考虑做肺局部切除术。

2）肺叶切除术：对于孤立性周围型肺癌、局限于一个肺叶内无明显淋巴结肿大可行肺叶切除术。若癌肿累及两叶或中间支气管可行上中叶或下中叶两叶切除术。

3）袖状肺叶切除：这种术式多应用于右肺上中叶肺癌，如癌肿位于叶支气管且累及叶支气管开口者可行袖状肺叶切除。

4）全肺切除：凡病变广泛用上述方法不能切除病灶时可慎重考虑行全肺切除。

5）隆突切除和重建术：肺瘤超过主支气管累及隆突或气管侧壁但超过2cm时：①可做隆突切除重建术或袖式全肺切除；②若还保留一叶肺时，则力争保留。术式可根据当时情况而定。

（4）再发或复发性肺癌的外科治疗：

1）手术固然能切除癌肿，但还有残癌、或区域淋巴结转移、或血管中癌栓存在等，复发转移概率非常高。多原发性肺癌的处理，凡诊断为多原发性肺癌者其处理原则按第二个原发灶处理。

2）复发性肺癌的处理：所谓复发性肺癌是指原手术疤痕范围内发生的癌灶或是与原发灶相关的胸内癌灶复发，称为复发性肺癌。其处理原则应根据患者的心肺功能和能否切除来决定手术范围。

（六）预防

根据肺癌的发病成因，提出以下几点肺癌预防方法。

（1）禁止和控制吸烟。

（2）控制大气污染。

（3）职业防护。

（4）防治慢性支气管炎，哮喘，肺气肿和肺结核。

（七）护理

1. 控制疼痛　一般不提倡西医止痛，其作用大多是通过麻醉神经实现，治标不治本，有些西药如哌替啶容易上瘾及产生耐药性，建议采取中药治疗，通过切断癌细胞的复制功能达到止痛的目的。疼痛是晚期肺癌患者的主要症状，对患者的影响很大。对于癌性疼痛的控制应该正确理解和应用三阶梯止痛方案。

（1）体表止痛法：可通过刺激疼痛部位周围的皮肤或相对应的健侧达到止痛目的。刺激方法可采用按摩、涂清凉止痛药等，也可采用各种温度的刺激，或用65℃热水袋放在湿毛巾上做局部热敷，每次20分钟，可取得一定的止痛效果。

（2）注意力转移止痛法：可根据患者的爱好，放一些快声调的音乐，让患者边欣赏边随节奏做拍手动作；或可让患者看一些笑话、幽默小说，说一段相声取乐。还可以让患者坐在舒适的椅子上，闭上双眼，回想自己童年有趣的乐事，或者想自己愿意想的任何事，每次15分钟，一般在进食后2小时进行，事后闭目静坐2分钟，这些都可以达到转移止痛的目的。

（3）放松止痛法：全身放松可有轻快感，肌肉松弛可阻断疼痛反应。让患者闭上双眼，做叹气、打呵气等动作，随后屈髋屈膝平卧，放松腹肌、背肌，缓慢做腹式呼吸。或让患者在幽静的环境里闭目进行慢而深的吸气与呼气，使清新空气进入肺部，达到止痛目的。

2. 肺癌患者的护理

（1）日常护理：

1）褥疮预防：肺癌晚期患者营养状况一般较差，有时合并全身水肿，极易产生褥疮，且迅速扩展，难以治愈，预防褥疮发生尤为重要。减轻局部压力，按时更换体位，身体易受压部位用气圈、软枕等垫起，避免长期受压。保持皮肤清洁，尤其对于大小便失禁的患者，保持床铺清洁、平整，对已破溃皮肤应用烤灯照射，保持局部干燥。

2）缓解症状：发热为肺癌的主要症状之一，应嘱患者注意保暖，预防感冒，以免发生肺炎；对于刺激性咳嗽，可给予镇咳剂；夜间患者持续性咳嗽时，可饮热水，以减轻咽喉部的刺激；如有咳血应给止血药，大量咳血时，立即通知医师，同时使患者头偏向一侧，及时清除口腔内积血防止窒息，并协助医师抢救。

3）病情观察及护理：肺癌晚期患者常有肿瘤不同部位的转移，引起不同症状，应注意观察给予相应的护理。如肝、脑转移，可出现突然昏迷、抽搐、视物不清，护理人员应及时发现给予对症处理。骨转移者应加强肢体保护，腹部转移常发生肠梗阻，应注意观察患者有无腹胀、腹痛等症状，由于衰弱、乏力、活动减少等原因，患者常出现便秘，应及时给予开塞露或缓泻药通便。因营养不良、血浆蛋白低下均可出现水肿，应通过增加营养、抬高患肢等措施以减轻水肿。

4）心理护理：肺癌晚期的患者会有焦虑、恐惧、悲伤等心理，也常出现冷漠、孤独，我们要有高度的同情心和责任心，努力为患者创造一个温暖和谐的修养环境，安置于单人病房，语言亲切，态度诚恳，鼓励患者说出自己的心理感受，及时开导，主动向患者介绍病情好转的信息。

对于肺癌晚期患者的护理主要是控制症状、减轻患者的痛苦，为其营造一个舒适的休养环境，给患者最大的精神支持和心理安慰。此外还可用抗癌中药进行调理，虽然西药效果快，但极不稳定，容易复发，而且副作用大，易产生耐药性，只治标不治本。

（2）术后护理：肺癌手术后，要禁止患者吸烟，以免促进复发。有肺功能减退的，要指导患者逐步增加运动量。

术后要经常注意患者恢复情况，若有复发，应立即到医院请医师会诊，决定是否行放射治疗或化疗。

肺鳞癌手术后易侵犯局部造成胸腔内复发。

肺腺癌或未分化癌容易远处转移，如转移到淋巴结、骨、肝、脑及对侧肺。

要经常注意患者有无发热、剧咳、痰血、气急、胸痛、头痛、视力改变、肝痛、骨痛、锁骨上淋巴结肿大、肝肿大等，发现上述症状，应及时去医院就诊。同时，患者应定期去医院做胸透视检查，并留新鲜痰液查癌细胞。

（3）心理护理：

1）心理疏导：晚期肺癌患者心理生理较脆弱，刚刚确诊时，患者及家属难以接受，入院时护士应主动关心安慰患者，向其介绍病室环境，介绍主管医师、主管护士，消除患者的生疏感和紧张感，减轻患者对住院的惧怕心理，帮助患者结识病友，指导家属在精神上和生活上给予大力支持，及时把握患者的心理变化采取各种形式做好患者心理疏导。

①运用语言艺术安慰患者：护士对患者要真诚相待，交谈时要自然，时时表露出对患者的关心、同情，征求患者所需要的帮助，使患者对护士产生信任感，并能向护士倾诉内心变化。护士可通过与患者交谈及时捕捉信息，择时给予恰如其分的心理护理以消除患者的顾虑，稳定情绪，激发患者增长治疗的信心，主动乐观地与医务人员合作。

②建立良好的护患关系：建立良好的护患关系是采取及时有效的心理疏导的前提，因此护士应经常与患者进行沟通。通过聊天的方式拉进与患者之间的距离，耐心倾听患者的陈诉，并运用所学知识适当地解释病情，通过谈话去体会隐藏在患者语言中的感情和情绪变化，及时采取有效的心理护理。

2）满足患者需求心理：晚期癌症患者有很多需求受到限制，进而影响到情绪和行为，因此必须要认真观察患者的需求，满足患者的各种需要。

生存的需求：求生是癌症患者最强烈的需要，他们渴望继续感受生命的价值，需要人们的理解和支持。因此要与患者和家属建立良好的护患关系，鼓励家属和亲友对患者体贴和照顾，经常看望患者，使患者感到温暖。作为医务人员，作为科室主任和护士长，也要经常看望患者，给患者以鼓励，使患者感到在医院这个非凡的大家庭里，处处有温馨和关爱，使他坚定战胜疾病的信心，积极主动地配合治疗。

3）生理的需求：晚期肺癌患者，最大的特点是呼吸困难，憋喘加重，导致患者生活质量低下。很多患者出现烦躁、易怒、悲观失望、失眠，甚至出现自杀倾向，护士应及时了解患者思想动态变化，及时发现问题，并给予相应的处理。例如：一女性患者，64岁，入院诊断为小细胞肺癌，经反复治疗后，病情未见好转，出现一侧肺实变，另一侧也仅剩2／3肺功能，并伴心包积水，患者咳嗽、憋喘加重、烦躁、睡眠差、情绪极不稳定，生活质量得不到保证。当与患者聊天时，发现患者因病情反复，加之病情的发展影响睡眠而导致生活质量极度低下，患者失去了治疗的信心并暴露出自杀倾向，护士及时开导患者，向患者介绍与其患同样疾病的病友乐观对待人生的态度，鼓励患者尽可能放弃任何顾忌，寻求精神上的支持；及时对因施护，教会患者掌握几种催眠术，如数念珠、听轻音乐等，并给予对症治疗，使患者摆脱了失眠痛苦，重新又振作精神积极配合治疗。

（4）饮食护理：

1）肺癌患者无吞咽困难时，应自由择食：在不影响治疗的情况下，应多吃一些含蛋白质，碳水化合物丰富的食品，提高膳食质量，为手术创造良好的条件。如果营养状况较差，很难耐受手术的创伤，术后愈合慢，易感染，对手术康复不利。

2）要求饮食含有人体必需的各种营养素：在足够热量供应时，可以补充蛋白质营养，促进肌肉蛋白的合成，在热量供应不足时，支链氨基酸也能提供更多的热能。要素膳的种类很多，应用时，要从低浓度开始。若口服应注意慢饮，由于要素膳为高渗液，引用过快易产生腹泻和呕吐。

3）术后饮食调配：术后根据病情来调配饮食。因为手术创伤会引起消化系统的功能障碍，所以在食物选择与进补时，不要急于求成。都要多吃新鲜蔬菜和水果，果蔬中含有丰富的维生素C，是抑癌物质，能够阻断癌细胞的生成，另外大蒜也含有抗癌物质。养成良好的生活和饮食习惯，定期体格检查，及时诊断和治疗。

（5）肺癌患者家庭护理常识：除观察患者有无咳嗽、咯痰、咯血、胸痛、胸闷、呼吸困难、发热等异常状况外，还要特别留意有无吞咽困难、声音嘶哑、头颈部和上肢水肿或上眼睑下垂。如出现吞咽困难，则提示肿瘤侵犯或压迫食管；如出现声音嘶哑，则提示肿瘤直接或间接压迫喉返神经；如出现头颈部和上肢水肿以及胸前部瘀血和静脉曲张，又伴有头痛、头昏、眩晕，则提示发生了上腔静脉压迫综合征；如出现与肺肿瘤同侧的上眼睑下垂、眼球内陷、瞳孔缩小、前额和上胸部不出汗，则提示发生了Horner综合征。

十、肺气肿

肺气肿是指终末细支气管远端（呼吸细支气管、肺泡管、肺泡囊和肺泡）的气道弹性减退，过度膨胀、充气和肺容积增大或同时伴有气道壁破坏的病理状态。按其发病原因肺气肿有如下几种类型：老年性肺气肿，代偿性肺气肿，间质性肺气肿，灶性肺气肿，旁间隔性肺气肿，阻塞性肺气肿。

（一）病因

阻塞性肺气肿的发病机理尚未完全清楚。一般认为与支气管阻塞以及蛋白酶-抗蛋白酶失衡有关。吸烟、感染和大气污染等引起细支气管炎症，管腔狭窄或阻塞。吸气时细支气管管腔扩张，空气进入肺泡；呼气时管腔缩小，空气滞留，肺泡内压不断增高，导致肺泡过度膨胀甚至破裂。细支气管周围的辐射状牵引力损失，使细支气管收缩，致管腔变狭。肺血管内膜增厚，肺泡壁血供减少，肺泡弹性减弱等，助长膨胀的肺泡破裂。在感染等情况下，体内蛋白酶活性增高，正常人抗蛋白酶系统的活性也相应增高，以保护肺组织免遭破坏。α1抗胰蛋白酶缺乏者对蛋白酶的抑制能力减弱，故更易发生肺气肿。吸烟对蛋白酶-抗蛋白酶平衡也有不良影响。

导致患肺气肿的危险因素如下。

1. 个体因素

（1）遗传因素例如抗胰蛋白酶缺乏。

（2）气道高反应。

（3）肺发育不良。

2. 环境因素

（1）吸烟。

（2）职业粉尘和化学物质。

（3）呼吸道感染。

（4）环境污染。

（5）社会经济地位落后。

（二）病理

1. 慢性支气管炎症使细支气管管腔狭窄，形成不完全阻塞，呼气时气道过早闭合，肺泡残气量增加，使肺泡过度充气。

2. 慢性炎症破坏小支气管壁软骨，失去其支架作用，致使呼气时支气管过度缩小或陷闭，导致肺泡内残气量增加。

3. 反复肺部感染和慢性炎症，使白细胞和巨噬细胞释放的蛋白分解酶增加，损害肺组织和肺泡壁，导致多个肺泡融合成肺大疱。

4. 肺泡壁毛细血管受压，肺组织供血减少致营养障碍而使肺泡壁弹性减退。

5. 弹性蛋白酶及其抑制因子失衡：人体内存在弹性蛋白酶和弹性蛋白酶抑制因子（主要为α1-抗胰蛋白酶），吸烟可使中性粒细胞释放弹性蛋白酶，烟雾中的过氧化物还使α1-抗胰蛋白酶的活性降低，导致肺组织弹力纤维分解，造成肺气肿。此外，先天性遗传缺乏α1-抗胰蛋白酶者易于发生肺气肿。

患者除咳嗽、咳痰等慢性支气管炎症状外，常因阻塞性通气障碍而出现呼气性呼吸困难，气促、胸闷、发绀等缺氧症状。严重者因长期处于过度吸气状态使肋骨上抬，肋间隙增宽，胸廓前后径加大，形成肺气肿患者特有的体征"桶状胸"。因肺容积增大，X线检查见肺野扩大、横膈下降、透明度增加。后期由于肺泡间隔毛细血管床受压迫及数量减少，使肺循环阻力增加，肺动脉压升高，最终导致慢性肺源性心脏病。

（三）临床表现

临床表现症状轻重视肺气肿程度而定。早期可无症状或仅在劳动、运动时感到气短，逐渐难以胜任原来的工作。随着肺气肿进展，呼吸困难程度随之加重，以至轻微活动或完全休息时仍感气短。此外尚可感到乏力、体重下降、食欲减退、上腹胀满。引起肺气肿的主要原因是慢性支气管炎，因此除气短外还有咳嗽、咳痰等症状，早期仅有呼气相延长或无异常。典型肺气肿者胸廓前后径增大，呈桶状胸，呼吸运动减弱，语音震颤减弱，叩诊过清音，心脏浊音界缩小，肝浊音界下移，呼吸音减低，有时可听到干、湿啰音，心率增快，心音低远，肺动脉第二心音亢进。

（四）诊断

1. 临床检查

（1）X线检查：胸廓扩张，肋间隙增宽，肋骨平行，活动减弱，膈降低且变平，两肺野的透亮度增加。

（2）心电图检查：一般无异常，有时可呈低电压。

（3）呼吸功能检查：对诊断阻塞性肺气肿有重要意义，残气量/肺总量比>40%。

（4）血液气体分析：出现明显缺氧二氧化碳滞留时，则动脉血氧分压（PaO_2）降低，二氧化碳分压（$PaCO_2$）升高，并可出现失代偿性呼吸性酸中毒，pH降低。

（5）血液和痰液检查：一般无异常，继发感染时似慢支急性发作表现。

根据病史、体检、X射线检查和肺功能测定可以诊断肺气肿。X射线检查表现为胸腔前后径增大，胸骨前突，胸骨后间隙增宽，横膈低平，肺纹理减少，肺野透光度增加，悬垂型心脏，肺动脉及主要分支增宽，外周血管细小。肺功能测定表现为残气、肺总量增加、残气/肺总量比值增高、1秒率显著降低、弥散功能减低。

2. 鉴别诊断　应注意与肺结核、肺部肿瘤和职业性肺病的鉴别诊断。此外慢性支气管炎、支气管哮喘和阻塞性肺气肿均属慢性阻塞性肺病，且慢性支气管炎和支气管哮喘均可并发阻塞性肺气肿。但三者既有联系，又有区别，不可等同。慢性支气管炎在并发肺气肿时病变主要限于支气管，可有阻塞性通气障碍，但程度较轻，弥散功能一般正常。支气管哮喘发作期表现为阻塞性通气障碍和肺过度充气，气体分布可严重不匀，但上述变化可逆性较大，对吸入支气管扩张剂反应较好，弥散功能障碍也不明显。而且支气管哮喘气道反应性明显增高，肺功能昼夜波动也大，为其特点。

（五）治疗

1. 应用舒张支气管药物，如氨茶碱，β_2受体兴奋剂。如有过敏因素存在，可适当选用皮质激素。

2. 应用有效抗生素，如青霉素、庆大霉素、环丙沙星、头孢菌素等。

3. 呼吸功能锻炼　做腹式呼吸，缩唇深慢呼气，以加强呼吸肌的活动，增加膈的活动能力。

4. 家庭氧疗　每天12～15小时的低流量吸氧能延长寿命，若能达到每天24小时的持续氧疗，效果更好。

5. 物理治疗　视病情制定方案，如气功、太极拳、呼吸操、定量行走或登梯练习。

（六）并发症

1. 自发性气胸　自发性气胸并发于阻塞性肺气肿者并不少见，多因胸膜下肺大疱破裂，空气泄入胸膜腔所致。若患者基础肺功能较差，气胸为张力性，即使气体量不多，临床表现也较重，必须积极抢救不可掉以轻心。肺气肿患者肺野透亮度较高，且富有肺大疱存在，体征不够典型，给局限性气胸的诊断带来一定困难。

2. 呼吸衰竭　阻塞性肺气肿往往呼吸功能严重受损，在某些诱因如呼吸道感染、分泌物干结潴留、不适当氧疗、应用静脉剂过量、外科手术等的影响下，通气和换气功能障碍进一步加重，可诱发呼吸衰竭。

3. 慢性肺源性心脏病和右心衰竭　低氧血症和二氧化碳潴留以及肺泡毛细血管床破坏等，均可引起肺动脉高压。在心功能代偿期，并无右心衰竭表现。当呼吸系病变进一步加重，动脉血气恶化时，肺动脉压显著增高，心脏负荷加重，加上心肌缺氧和代谢障碍等因素，可诱发右心衰竭。

4. 胃溃疡　尸检证实阻塞性肺气肿患者有18%～30%并发胃溃疡，其发病机理尚未完全明确。

5. 睡眠呼吸障碍　正常人睡眠中通气可以稍有降低，而阻塞性肺气肿患者睡眠时通气降低较为明显。尤其是患者清醒状态下动脉血氧分压已经低达 8.00 kPa（60mmHg）左右时，睡眠中进一步降低就更为危险。患者睡眠质量降低，可出现心律失常和肺动脉高压等。

（七）护理

1. 评估

（1）听诊肺部呼吸音，注意并记录呼吸音的异常改变。

（2）痰的颜色、性质、黏稠度、气味及量的改变。

（3）有无脱水状况：皮肤饱满度、弹性，黏膜的干燥程度。

（4）出入量是否平衡。

（5）评估患者的体力状况，包括能否咳出痰液。

2. 症状护理

（1）呼吸困难的护理：

1）可取坐位或半坐卧位。

2）保持室内适宜温湿度，空气洁净清新。

3）应及时给予合理氧疗。

4）观察呼吸的次数、比例、深浅度和节律的变化，及水、电解质、酸碱平衡情况，准确记录出入量。

5）根据病情备好抢救仪器、物品、药品等。

（2）咳嗽咳痰的护理：

1）鼓励患者有效的咳嗽，必要时用吸引器吸痰，保持呼吸道通畅。

2）嘱患者多饮温开水，以湿润气道。

3）指导患者深呼吸和有效地咳嗽，协助翻身、拍背，鼓励患者咳出痰液。

4）遵医嘱给予雾化吸入。

3. 一般护理

（1）提供安静、整洁舒适的环境。

（2）注意观察咳痰的量及性质，呼吸困难的类型。

（3）给予高蛋白、高热量、高维生素、易消化的饮食。

（4）做好心理护理，消除患者烦躁、焦虑、恐惧的情绪。

4. 健康指导

（1）积极宣传预防和治疗呼吸系统疾病的知识。

（2）避免受凉、过度劳累，天气变化时及时增减衣服，感冒流行时少去公共场所。

（3）指导患者戒烟。

（4）进行适当的体育锻炼，提高机体的抵抗力。

十一、恶性胸腔积液

肿瘤性胸腔积液，大多数病例可以在胸腔积液中找到恶性细胞，如果胸腔积液伴纵隔或胸膜表面转移性结节，无论在胸腔积液中能否找到恶性细胞，均可以诊断恶性胸腔积液。临床所见的大量胸腔积液大约40%是由恶性肿瘤引起，最常见的为肺癌、乳腺癌和淋巴瘤。肿瘤类型在男性和女性之间有一定差异，男性常见为肺癌、淋巴瘤、胃肠道肿瘤；女性常见为乳腺癌、女性生殖道肿瘤、肺癌、淋巴瘤。

（一）病因

恶性胸腔积液占全部胸腔积液的38%～53%，其中胸膜转移性肿瘤和胸膜弥漫性恶性间皮瘤是产生恶性胸腔积液的主要原因。

（二）病理

壁层胸膜的间皮细胞间有很多2～12nm的小孔，该孔隙直接与淋巴网相通，正常情况下，成人胸膜腔24小时能产生100～200mL胸液，由壁层胸膜滤出，再经壁层胸膜的小孔重吸收，而脏层胸膜对胸液的形成和重吸收作用很小，胸腔内液体不断产生不断被重吸收保持动态平衡。胸腔积液循环主要推动力为胸膜毛细血管内和胸膜腔内的静水压、胶体渗透压、胸膜腔内的负压和淋巴回流的通畅性。正常人胸膜腔内负压平均为−0.49 kPa（−5cmH$_2$O）胸液蛋白含量很少，约为1.7%，所具有的胶体渗透压为0.78kPa（8cmH$_2$O）。壁层胸膜有体循环供血其毛细血管静水压为1.078kPa

（11cmH₂O）壁层和脏层胸膜毛细血管内胶体渗透压均为3.33kPa（34cmH₂O）。正常人胸膜腔内仅含少量（5～15mL）液体，以减少呼吸时壁层胸膜和脏层胸膜之间的相互摩擦。当上述调节胸液动力学的主要驱动力发生异常均可引起胸腔积液。恶性胸腔积液产生的机制复杂多样，归纳起来有以下几个方面。

1. 最常见的致病因素　是壁层和（或）脏层胸膜肿瘤转移。这些转移瘤破坏毛细血管从而导致液体或血漏出，常引起血性胸腔积液。

2. 淋巴系统引流障碍　是恶性胸腔积液产生的主要机制。累及胸膜的肿瘤无论是原发于胸膜还是转移至胸膜的肿瘤，均可堵塞胸膜表面的淋巴管，使正常的胸液循环被破坏，从而产生胸腔积液；另外，壁层胸膜的淋巴引流主要进入纵隔淋巴结恶性肿瘤细胞，在胸膜小孔和纵隔淋巴结之间的任何部位引起阻塞，包括在淋巴管内形成肿瘤细胞栓塞、纵隔淋巴结转移，均可引起胸腔内液体的重吸收障碍，导致胸腔积液。

3. 肿瘤细胞内蛋白大量进入胸腔　胸膜上的肿瘤组织生长过快，细胞容易脱落，进入胸膜腔的肿瘤细胞由于缺乏血运而坏死、分解，肿瘤细胞内蛋白进入胸腔，使胸膜腔内的胶体渗透压增高，产生胸腔积液。

4. 胸膜的渗透性增加　恶性肿瘤侵袭脏层和壁层胸膜、肿瘤细胞种植在胸膜腔内均能引起胸膜的炎症反应，毛细血管的通透性增加，液体渗入胸膜腔，原发性肺癌或肺转移性肿瘤引起阻塞性肺炎，产生类似肺炎旁胸腔积液。

5. 胸膜腔内压降低、胸膜毛细血管静水压增高　肺癌引起支气管阻塞，出现远端肺不张，导致胸膜腔内压降低，当胸膜腔内压由-1.176 kPa（-12 cmH₂O）降至-4.7kPa（-48cmH₂O），将会有大约200mL的液体积聚在胸膜腔内。肺部的恶性肿瘤可以侵袭腔静脉或心包，引起静脉回流障碍，胸膜表面的毛细血管静水压增高，胸腔积液产生。

6. 其他　肿瘤细胞侵入血管形成瘤栓继而产生肺栓塞，胸膜渗出；恶性肿瘤消耗引起低蛋白血症，血浆胶体渗透压降低，导致胸腔积液；胸腔或纵隔放射治疗后可产生胸膜腔渗出性积液。

（三）临床表现

大部分患者多为肿瘤晚期的恶病质表现，如体重下降、消瘦乏力、贫血等。大约1／3的肿瘤性胸腔积液患者临床上无明显症状，仅在查体时发现胸腔积液，其余2／3的患者主要表现为进行性加重的呼吸困难、胸痛和干咳。呼吸困难的程度与胸腔积液量的多少、胸液形成的速度和患者本身的肺功能状态有关。当积液量少或形成速度缓慢，临床上呼吸困难较轻，仅有胸闷、气短等。若积液量大，肺脏受压明显，临床上呼吸困难重，甚至出现端坐呼吸、发绀等；积液量虽然不是很大，但在短期内迅速形成，亦可在临床上表现为较重的呼吸困难，尤其在肺功能代偿能力较差的情况下更是如此。大量胸腔积液的患者喜取患侧卧位，这样可以减轻患侧的呼吸运动，有利于健侧肺的代偿呼吸，缓解呼吸困难。肿瘤侵袭胸膜、胸膜炎症和大量胸腔积液引起壁层胸膜牵张，均可引起胸痛。壁层胸膜被侵袭时多是持续性胸痛；膈面胸膜受侵时疼痛向患侧肩胛放射；大量胸液牵张壁层胸膜引起的往往是胀满和隐痛。咳嗽多为刺激性干咳，由胸腔积液刺激压迫支气管壁所致。在体格检查时可发现患侧呼吸运动减弱，肋间隙饱满，气管向健侧移位，积液区叩诊为浊音，呼吸音消失。

（四）诊断

1. 一般诊断　明确有转移癌的患者病程中出现胸腔积液时，对积液的诊断往往不是很重要。以治疗原发肿瘤为主，在没有出现呼吸道症状之前，应采取系统的全身治疗。当积液引起患者呼吸窘迫而需要局部治疗时，在治疗开始前对胸腔积液应有明确诊断。

没有恶性肿瘤的患者新出现胸腔积液时，应首先寻找引起漏出液的潜在病因。彻底排除心力衰竭、结核等原因引起的特发性胸腔积液，胸腔穿刺并对胸腔积液进行生化分析及瘤细胞检查，或进行闭式胸膜活检，一般均能确诊恶性胸腔积液。

（1）症状和体征：少量积液无症状。中等及大量积液时有逐渐加重的气促、心悸。体检见患侧肋间饱满，呼吸动度减弱，语颤减低或消失，气管、纵隔移向对侧，叩诊呈实音，呼吸音减低或消失。

（2）辅助检查：

1）胸部X线检查：少量积液时肋膈角变钝；中等量积液肺野中下部呈均匀致密影，呈上缘外高内低的凹陷影；大量积液患侧呈致密影，纵隔向健侧移位。肺下积液出现膈升高假象，侧卧位或水平卧位投照可确定。叶间包裹积液时，在胸膜腔或叶间不同部位有近似圆形、椭圆形的阴影，侧位片可确定部位。

2）胸液检查：依色泽、性状、比重、黏蛋白定性试验、细胞计数分类、涂片查病原菌，糖、蛋白测定等可初步判断是渗出液还是漏出液。比重>1.018，白细胞>100×10^6，蛋白定量30g／L，胸液蛋白定量／血清蛋白定量>0.5，胸液乳酸脱氢酶／血清乳酸脱氢酶>0.6，胸液乳酸脱氢酶量>200U／L为渗出液，反之为漏出液。

3）超声波探查：能较准确选定穿刺部位，对诊断、鉴别诊断有帮助。

4）胸膜活检：经上述各种检查难以明确诊断时可行胸膜活检。

5）CT、MRI检查：对胸膜间皮瘤引起的胸腔积液有诊断价值。

（3）常见疾病胸腔积液的特点：

1）心力衰竭、肝硬化、肾病综合征等合并的胸腔积液为漏出液。

2）结核性胸膜炎的胸腔积液为渗出液，白细胞增多，以淋巴细胞为主，乳酸脱氢酶增高，溶菌酶增高。

3）肺炎伴随的胸腔积液为渗出液，量不多，白细胞增多以中性粒细胞为主，涂片或培养可能查见病原菌。

4）癌性胸腔积液增长迅速，多为血性，积液性质常介于渗出液与漏出液之间，胸液多次送检常可查到瘤细胞，癌胚抗原常增高。

2. 检查

（1）胸液性质的检查：

1）常规检查：恶性胸腔积液一般为渗出液。渗出性胸腔积液的特点是，蛋白含量超过3g／100mL或比重超过1.016，在一些长期胸膜腔漏出液患者，由于胸腔内液体吸收的速率大于蛋白吸收的速率，胸液内蛋白浓度也会增高，易与渗出液相混淆，所以检查胸腔积液和血清中蛋白质和乳酸脱氢酶（lactate dehydrogenase，LDH）水平，对于区分渗出液与漏出液有99%的正确性。胸腔积液具有下列一个或多个特征即为渗出液：①胸腔液体蛋白／血清蛋白>0.5；②胸腔积液LDH／血清LDH>0.6；③胸腔积液LDH>血清LDH上限的2／3。

大部分胸腔渗出液因含白细胞而呈雾状。渗出性胸腔积液的细胞学检查，白细胞计数在（1～10）×10⁹／L，白细胞计数<1×10⁹／L为漏出液，而>1×10⁹／L为脓胸。胸液中以中性粒细胞为主提示炎性疾病，以淋巴细胞为主时则多见于进展性结核病、淋巴瘤和癌症。红细胞计数超过1×10¹²／L的全血性胸液见于创伤、肺梗死或癌症。

胸液中葡萄糖水平低于血糖水平，见于结核病、类风湿关节炎、脓胸及癌症。胸液pH值通常与动脉血pH值平行，但在类风湿关节炎、结核病和癌性胸液中通常低于7.20。

2）细胞学检查：在癌性胸腔积液患者中，大约60%的患者第1次送检标本中就能查到癌细胞，如果连续3次分别取样，则阳性率可达90%。在分次取样时抽取几个标本有助于提高诊断率，因为在重复抽取的标本中含有较新鲜的细胞，早期退变的细胞在前面的胸腔穿刺中被去除。癌症导致的胸腔积液的机制，除了直接侵袭胸膜外，还包括淋巴管或支气管阻塞、低蛋白血症。应当注意的是淋巴瘤患者的胸腔积液细胞学检查不可靠。

（2）胸膜活检：癌肿常累及局部胸膜，其胸膜活检阳性率约为46%，胸液细胞学联合胸膜活检可使阳性率达到60%～90%。

（五）治疗

是否进行积极的治疗，取决于恶性胸腔积液所产生的呼吸道症状的程度。如果患者没有呼吸症状，或已经到终末期，不需要进行特殊的局部治疗。当临床情况不明朗时，适合进行单纯胸穿，如果去除胸腔内一定量的胸腔积液后，呼吸道症状不能得到改善，患者的病情可能是由潜在的肺部疾病引起，如肺气肿、原发或继发的肺部恶性肿瘤。在这种情况下，也不宜进行局部治疗。对引起胸腔积液的肿瘤的化疗和放疗有助于消除胸腔积液，并改善呼吸道症状。由淋巴瘤、肺癌及乳腺癌阻塞淋巴管产生的胸腔积液，放射治疗可以去除阻塞病因，重建并改善胸液动力学，效果显著。对于影响呼吸动力学、威胁生命的胸腔积液，在找到其他有效治疗方法之前胸腔穿刺有助于控制症状。

1. 病因治疗　积极治疗原发病。

2. 排除积液　少量积液可不处理待自行吸收，中等量以上积液有压迫症状，应行胸腔穿刺抽出积液，每周2～3次。抽液量不宜过多过快，防止发生胸膜性休克及同侧扩张性肺水肿。

3. 药物注入　结核性胸膜炎穿刺后可注入地塞米松，化脓性胸膜炎注入抗生素，癌性胸膜炎可注入抗癌药物，或在彻底引流后注入四环素，产生化学性刺激造成粘连以减轻癌性胸腔积液的增长过速造成的压迫症状。

4. 胸膜腔插管引流　癌性积液反复抽吸效果不佳时，可插入细导管行闭式引流，约72小时内争取彻底引流后，再注入上述药物。

5. 手术　慢性脓胸内科治疗不彻底时，可考虑外科手术治疗。

（六）预防

1. 预防措施

（1）积极防治原发病：恶性胸腔积液为胸部或全身疾患的一部分，因此积极防治原发病是预防本病的关键。

（2）增强体质，提高抗病能力：积极参加各种适宜的体育锻炼，如太极拳、太极剑、气功等，以增强体质，提高抗病能力。

（3）注意生活调摄：居住地要保持干燥，避免湿邪侵袭，不恣食生冷，不暴饮暴食，保持脾胃功能的正常。得病后，及时治疗，避风寒，慎起居，怡情志，以臻早日康复。

2. 预防常识　恶性胸腔积液可由多种疾病引起，治疗上主要针对原发病。漏出液常在病因纠正后自行吸收，渗出性胸膜炎中以结核性多见，其次为炎症性和癌性胸膜炎，应针对其病因进行抗结核、抗炎等治疗，并可行胸腔穿刺抽液。其预后与原发病有关，肿瘤所致者预后较差。

（七）护理

1. 术前护理

（1）心理护理：恶性胸腔积液是恶性肿瘤侵及胸膜的晚期表现。病程长，经反复胸腔穿刺抽液等处理后胸腔积液仍不能得到控制，并且影响呼吸功能，伴有不同程度呼吸困难，影响患者生活质量。因而患者大多悲观绝望，失去了治疗信心，虽然愿意接受电视胸腔镜外科（video-assisted thoracic surgery，VATS）手术治疗，但顾虑较多，担心手术治疗效果不佳。针对其心理特点，我们制定出相应的护理措施，在建立良好的信赖关系的基础上，给予患者诚挚的安慰和鼓励。向患者讲清胸腔镜手术的机理、优点以及本科近来开展VATS的情况和效果。同时介绍同类手术患者与其认识，谈体会，消除顾虑，坚定信心，使其愉快地接受手术治疗。

在术前向患者和家属做好宣教，将胸膜固定术基本原理、术前术后注意事项，向患者及家属细致讲解，认真解释患者提出的各种问题，消除不安情绪，以取得最佳配合。

（2）呼吸困难护理：本组有16例患者术前因中、大量胸腔积液影响呼吸功能，伴有不同程度呼吸困难，取半卧位。呼吸困难严重者，给予氧气吸入，注意观察患者的呼吸情况，必要时协助医师行胸腔穿刺抽液（本组有12例），以改善呼吸困难。穿刺前根据穿刺部位协助患者取一合适、舒服的体位，胸腔穿刺应严格无菌技术操作，穿刺过程中密切注意面色、脉搏、呼吸情况，如有异常立即停止操作。每次抽液不超过1000mL。穿刺后注意有无复张性肺水肿的出现，本组12例无1例发生这种并发症。

（3）改善营养状况：因患者属晚期恶性肿瘤，病程长，经反复胸穿，大量蛋白质丢失，消瘦，全身情况差。术前进行三大常规和心、肝、肺、肾等重要脏器检查；常规血气分析；肺功能测定；评估患者对手术的耐受性。指导患者尽可能多进高蛋白、高热量、富有维生素、易消化的食物。改善营养状况，提高对手术耐受性。对消瘦明显、低蛋白血症、血红蛋白<90g／L的患者，给予静脉补充脂肪乳剂、氨基酸、白蛋白等营养物质或输入红细胞。本组有12例经过静脉营养支持治疗。准备：为使患者术后能顺利恢复，预防肺部并发症发生，术前我们向患者讲解术后有效咳嗽及深呼吸的重要性，教会他们掌握有效咳嗽、深呼吸的方法。对有呼吸道感染者，给予雾化吸入，选用合理抗生素治疗，积极控制感染。并在术前教会患者术后早期活动的方法。术前其他准备工作方法同全麻开胸术，如常规备皮、皮试、配血、床上排便练习等。

2. 术后护理

（1）生命体征观察：VATS手术采用双腔气管插管全身麻醉，术中健侧肺通气，因术中持续健肺通气，非通气肺的持续灌流，使肺内分流增加，导致术后低氧血症。所以术后给予吸氧，持续血氧饱和度监测，定期取动脉血进行血气分析，了解患者氧合状态，有助于及时发现低氧血症倾向。如出现低氧血症，立即进行处理。术后心电监护和血压监测，特别是对高龄和有心血管疾病患者，应视为重点监护对象，并做好预防性护理。

（2）胸腔引流管护理：全麻清醒后血压、脉搏、呼吸平稳6小时后取半卧位，有利于呼吸和引流，保持胸腔引流管通畅，定时挤压引流管，观察和记录引流液的量和色。恶性胸腔积液行胸膜固定术后引流量通常较多，引流液多者，经胸引管注入顺铂100mg，夹管12～24小时，必要时重复。待胸腔积液消退，每天少于100mL后拔除引流管。

（3）呼吸道管理：由于恶性胸腔积液，使患侧肺膨胀不全，VATS手术中双腔气管插管全身麻醉，术中健肺通气，使术侧肺萎陷，因此为使术后患侧肺尽快膨胀，全麻清醒后即开始鼓励患者自行深呼吸、咳嗽排痰，待生命体征稳定6小时后取半卧位，并在止痛的基础上，每2小时协助患者坐起、拍背，并雾化吸入，每日3次，利于气道湿化排痰，帮助呼吸道通畅。同时保证胸引管充分引流，及时排出胸腔内积液。每日检查两肺呼吸音，判断肺膨胀，观察患者呼吸困难改善情况。根据观察，胸腔镜手术由于对组织损伤少，切口小，术后疼痛较轻，多数患者可采用口服止痛药，不需要肌注止痛药。患者积极配合深呼吸、有效咳嗽，使肺膨胀良好，术后3天内呼吸困难得到明显改善。

（4）关于滑石粉反应的观察和护理：用滑石粉喷洒做胸膜固定术后，本组5例（27%）发热38.5℃左右，伴轻度胸痛，均于1周内消退和缓解。这种发热是否因机体对滑石粉反应，由于病例少，尚需进一步观察。若体温在38.5℃以上，给予物理或药物降温。降温期间做好保暖，防止感冒，注意水电解质平衡。据报道，术后偶有肺炎、呼吸窘迫综合征、急性肺水肿等并发症发生。

十二、气胸

胸膜腔由胸膜壁层和脏层构成，是不含空气的密闭的潜在性腔隙。任何原因使膜破损，空气进入胸膜腔，称为气胸。此时胸膜腔内压力升高，甚至负压变成正压，使肺脏压缩，静脉回心血流受阻，产生不同程度的肺、心功能障碍。用人工方法将滤过的空气注入胸膜腔，以便在X线下识别胸内疾病，称为人工气胸。由胸外伤、针刺治疗等所引起的气胸，称为外伤性气胸。最常见的气胸是因肺部疾病使肺组织和脏层胸膜破裂，或者靠近肺表面的肺大疱、细小气肿泡自行破裂，肺和支气管内空气逸入胸膜腔，称为自发性气胸。

（一）病因

1. 外伤气胸　常见各种胸部外伤，包括锐器刺伤及枪弹穿透伤，肋骨骨折端错位刺伤肺，以及诊断治疗性医疗操作过程中的肺损伤，如针灸刺破肺活检、人工气胸等。

2. 继发性气胸　为支气管肺疾患破入胸腔形成气胸。如慢性支气管炎、尘肺支气管哮喘等引起的阻塞性肺性疾患，肺间质纤维化、蜂窝肺和支气管肺癌部分闭塞气道产生的泡性肺气肿和肺大疱，以及靠近胸膜的化脓性肺炎、肺脓肿结核性空洞、肺真菌病、先天性肺囊肿等。

3. 特发性气胸　平时无呼吸道疾病病史，但胸膜下可有肺大疱，一旦破裂形成气胸称为特发性气胸，多见于瘦长体型的青壮年男性。

4. 慢性气胸　气胸经2个月尚无全复张者。其原因为：吸收困难的包裹性液气胸、不易愈合的支气管胸膜瘘、肺大疱或先天性支气管囊肿形成的气胸，以及与气胸相通的气道梗阻或萎缩肺覆以较厚的机理化包膜阻碍肺复张。

5. 创伤性气胸　胸膜腔内积气称为气胸。创伤性气胸的发生率在钝性伤中占15%～50%，在穿透性伤中占30%～87.6%。气胸中空气在绝大多数病例来源于肺，被肋骨骨折断端刺破（表浅者称肺破裂，深达细支气管者称肺裂伤），亦可由于暴力作用引起的支气管或肺组织挫裂伤，或因气道内压力急剧升高而引起的支气管或肺破裂。锐器伤或火器伤穿通胸壁，伤及肺、支气管和气管或食管，亦可引起气胸，且多为血气胸或脓气胸。偶尔在闭合性或穿透性膈肌破裂时伴有胃破裂而引起脓气胸。

（二）病理

胸膜下气肿泡可为先天性，也可为后天性；前者系先天性弹力纤维发育不良，肺泡壁弹性减退，扩张后形成肺大疱，多见于瘦长型男性，肺部X线检查无明显疾病；后者较常见于阻塞性肺气肿，或在炎症后纤维病灶的基础上，细支气管半阻塞扭曲，产生活瓣机制而形成气肿泡，胀大的气肿泡因营养循环障碍而退行变性，以致在咳嗽或肺内压增高时破裂。

常规X线检查，肺部无明显病变，但胸膜下（多在肺尖部）可有肺大疱，一旦破裂所形成的气胸称为特发性气胸，多见于瘦高体型的青壮年男性。非特异性炎症瘢痕或弹力纤维先天发育不良，可能是形成这种胸膜下肺大疱的原因。

自发性气胸常继发于基础肺部病变，如肺结核（病灶组织坏死或者在愈合过程中，瘢痕使细支气管半阻塞形成的肺大疱破裂）、慢性阻塞性肺疾患（肺气肿泡内高压、破裂）、肺癌（细支气管半阻塞，或是癌肿侵犯胸膜、阻塞性肺炎，继而脏层胸膜破裂）、肺脓肿、尘肺等。有时胸膜上具有异位子宫内膜，在月经期可以破裂而发生气胸（月经性气胸）。

自发性气胸以继发于慢性阻塞性肺疾病和肺结核最为常见，其次是特发性气胸。脏层胸膜破裂或胸膜粘连带撕裂，其中血管破裂可以形成自发性血气胸。航空、潜水作业而无适当防护措施时，从高压环境突然进入低压环境，以及持续正压人工呼吸加压过高等，均可发生气胸。抬举重物等用力动作，咳嗽、打喷嚏、屏气或高喊、大笑等常为气胸的诱因。

（三）临床表现

患者常有持重物、屏气、剧烈运动等诱发因素，但也有在睡眠中发生气胸者，患者突感一侧胸痛、气急、憋气，可有咳嗽，但痰少，小量闭合性气胸先有气急，但数小时后逐渐平稳，X线也不一定能显示肺压缩。若积气量较大或者原来已有广泛肺部疾患，患者常不能平卧。如果侧卧，则被迫使气胸患侧在上，以减轻气急。患者呼吸困难程度与积气量的多寡及原来肺内病变范围有关。当有胸膜粘连和肺功能减损时，即使小量局限性气胸也可能明显胸痛和气急。

张力性气胸由于胸腔内压骤然升高，肺被压缩，纵隔移位，出现严重呼吸循环障碍，患者表情紧张、胸闷，甚至有心律失常，常挣扎坐起，烦躁不安，有发绀、冷汗、脉快、虚脱，甚至有呼吸衰竭、意识不清。

在原有严重哮喘或肺气肿基础上并发气胸时，气急、胸闷等症状有时不易觉察，要与原先症状仔细比较，并做胸部X线检查。体格显示，气管多移向健侧，胸部有积气体征。

体征：少量胸腔积气者，常无明显体征。积气量多时，患者胸廓饱满，肋间隙变宽，呼吸度减弱；语音震颤及语音共振减弱或消失。气管、心脏移向健侧。叩诊患侧呈鼓音。右侧气胸时可致肝浊音界下移。听诊患侧呼吸音减弱或消失。有液气胸时，则可闻及胸内振水声。血气胸如果失血过多，血压下降，甚至发生失血性休克。

（四）诊断

1. 诊断方法　突发一侧胸痛，伴有呼吸困难并有气胸体征，即可做出初步诊断。X线显示气胸征是确诊依据。在无条件或病情危重不允许做X线检查时，可在患侧胸腔积气体征最明确处试穿，抽气测压，若为正压且抽出气体，说明有气胸存在，即应抽出气体以缓解症状，并观察抽气后胸腔内压力的变化以判断气胸类型。在原有严重哮喘或肺气肿基础上并发气胸时，气急、胸闷等症状有时不易觉察，要与原先症状仔细比较。

（1）病史及症状：可有或无用力增加胸腔压力等诱因，多突然发病，主要症状为呼吸困难、患侧胸痛、刺激性干咳，张力性气胸者症状严重，烦躁不安，可出现发绀、多汗甚至休克。

（2）查体：发现少量或局限性气胸多无阳性体征。典型者气管向健侧移位，患侧胸廓饱满，呼吸动度减弱，叩诊呈过清音，呼吸音减弱或消失。左侧气胸并发纵隔气肿者，有时心首区可听到与心跳一致的噼啪音（Hamman征）。

（3）辅助检查：

1）X线胸部检查：为最可靠的诊断方法，可判断气胸程度、肺被压缩情况，有无纵隔气肿、胸腔积液等并发症。气胸程度、肺被压缩情况测量方法，被压缩肺组织边缘在锁骨部为25%；气胸宽度占总宽度的1／4时（外带压缩），压缩35%；气胸宽度占总宽度的1／3时（外带压缩），压缩50%；气胸宽度占总宽度的1／2时（外中带压缩），压缩65%；压缩至肺门部为90%以上（外中内带压缩），而非100%。

2）其他检查：

①血气分析：肺压缩>20%者可出现低氧血症。

②胸腔穿刺测压：有助于判断气胸的类型。

③胸腔镜检查：对慢性、反复发作的气胸，有助于弄清肺表面及胸膜病变情况。

④血液学检查：无并发症时无阳性发现。

2. 鉴别诊断　自发性气胸有时酷似其他心、肺疾患应予以鉴别。

（1）支气管哮喘和阻塞性肺气肿：有气急和呼吸困难，体征亦与自发性气胸相似，但肺气肿呼吸困难是长期缓慢加重的，支气管哮喘患者有多年哮喘反复发作史。当哮喘和肺气肿患者呼吸困难突然加重且有胸痛，应考虑并发气胸的可能，X线检查可以做出鉴别。

（2）急性心肌梗死：患者亦有急起胸痛、胸闷甚至呼吸困难、休克等临床表现，但常有高血压、动脉粥样硬化、冠心病史。体征、心电图和X线胸透有助于诊断。

（3）肺栓塞：有胸痛、呼吸困难和发绀等酷似自发性气胸的临床表现，但患者往往有咯血和低热，并常有下肢或盆腔栓塞性静脉炎、骨折、严重心脏病、心房纤颤等病史，或发生在长期卧床的老年患者。体检和X线检查有助于鉴别。

（4）肺大疱：位于肺周边部位的肺大疱有时在X线下被误为气胸。肺大疱可因先天发育形成，也可因支气管内活瓣阻塞而形成张力性囊腔或巨型空腔，起病缓慢，气急不剧烈，从不同角度做胸部透视，可见肺大疱或支气管源囊肿为圆形或卵圆形透光区，在大疱的边缘看不到发状气胸线，疱内有细小的条纹理，为肺小叶或血管的残遗物。肺大疱向周围膨胀，将肺压向肺尖区、肋膈角和心膈角，而气胸则呈胸外侧的透光带，其中无肺纹理可见。肺大疱内压力与大气压相仿，抽气后，大疱容积无显著改变。

（五）治疗

1. 治疗原则　在于根据气胸的不同类型适当进行排气，以解除胸腔积气对呼吸、循环所造成的障碍，使肺尽早复张，恢复功能，同时也要治疗并发症和原发病。

（1）对症治疗：应卧床休息，给予吸氧、镇痛、止咳，有感染时给予抗生素治疗。

（2）胸腔减压：

1）闭合性气胸：肺压缩<20%者，单纯卧床休息，气胸即可自行吸收，肺压缩>20%且症状明显者，应胸腔穿刺抽气1～2次／天，每次600～800mL为宜。

2）开放性气胸：应用胸腔闭式引流排气，肺仍不能复张者，可加用负压持续吸引。

3）张力性气胸：病情较危急须尽快排气减压，同时准备立即行胸腔闭式引流或负压持续吸引。

（3）手术治疗：对内科积极治疗肺仍不能复张、慢性气胸或有支气管胸膜瘘者可考虑手术治疗。反复发作性气胸可采用胸膜粘连术治疗。

（4）积极治疗原发病和并发症。

2. 排气疗法　根据症状、体征、X线所见，结合胸内测压结果，判断是何种类型气胸，是否需要即刻排气治疗，如需排气，采用何种方法适宜。

（1）闭合性气胸：积气量少于该侧胸腔容积的20%时，气体可在2～3周内自行吸收，不需抽气，但应动态观察积气量变化。气量较多时，可每日或隔日抽气1次，每次抽气不超过1L，直至肺大部分复张，余下积气任其自行吸收。

（2）高压性气胸：病情急重，危及生命，必须尽快排气。可用气胸箱一面测压，一面进行排气。紧急时将消毒针头从患侧肋间隙插入胸膜腔，使高度正压胸内积气得以由此自行排出，症状缓解。紧急时，还可用大注射器接连三路开关抽气，或者经胸壁插针，尾端用胶管连接水封瓶引流，使高压气体得以单向排出。亦可用一粗注射针，在其尾部扎上橡皮指套，指套末端剪一小裂缝，插入气胸腔做临时简易排气，高压气体从小裂缝排出，待胸腔内压减至负压时，套囊即行塌陷，小裂缝关闭，外间空气不能进入胸膜腔。

为有效地持续排气，通常安装胸腔闭式水封瓶引流。插管部位一般取锁骨中线外侧第2肋间，或腋前线第4～5肋间。如果是局限性气胸，或是为了引流胸腔积液，则须在X线透视下选择适当部位进行插管排气引流。安装前，在选定部位先用气胸箱测压以了解气胸类型，然后在局麻下沿肋骨上缘平行做1.5～2.0cm皮肤切口，用套管针穿刺进入胸膜腔，拔去针芯，通过套管将灭菌胶管插入胸腔。一般选用大号导尿管或硅胶管，在其前端剪成鸭嘴状开口，并剪一两个侧孔，以利于引流。亦可在切开皮肤后，经钝性分离肋间组织达胸膜，再穿破胸膜将导管直接送入胸膜腔内，导管固定后，另一端置于水封瓶的水面下1～2cm，使胸膜腔内压力保持在1～2cmH_2O以下，若胸腔内积气超过此正压，气体便会通过导管从水面逸出。

未见继续冒出气泡1～2天后，患者并不感气急，经透视或摄片见肺已全部复张时，可以拔除导管。有时虽见气泡冒出水面，但患者气急未能缓解，可能是由于导管不够通畅，或部分滑出胸膜腔，如果导管阻塞则应更换。

若这种水封瓶引流仍不能使胸膜破口愈合，透视见肺脏持久不能复张，可选胸壁另处插管，或在原先通畅的引流管端加用负压吸引闭式引流装置。由于吸引机可能形成负压过大，用调压瓶可使负压控制在-1.2～-0.8kPa（-12～-8cmH_2O），如果负压超过此限，则室内空气即由压力调节管进入调压瓶，因此患者胸腔所承受的吸引负压不会比-1.2～-0.8kPakPa（-12～-8cmH_2O）更大，以免过大的负压吸引对肺造成损伤。

使用闭式负压吸引宜连续开动吸引机，如12小时以上肺仍不复张时，应查找原因。若无气泡冒出，肺已完全复张，可夹闭引流管，停止负压吸引，观察2～3天，如果透视证明气胸未再复发，便可拔除引流管，立即用凡士林纱布覆盖手术切口，以免外界空气进入。

水封瓶要放在低于患者胸部的地方（如患者床下），以免瓶内的水反流入胸腔，在用各式插管引流排气过程中，注意严格消毒，以免发生感染。

（3）交通性气胸：积气量小且无明显呼吸困难者，应卧床休息并限制活动，或者安装水封瓶引流后，有时胸膜破口可能自行封闭而转变为闭合性气胸。如果呼吸困难明显，或慢阻肺患者肺功能不全，可试用负压吸引，在肺复张过程中，破口也随之关闭，若是破口较大，或者因胸膜粘连牵扯而持续开启，患者症状明显，单纯排气措施不能奏效者，可经胸腔镜窥察，行粘连烙断术，促使破口关闭。若无禁忌，亦可考虑开胸修补破口。手术时用纱布擦拭壁层胸膜，可以促进术后胸膜粘连。若肺内原有明显病变，可考虑将受累肺脏做肺叶或肺段切除。

3. 手术治疗　经内科治疗无效的气胸可为手术的适应证，主要适用于长期气胸、血气胸、双侧气胸、复发性气胸、张力性气胸引流失败者，胸膜增厚致肺膨胀不全或影像学有多发性肺大疱者。手术治疗成功率高，复发率低。

（1）胸腔镜直视下粘连带烙断术促使破口关闭：对肺大疱或破裂口喷涂纤维蛋白胶或医用ZT胶；或用Nd-YAG激光或二氧化碳激光烧灼<20mm的肺大疱。VATS可行肺

大疱结扎、肺段或肺叶切除，具有微创、安全等优点。

（2）开胸手术如无禁忌，亦可考虑开胸修补破口，肺大疱结扎。手术过程中用纱布擦拭胸腔上部壁层胸膜，有助于促进术后胸膜粘连。若肺内原有病变明显，可考虑将肺叶或肺段切除。

（六）预防

去除病因才是最好的预防，按照气胸治疗现状来看，肺大疱切除术及胸膜粘连术，前者最大限度地去除肺漏气的可能，后者在再次肺漏气时保证大部分肺组织不至于萎缩，所以最好的预防在于正确的治疗。

天气寒冷会刺激呼吸道炎症加重，多个肺泡破裂形成肺大疱，肺大疱再破裂就容易把肺冲出一个洞，导致气体漏入胸腔，形成气胸。长期患严重呼吸道疾病的老年患者，在冬天应特别注意。

（七）护理

1. 主要护理措施

（1）病情监测：

1）密切监测生命体征，特别是呼吸频率、节律及深度变化。

2）观察胸痛、干咳、呼吸困难等症状变化，如患者突然出现烦躁不安、呼吸困难及发绀加重，应立即通知医师。

3）监测肺部体征的变化。

（2）休息：应绝对卧床休息，血压平稳者可取半卧位，以利于呼吸、咳嗽及胸腔引流。

（3）排气治疗的护理：

1）应用人工气胸箱排气者，协助医师做好准备工作及协助进行排气治疗。术前向患者说明治疗目的、过程及注意事项，并观察抽气过程中及抽气后的反应。

2）胸腔闭式引流的护理：

①协助医师做好胸腔闭式引流的准备工作，装配并检查引流装置，水封瓶内注入适量无菌蒸馏水或生理盐水。妥善放置、固定引流装置，水封瓶的位置必须低于患者胸腔，常放于患者床下，以免瓶内水反流进入胸腔，也应防止水封瓶被踢倒或打破。连接胸腔引流管的玻璃管一端置于水面下 $1.0 \sim 2.0cm$，以确保引流装置和患者胸腔之间为一密封系统。如应用负压吸引闭式引流，压力应保持在 $-12 \sim -8cmH_2O$ 为宜，以避免过大的负压吸引对肺的损伤。

②保持引流通畅：密切观察排气、引流情况，如有气泡从水封瓶液面逸出或长玻璃管内液面随呼吸上下波动，提示引流通畅。必要时让患者做深呼吸或咳嗽，如长玻璃管内液面波动，表明引流通畅。为防止管道堵塞需定期挤压引流管，先用一手握住近胸端引流管，另一手向引流瓶方向挤压（从近胸端开始逐渐向下进行）。将引流管固定于

床旁，防止引流管滑脱，并保持适宜长度，既应便于患者活动，又应避免引流管过长造成扭曲、受压。胸壁引流管下方放置一小毛巾，可防止引流管受压引起引流不畅，也可减少患者的不适。

③鼓励患者定时翻身，定时进行深呼吸和咳嗽，以加速胸腔内气体排出，促进肺尽早复张。

④观察放置胸腔闭式引流后患者的反应，如患者呼吸困难、胸闷好转，说明肺已复张，若患者呼吸困难加重，出现发绀、大汗、血压下降等情况时，应立即通知医师并协助处理。

⑤准确记录引流液外观及量。

⑥处理伤口、引流管、水封瓶时应注意无菌操作。

⑦若发生水封瓶破损，应迅速用血管钳夹住引流管，并及时更换水封瓶。若发生引流管滑脱出胸腔，应嘱患者呼气，并迅速用消毒凡士林纱布将伤口覆盖，立即通知医师进行处理。

⑧当水封瓶内无气泡逸出1～2天后，患侧呼吸音恢复，胸部X线检查确认肺已复张时，可用血管钳夹闭引流管观察24小时，如病情仍稳定方可拔管。

2. 健康教育

（1）使患者认识到慢性肺部疾病是气胸发生的基础，指导患者积极治疗原发病，以防发生气胸。

（2）教育患者避免发生气胸的诱因，如抬举重物、剧烈运动、剧烈咳嗽等。

（3）向患者说明排气治疗是气胸的主要治疗方法，并说明胸腔闭式引流的注意事项，使患者能配合治疗。

（4）气胸多可治愈，但复发率较高（尤其是原发性气胸），气胸复发时不要紧张，应及时去医院诊治。

第三节　循环系统疾病护理常规

一、循环系统疾病一般护理

（一）休息与体位

1. 因病情不能平卧者给予半卧位，避免用力和不良刺激，以免发生心力衰竭或猝死。

2. 如发生心搏骤停，应立即进行复苏抢救。

（二）饮食护理

1. 低脂、清淡饮食，禁烟酒。
2. 有心力衰竭者限制钠盐及入水量。
3. 多食新鲜水果及蔬菜，保持大便通畅。

（三）病情观察

1. 测脉搏应数30秒，当脉搏不规则时连续测1分钟，同时注意心率、心律、呼吸、血压等变化。
2. 呼吸困难者给予氧吸入，如有肺水肿则按急性心力衰竭护理。
3. 如出现呼吸困难加重、发绀、脉搏骤变，剧烈胸痛、腹痛，晕厥或意识障碍等立即通知医师并配合抢救。

（四）药物治疗护理

应用洋地黄类或抗心律失常药物时，应按时按量给予，静脉注射时间不应小于10分钟，每次给药前及给药后30分钟必须监测心率，并注意观察有无耳鸣、恶心、呕吐、头晕、眼花、黄视等，脉搏小于60次／分钟或节律发生改变，应及时告知医师做相应处理。

（五）皮肤护理

全身水肿或长期卧床者，加强皮肤护理，防止压疮发生。

（六）心理护理

关心体贴患者，及时询问患者需要，适时进行心理护理，缓解患者恐惧、忧虑等不良情绪。

二、慢性心力衰竭

慢性心力衰竭（chronic heart failure，CHF）是指由各种心脏疾病引起的心肌收缩力下降，使心排血量不能满足机体代谢的需要，器官、组织血液灌注不足，同时出现肺循环和（或）体循环淤血的一种临床综合征。

心功能分级：

Ⅰ级：体力活动不受限制。日常活动不引起疲乏、心悸、呼吸困难、心绞痛等症状。

Ⅱ级：体力活动轻度受限。休息时无自觉症状，但平时一般的活动可出现上述症状，休息后很快缓解。

Ⅲ级：体力活动明显受限。休息时无症状，日常活动即可出现上述症状，休息较长时间后症状方可缓解。

Ⅳ级：不能从事任何体力活动，休息时亦有心力衰竭的症状，体力活动后加重。

（一）休息与体位

根据心功能分级合理安排休息及活动，尽量减少活动中的疲劳，根据心功能不全程度，协助患者采取半卧位或端坐卧位，使患者舒适。

（二）饮食护理

1. 遵医嘱给予少盐（3~5g／d）、易消化、高维生素饮食。
2. 少量多餐，忌饱餐。

（三）病情观察

1. 观察早期心力衰竭及心力衰竭加重的临床表现，若出现乏力、呼吸困难加重应通知医师处理。
2. 加强护理观察，一旦发生急性肺水肿立即抢救。

（四）药物治疗的护理

1. 输液速度不超过40滴／分钟，血管扩张药物一般为8~12滴／分钟，不超过20滴／分钟。
2. 使用洋地黄时，剂量准确，经稀释后缓慢注射（10~15分钟），使用前测脉搏或心率，若心率或脉搏小于60次／分钟，或节律异常，或出现恶心、呕吐、视物模糊等，应及时告知医师处理。
3. 应用扩血管药时，应观察血压变化及有无头痛；应用硝普钠时，应现配现用并注意避光；应用ACEI类药物时，应注意肾功能改变。
4. 应用利尿药时应观察用药效果，准确记录出入液量，定期复查电解质，观察有无水、电解质紊乱。
5. 保持大便通畅，便秘者给予缓泻药，防止大便用力而加重心脏负荷。

（五）健康指导

1. 指导患者积极治疗原发病，避免心力衰竭的诱发因素。
2. 注意保暖，防止受凉。合理安排活动与休息，适当进行身体锻炼，增强体质。
3. 饮食宜清淡、易消化，多食蔬菜、水果，防止便秘。
4. 育龄妇女注意避孕。
5. 严格按医嘱服药，不能随意增减或中断药物治疗，坚持定期门诊随访。

三、心律失常

心律失常（arrhythmia）是指心尖冲动的频率、节律、起源部位、传导速度与激动次序的异常，导致心脏活动的规律发生异常。

分类：激动起源异常：窦性心律失常（窦性心动过速、窦性心动过缓、窦性心律不齐、窦性停搏）、房性心律失常（房性期前收缩、房颤、房扑、房性逸搏）、室性心律失常（室性期前收缩、室颤、室扑、室性逸搏）和交界性心律失常（结性期前收缩、结性逸搏）。传导异常：窦房传导阻滞、房室传导阻滞和预激综合征。

（一）饮食

给予低盐、低脂、易消化软食。

（二）心理护理

消除患者恐惧心理，避免情绪激动，必要时吸氧。

（三）病情观察

1. 持续心电监护，观察心率、节律的变化。

2. 快速房颤患者要监护心率、脉搏变化，同时测量心率、脉搏1分钟以上。

3. 发现频发室早、多源性室早、室速或心率<40次／分钟、>120次／分钟等应通知医师，并做好紧急电除颤或进行临时起搏器置入术的准备。

4. 心搏骤停者按心肺复苏抢救。

（四）药物治疗护理

1. 用抗心律失常药物，根据心率（律）调整速度。静脉注射时，需在严密心电、血压监测下进行。

2. 应用抗心律失常药物及强心药时注意不良反应，强心药剂量准确，混合均匀，缓慢静脉注射，观察洋地黄中毒表现，如出现脉搏<60次／分钟、恶心、呕吐等表现，应立即停药，同时告知医师。

（五）健康指导

1. 指导患者自测脉搏，进行自我病情监测；对反复发生严重心律失常危及生命者，教会家属心肺复苏术以备急用。

2. 如果有明显的心悸、头晕或一过性晕厥要及时就医。

3. 服药要及时，剂量要准确。

4. 定期复查。

5. 要劳逸结合，避免劳累。

6. 避免进食刺激性食物，忌烟、浓茶等。

四、感染性心内膜炎

感染性心内膜炎（infective endocarditis，IE）是指病原微生物经血流侵犯心内膜、心瓣膜或大动脉内膜所引起的感染性炎症。致病菌以细菌、真菌较为多见。临床特点：发热、心脏杂音、脾大、瘀点、周围血管栓塞、血培养阳性。按病程分为急性和亚急性（多见）。

（一）休息与体位

1. 保持病室安静，嘱患者卧床休息，取舒适卧位。

2. 高热者及时更换内衣及床单、被套，保持皮肤及床单的清洁、干燥，使患者舒适。

（二）饮食护理

1. 给予高蛋白、高热量、高维生素、易消化的流质或半流质。

2. 鼓励多饮水，补充因发热引起的能量消耗，做好口腔护理。

（三）病情观察

1. 如发热，每4小时测体温1次，并采取物理或化学降温，观察体温的变化，并做好记录。配合医师做好实验室检查，尤其是正确采集血培养标本。

2. 注意观察心率、心律、心脏杂音的变化，注意有无心力衰竭、脏器梗死的症状体征，及时与医师联系，做好急救准备。

（四）用药护理

使用抗生素时注意要现配现用，使用青霉素前必须严格询问过敏史，并观察药物疗效。

（五）心理护理

讲解疾病的有关知识及注意事项，解除其焦虑心理。

（六）健康指导

1. 教会患者正确测量体温的方法。

2. 告知患者坚持足够疗程抗生素治疗的意义。

3. 告知患者实施特殊检查或术前应预防性使用抗生素。

4. 注意防寒保暖，保持口腔和皮肤清洁。

5. 定期门诊随访。

五、病毒性心肌炎

病毒性心肌炎是指人体感染嗜心性病毒，引起心肌非特异间质性炎症。可呈局限性或弥漫性；病程可以是急性、亚急性或慢性。急性病毒性心肌炎患者多数可完全恢复正常，很少发生猝死，一些慢性发展的病毒性心肌炎可以演变为心肌病。部分患者在心肌瘢痕明显形成后，留有后遗症表现：一定程度的心脏扩大、心功能减退、心律失常或心电图持续异常。

（一）病因

各种病毒都可引起心肌炎，其中以引起肠道和上呼吸道感染的柯萨奇病毒感染最多见。肠道病毒为微小核糖核酸病毒，其中柯萨奇、埃可、脊髓灰质炎病毒为致心肌炎的主要病毒；黏病毒如流感、副流感、呼吸道合胞病毒等引起的心肌炎也不少见；腺病毒也时有引起心肌炎。此外，麻疹、腮腺炎、乙型脑炎、肝炎、巨细胞病毒等也可引起心肌炎。临床上绝大多数病毒性心肌炎由柯萨奇病毒和埃可病毒引起。柯萨奇病毒的B组为人体心肌炎的首位病原体，按其分型以2、4二型最多见，5、3、1型次之；A组的1、4、9、16、23各型易侵犯婴儿，偶尔侵入成人心肌。

（二）病理

从动物实验、临床与病毒学、病理观察，发现有以下两种原理。

1. 病毒直接作用　实验中将病毒注入血循环后可以引起心肌炎。在急性期，主要在起病9天以内，患者或动物的心肌中可分离出病毒，病毒荧光抗体检查结果阳性，或在电镜检查时发现病毒颗粒。病毒感染心肌细胞后产生溶细胞物质，使细胞溶解。

2. 免疫反应　人体病毒性心肌炎起病9天后，心肌内已不能再找到病毒，但心肌炎病变仍继续；有些患者病毒感染的其他症状轻微而心肌炎表现颇为严重；有些患者心肌炎的症状在病毒感染其他症状开始一段时间以后方出现；还有些患者的心肌中可能发现抗原抗体复合体，以上都提示免疫机制的存在。实验中小鼠心肌细胞感染少量柯萨奇B病毒，测得其细胞毒性不显著；如加用同种免疫脾细胞，则细胞毒性增强；如预先用抗胸腺抗体及补体处理免疫脾细胞，则细胞毒性不增强；若预先以柯萨奇B抗体及补体处理免疫脾细胞，则细胞毒性增加；实验说明病毒性心肌炎有细胞介导的免疫机制存在。研究还提示细胞毒性主要由T淋巴细胞所介导。临床上，病毒性心肌炎迁延不愈者，E花环、淋巴细胞转化率、补体C均较正常人低，抗核抗体、抗心肌抗体、抗补体抗体均较正常人的检出率高，说明病毒性心肌炎时免疫机能低下。最近发现病毒性心肌炎时，自然杀伤细胞的活力与 α-干扰素也显著低于正常，γ-干扰素则高于正常，亦反映有细胞免疫失控。小鼠实验性心肌炎给予免疫抑制剂环孢霉素A后，感染早期使病情加重和死亡率增高，感染1周后给药则使死亡率降低。

以上资料提示，病毒性心肌炎早期以病毒直接作用为主，以后则以免疫反应为主。

（三）分类

1. 感染性疾病病程中发生的心肌炎　其致病病原体可为细菌、病毒、霉菌、立克次体、螺旋体或寄生虫。细菌感染以白喉为著，成为该病最严重的并发症之一；伤寒时心肌炎不少见；细菌感染时心肌受细菌毒素的损害。细菌性心内膜炎或心肌炎可以延及心肌，伴发心肌炎，致病菌以葡萄球菌、链球菌或肺炎球菌为主，脑膜炎球菌菌血症、脓毒血症等偶尔可侵犯心肌而引起炎症。多种霉菌如放线菌、白色念珠菌、曲菌、组织胞浆菌、隐球菌等都可引起心肌炎症，但均少见。原虫性心肌炎主要见于南美洲锥虫病。立克次体病如斑疹、伤寒也可有心肌炎症。螺旋体感染中钩端螺旋体病的心肌炎不少见，梅毒时心肌中可发生树胶样肿。近年来，病毒性心肌炎的发病率显著增多，受到高度重视，是当前我国最常见的心肌炎，霉菌、寄生虫、立克次体或螺旋体引起的心肌炎则远比病毒和细菌性心肌炎少见。

2. 过敏或变态反应所致的心肌炎　就目前所知，风湿热的发病以变态反应可能最大，风湿性心肌炎属于此类。

3. 化学、物理或药物所致的心肌炎　化学品或药物如依米丁、三价锑、阿霉素等，或电解质平衡失调如缺钾或钾过多时，均可造成心肌损害，病理上有炎性变化。心脏区过度放射，也可引起类似的炎性变化。

（四）临床表现

症状和体征取决于病变的广泛程度与部位。重者可猝死，轻者几乎无症状。老幼均可发病，但以年轻人较易发病，男多于女。

1. 症状　心肌炎的症状可能出现于原发病的症状期或恢复期。如在原发病的症状期出现，其表现可被原发病掩盖。多数患者在发病前有发热、全身酸痛、咽痛、腹泻等症状，反映全身性病毒感染，但也有部分患者原发病症状轻而不显著，须仔细追问方被注意到，心肌炎症状则比较显著。心肌炎患者常诉胸闷、心前区隐痛、心悸、乏力、恶心、头晕。临床上诊断的心肌炎中，90%左右以心律失常为主诉或首见症状，其中少数患者可由此而发生昏厥或阿-斯综合征。极少数患者起病后发展迅速，出现心力衰竭或心源性休克。

2. 体征

（1）心脏扩大：轻者心脏不扩大，一般有暂时性扩大，不久即恢复。心脏扩大显著反映心肌炎广泛而严重。

（2）心率改变：心率增速与体温不相称，或心率异常缓慢，均为心肌炎的可疑征象。

（3）心音改变：心尖区第一心音可减低或分裂。心音可呈胎心样。心包摩擦音的出现反映有心包炎存在。

（4）杂音：心尖区可能有收缩期吹风样杂音或舒张期杂音，前者为发热、贫血、心腔扩大所致，后者因左室扩大造成的相对性二尖瓣狭窄。杂音响度都不超过三级。心肌炎好转后即消失。

（5）心律失常：极常见，各种心律失常都可出现，以房性与室性期前收缩最常见，其次为房室传导阻滞，此外，心房颤动、病态窦房结综合征均可出现。心律失常是造成猝死的原因之一。

（6）心力衰竭：重症弥漫性心肌炎患者可出现急性心力衰竭，属于心肌泵血功能衰竭，左右心同时发生衰竭，引起心排血量过低，故除一般心力衰竭表现外，易合并心源性休克。

3. 分期

（1）急性期：新发病，症状及检查阳性发现明显且多变，一般病程在半年以内。

（2）迁延期：临床症状反复出现，客观检查指标迁延不愈，病程多在半年以上。

（3）慢性期：进行性心脏增大，反复心力衰竭或心律失常，病情时轻时重，病程在1年以上。

（五）诊断

1. 临床特点　病毒性心肌炎的诊断，必须建立在有心肌炎和病毒感染的证据基础上。

胸闷、心悸常可提示心脏波及，心脏扩大、心律失常或心力衰竭为心脏明显受损的表现，心电图上ST–T改变与异位心律或传导障碍反映心肌病变的存在。病毒感染的证据有以下几个方面。

（1）有发热、腹泻或流感症状，发生后不久出现心脏症状或心电图变化。

（2）血清病毒中和抗体测定阳性结果，由于柯萨奇B病毒最为常见，通常检测此组病毒的中和抗体，在起病早期和2～4周各取血标本1次，如2次抗体效价示4倍上升或其中1次≥1：640，可作为近期感染该病毒的依据。

（3）咽、肛拭病毒分离，如阳性有辅助意义，有些正常人也可呈阳性，其意义须与阳性中和抗体测定结果相结合。

（4）用聚合酶链反应法从粪便、血清或心肌组织中检出病毒RNA。

（5）心肌活检：取得的活组织做病毒检测，病毒学检查对心肌炎的诊断有帮助。

2. 诊断要点

（1）病前1～3周，有消化道或呼吸道感染史。

（2）临床表现：有明显乏力、面色苍白、多汗头晕、心悸气短、胸闷或心前区疼痛、四肢发冷等。婴儿可见拒食、肢凉、凝视等。

（3）心脏听诊：心率加快，心音低钝，心尖部第一心音减弱，或呈胎音样，有奔马律、二联律或三联律，心尖部可有Ⅰ～Ⅱ级收缩期杂音。

（4）心电图检查：心律失常，主要导联ST段可降低T波低平或倒置。

（5）X线检查：提示心脏呈球形扩大，各房室增大。

（6）实验室检查：血沉增快，谷草转氨酶、肌酸磷酸激酶、乳酸脱氢酶及同工酶增高。早期可从鼻咽、粪便、血液、心包液中分离出病毒，恢复期血清中该病毒相应抗体增高。

3. 鉴别诊断　临床上病毒性心肌炎应与以下疾病进行鉴别。

（1）风湿性心肌炎。

（2）心内膜弹力纤维增生症。

（3）原发性心肌病。

（4）川崎病。

（5）非病毒性心肌炎。

（六）治疗

1. 休息　急性期至少应卧床休息至热退3～4周，有心功能不全或心脏扩大者更应强调绝对卧床休息，以减轻心脏负荷及减少心肌耗氧量。

2. 抗生素的应用　细菌感染是病毒性心肌炎的重要条件之一，为防止细菌感染，急性期可加用抗生素。

3. 维生素C治疗　大剂量、高浓度维生素C缓慢静脉推注，能促进心肌病变恢复。

4. 促进心肌能量代谢的药物　多年来常用的如极化液、能量合剂及ATP等均难进入心肌细胞，促进缺血心肌细胞的能量合成，有效稳定受损心肌细胞膜，改善肌泵功能，显著减少脂质过氧化物生成，有效改善心肌缺血，有明显的保护心肌的作用，减轻心肌所致的组织损伤。瑞安吉口服溶液，2岁儿童每次10mL，每日2次；3～7岁，每次10mL，每日3次；>7岁，每次20mL，每日2次。

5. 抗病毒治疗　有报道联合应用利巴韦林和干扰素可提高生存率。

6. 免疫治疗

（1）丙种球蛋白：在美国波士顿及洛杉矶儿童医院，从1990年开始就已将静脉注射丙种球蛋白作为病毒性心肌炎治疗的常规用药。

（2）肾上腺皮质激素：仅限于抢救危重病例及其他治疗无效的病例，一般起病10天内尽可能不用。

（七）护理

1. 病情观察

（1）有无病毒感染史及引起或加重不适的因素，如劳累、紧张等。

（2）目前的活动耐力。

（3）生命体征和尿量变化，以及有无心律失常。

（4）有无组织灌注不良的症状。

2. 症状护理

（1）心悸、胸闷：保证患者休息，急性期需卧床。遵医嘱给药，并观察疗效。胸闷、心悸加重或持续不缓解时，遵医嘱给予氧气吸入。

（2）心律失常的护理：按心律失常护理常规执行。

（3）心力衰竭的护理：按心功能不全护理常规执行。

3. 一般护理

（1）活动期或伴有严重心律失常、心力衰竭者应卧床休息，并给予吸氧。症状好转后，方能逐渐起床活动，病室内应保持新鲜空气，注意保暖。

（2）进高蛋白、高维生素、富于营养、易消化饮食；有心衰者，限制钠盐摄入，忌烟、酒和刺激性食物，宜少量多餐，避免过饱。

（3）遵医嘱及时准确地给药，观察用药后的效果及不良反应。

（4）多陪伴、关心患者，协助生活护理，减轻患者心理压力，主动配合治疗、护理。

4. 健康指导

（1）注意劳逸结合，避免过度劳累，可进行适量体育锻炼，增强机体抗病能力。对于转为慢性者，出现心功能减退、持久性心律失常时，应限制活动并充分休息。

（2）限制钠盐，不宜过饱，禁烟酒、咖啡等刺激性食物。

（3）避免诱发因素，加强饮食卫生，注意保暖，防止呼吸道和肠道感染。

（4）坚持药物治疗，定期复查，病情变化时应及时就医。

六、心肌病

心肌病（cardiomyopathy）是指伴有心肌功能障碍的心肌疾病。原因不明者称原发性心肌病（primary cardiomyopathy），已知原因或有相关因素者称特异性心肌病。按病理生理分为扩张型心肌病、肥厚型心肌病、限制型心肌病、致心律失常性右室心肌病和未分型性心肌病。其中扩张型心肌病最多见。近年来，心肌病发病率明显增高，男性多见。

（一）休息与体位

1. 症状明显者，卧床休息，取舒适卧位，症状轻者可参加轻体力劳动，避免劳累。

2. 肥厚型心肌病患者体力劳动后有晕厥和猝死的危险，故应避免持重、屏气及剧烈体力活动。

3. 有晕厥病史者应避免独自外出活动，以免发生意外。

（二）饮食护理

1. 进食高蛋白质、高维生素、富含纤维素的清淡饮食，以促进心肌代谢，增强机体抵抗力。

2. 合并心力衰竭者进低盐饮食。

3. 戒烟、酒，防止诱发心绞痛。

（三）症状护理

1. 患者出现心力衰竭时按"心力衰竭"常规护理。严格控制输液量及输液速度，以免诱发急性肺水肿。

2. 观察心率、心律的变化，及时发现各种心律失常，按"心律失常"常规护理。

（四）疼痛发作时的护理

1. 观察疼痛的部位、性质、程度、持续时间、诱因及缓解方式，注意血压、心率、心律及心电图的变化。

2. 疼痛发作时应卧床休息，安慰患者，缓解紧张情绪。

3. 持续吸氧，氧流量2～4L／min。

（五）健康指导

1. 保持室内空气流通，注意保暖，防止上呼吸道感染。

2. 坚持遵医嘱服药，定期复查，如有不适随时就诊，防止病情进展。

七、心肌梗死

心肌梗死是由冠状动脉粥样硬化引起血栓形成，冠状动脉的分支堵塞，使一部分心肌失去血液供应而坏死的病症。多发生于中年以后。发病时有剧烈而持久的性质，类似心绞痛的前胸痛、心悸、气喘、脉搏微弱、血压降低等症状，服用硝酸甘油无效，可产生严重后果。心电图和血清酶检查对诊断有重要价值。发病后应立即进行监护救治。

（一）病因

心肌梗死90％以上是在冠状动脉粥样硬化病变基础上血栓形成而引起的，较少见于冠状动脉痉挛，少数由栓塞、炎症、畸形等造成管腔狭窄闭塞，使心肌严重而持久缺血达1小时以上即可发生心肌梗死。心肌梗死发生常有一些诱因，包括过劳、情绪激动、大出血、休克、脱水、外科手术或严重心律失常等。

（二）病理

冠状动脉闭塞20～30分钟后，供血心肌即因严重缺血而发生坏死，称为急性心肌梗死。大块的心肌梗死累及心室壁全层称为透壁性心肌梗死，如仅累及心室壁内层，不到心室壁厚度的一半，称为心内膜下心肌梗死。在心腔内压力的作用下，坏死的心壁向外膨出，可产生心肌破裂，或逐渐形成室壁膨胀瘤。坏死组织1～2周后开始吸收，并逐渐纤维化，6～8周形成瘢痕而愈合，称为陈旧性心肌梗死。病理生理的改变与梗死的部位、程度和范围密切相关，可引起不同程度的心功能障碍和血流动力学改变。包括心肌收缩力减弱、顺应性减低、心肌收缩不协调、左心室舒张末期压力增高、心排血量下降、血压下降、心律增快或心律失常、心脏扩大，可导致心力衰竭及心源性休克。

（三）分类

根据梗死灶占心室壁的厚度将心肌梗死分为两型。

1. 区域性心肌梗死　亦称透壁性心肌梗死，累及心室壁全层，梗死部位与闭塞的冠状动脉支供血区一致，梗死面积大小不一，多在2.5～10cm²之间。该型梗死远比心内膜下梗死常见。如梗死未累及全层而深达室壁2／3以上则称厚壁梗死。

2. 心内膜下心肌梗死　指梗死仅累及心室壁内层1／3的心肌，并波及肉柱及乳头肌。常为多发性、小灶状坏死，不规则地分布于左心室四周，严重者融合或累及整个左心室内膜下心肌引起环状梗死。

（四）临床表现

半数以上的急性心肌梗死患者，在起病前1～2天或1～2周有前驱症状，最常见的是原有的稳定型心绞痛变为不稳定型，或继往无心绞痛，突然出现长时间心绞痛。疼痛为典型的心肌梗死症状，包括突然发作、剧烈持久的胸骨后压榨性疼痛，休息和含硝酸甘油不能缓解，常伴烦躁不安、出汗、恐惧或濒死感；少数患者无疼痛，一开始即表现为休克或急性心力衰竭；部分患者疼痛位于上腹部，被误认为胃穿孔、急性胰腺炎等急腹症，脑卒中样发作可见于年龄大的患者。全身症状：发热、白细胞增高、血沉增快；胃肠道症状：多见于下壁梗死患者；心律失常：见于75%～95%患者，发生在起病的1～2周内，而以24小时内多见，前壁心肌梗死易发生室性心律失常，下壁心肌梗死易发生房室传导阻滞；心力衰竭：主要是急性左心衰竭，在起病的最初几小时内发生，发生率为32%～48%，表现为呼吸困难、咳嗽、发绀、烦躁等症状。

（五）诊断

1. 体征检查　心界可有轻到中度增大，心率增快或减慢，心音减弱，可出现第四心音或第三心音，10%～20%的患者在发病2～3天出现心尖部收缩期杂音，提示乳头肌功能不全，但要除外室间隔穿孔，此时常伴有心包摩擦音，若合并心衰与休克会出现相应体征。

2. 实验室检查

（1）心电图特征性改变有Q波心梗的心电图特点。

1）坏死区出现病理Q波，在面向透壁心肌坏死区导联出现。

2）损伤区ST段弓背向上型抬高，在面向坏死区周围心肌损伤区导联出现。

3）缺血区T波倒置，在面向损伤区周围心肌缺血区导联出现。

4）背向心梗区R波增高，ST段压低和T波直立并增高。

（2）心肌酶CPK、GOT、LDH升高，最早（6小时内）增高为CPK。增高时间最长者为LDH，持续1～2周。其中，CPK的同工酶和LDH的同工酶LDH1的诊断特异性最高。

（3）目前针对心肌坏死标志物心肌肌钙蛋白Ⅰ、肌红蛋白、肌酸激酶同工酶，出现了快速诊断的金标诊断试剂，作为心肌梗死在突发时的一个最快速的辅助诊断，被越来越多地应用。

（4）血象：白细胞、中性粒细胞增多，嗜酸性粒细胞减少或消失，血沉加快，血清肌凝蛋白轻链增高。

3. 诊断依据　根据典型的临床表现、特征性心电图衍变以及血清心肌酶的动态演变，可做出正确诊断。非Q波梗死则依据心电图S-T衍变及血清酶的动态衍变来诊断。老年人突然心衰、休克或严重心律失常，要想到本病的可能。表现不典型的常需与急腹症、肺梗死、夹层动脉瘤等相鉴别。

（六）治疗

及早发现，及早住院，并加强入院前的就地处理。治疗原则为挽救濒死的心肌，缩小梗死面积，保护心脏功能，及时处理各种并发症。

1. 监护和一般治疗　急性期绝，对卧床1~3天；吸氧；持续心电监护观察心率、心律变化，以及血压和呼吸，监护3~5日，必要时监测肺毛楔入压和静脉压；低盐、低脂、少量多餐、保持大便通畅，1周下床活动，2周在走廊内活动，3周出院，严重者适当延长卧床与住院时间。

2. 镇静止痛　用吗啡或哌替啶肌注，4~6小时可重复1次。烦躁不安者用哌替啶和异丙嗪肌注或静注。

3. 调整血容量　入院后尽快建立静脉通道，前3天缓慢补液，注意液体出入平衡。

4. 缩小梗死面积

（1）溶栓治疗：可使血运重建，心肌再灌注。发病6小时内，有持续胸痛，ST段抬高，且无溶栓禁忌证者，可选用尿激酶或链激酶加入生理盐水中30分钟内滴入，继用肝素抗凝治疗3~5天。如有条件亦可采用冠状动脉内溶栓。

（2）药物治疗：硝酸甘油能直接扩张冠脉，解除冠脉痉挛，增加侧支循环，缩小梗死面积；发病最初几小时，β受体阻滞剂能使心肌耗氧量降低，缩小梗死面积；倍他乐克视病情调整用量。硫氮唑酮用于非Q波心肌梗死的早期治疗。

5. 抗心律失常　利多卡因预防性用于易产生室颤、发病6小时内的初发年轻患者；一旦发现室性期前收缩或室性心动过速（室速），立即用利多卡因静注，期前收缩消失后，可持续静点；发生室颤，尽快采用非同步直流电除颤。室速疗效不满意时，也应及早采用同步电复律；对缓慢心律失常，常可用阿托品肌注或静注；Ⅱ~Ⅲ度房室传导阻滞时，可安置临时起搏器；室上性快速心律失常，用洋地黄类、维拉帕米类药物不能控制时，可同步电复律。

6. 急性心肌梗死后合并心源性休克和泵衰竭的治疗　肺水肿时首选硝普钠静点，同时用吗啡、呋塞米、毛花苷C，并须监测血容量、血压、心排血量及肺毛楔入压；心源性休克可用多巴胺、多巴酚丁胺或间羟胺，如能维持血压，可加用硝普钠。有条件者用主动脉内气囊反搏术，可提高存活率。

7. 急性心肌梗死二期预防　出院前利用24小时动态心电监测、超声心动图、放射性同位素运动试验，发现有症状或无症状性心肌缺血和严重心律失常，了解心功能，从而估计预后，决定并实行冠状动脉造影，经皮腔内冠状动脉成形术或冠状动脉搭桥术，以预防再梗死或猝死。

8. 生活与工作安排　出院后2~3个月，酌情恢复部分或轻工作，部分患者可恢复全天工作，但要避免过劳或过度紧张。

（七）并发症

1. 心脏破裂　占致死病例的3%～13%，常发生在心肌梗死后1～2周内，好发于左心室前壁下1/3处。原因是梗死灶失去弹性，心肌坏死，中性粒细胞和单核细胞释放水解酶所致的酶性溶解作用，导致心壁破裂，心室内血液进入心包，造成心包填塞而引起急性心肌梗死。另外，室间隔破裂，左心室血液流入右心室，可引起右心功能不全。左心室乳头肌断裂，可以引起急性二尖瓣关闭不全，导致急性左心衰竭。

2. 室壁瘤　占梗死病例的10%～38%。可发生在梗死早期或梗死灶已纤维化的愈合期。由梗死心肌或瘢痕组织在心室内压力作用下，局限性地向外膨隆而形成室壁瘤。室壁瘤可继发附壁血栓、心律不齐及心功能不全。

3. 附壁血栓形成　多见于左心室。由于梗死区内膜粗糙，室壁瘤处及心室纤维性颤动时出现涡流等原因而诱发血栓形成。较小的血栓可发生机化，但多数血栓因心脏舒缩而脱落，引起动脉系统栓塞。

4. 急性心包炎透壁性梗死　常在心肌梗死后发生浆液性或浆液纤维素性心包炎。约占心肌梗死的15%，常发生在心肌梗死后2～4天。

5. 心律失常　占心肌梗死的75%～95%。心肌梗死累及传导系统，引起传导紊乱，有些可导致心脏急停、猝死。梗死区心肌收缩力丧失，引起左心、右心或全心衰竭，是患者死亡的最常见原因，约占心肌梗死的60%。

6. 心源性休克　占心肌梗死的10%～20%。心肌梗死面积>40%时，心肌收缩力极度减弱，心排血量显著减少，可引起心源性休克，导致患者死亡。

（八）预防

积极治疗高血压、高血脂、糖尿病，以防止动脉粥样硬化和冠心病的发生，冠心病者可长期口服阿司匹林或潘生丁，对抗血小板聚积，有预防心肌梗死的作用。普及有关心肌梗死的知识，早期诊断，及时治疗，严格监护和积极治疗并发症，是改善预后的关键。

有了冠心病、心绞痛或者有冠心病危险因素的人，要尽力预防心肌梗死的发生，在日常生活中要注意以下几点。

1 绝对不搬抬过重的物品　搬抬重物时必然弯腰屏气，这对呼吸、循环系统的影响与用力屏气大便类似，是老年冠心患者诱发心梗的常见原因。

2 放松精神，愉快生活，对任何事情要能泰然处之。

3 洗澡　要特别注意不要在饱餐或饥饿的情况下洗澡。水温最好与体温相当，水温太热可使皮肤血管明显扩张，大量血液流向体表，可造成心脑缺血。洗澡时间不宜过长，洗澡间一般闷热且不通风，在这样环境中人的代谢水平较高，极易缺氧、疲劳，老年冠心患者更是如此。冠心病程度较严重的患者洗澡时，应在他人帮助下进行。

4 气候变化　要当心在严寒或强冷空气影响下，冠状动脉可发生痉挛并继发血栓而引起急性心肌梗死。气候急剧变化，气压低时，冠心病患者会感到明显的不适。有资料表明，持续低温、大风、阴雨是急性心肌梗死的诱因之一。所以每遇气候恶劣时，冠心病患者要注意保暖或适当加服硝酸甘油类扩冠药物进行保护。

（九）护理

1. 护理评估

（1）护理病史及心理社会资料：急性心肌梗死发生时，患者极度不适，护士应重点收集有关患者疼痛的情况，包括疼痛的部位、性质、剧烈程度、持续时间，以及是否出现恶心、呕吐、心衰、休克等表现。急性心肌梗死疼痛剧烈，使患者难以忍受，往往产生濒死感，使患者处于恐惧之中。此外，看到医务人员紧张的抢救工作以及身处陌生的、充满仪器设备的冠心病监护病房，也易使患者产生不安、担心、焦虑等情绪反应，护士应注意观察，及时给予护理。至于患者既往是否存在冠心病史、以往用药情况，及是否有糖尿病、高血压、高脂血症、吸烟等病史，可通过患者家属或待患者疼痛稍有缓解后再进一步询问。

（2）身体评估：患者的神志、面色、脉搏、血压、呼吸、心尖部第一心音变化情况、肺部湿啰音应重点评估，这些资料有助于及时发现患者是否出现了心力衰竭或休克。

（3）有关检查：急性心肌梗死患者的心电图和血清心肌酶是最重要的两项检查，其结果不仅为诊断提供依据，也有助于了解病情进展及对溶栓治疗效果做出评价。

2. 主要护理诊断

（1）疼痛：胸痛与心肌缺血坏死有关。

（2）恐惧：与剧烈胸痛导致的濒死感有关。

（3）焦虑：与对自身疾病不了解、担心梗死再次发生有关。

（4）便秘：与急性心肌梗死后绝对卧床及进食减少、不习惯床上排便有关。

（5）活动无耐力：与心肌坏死致心脏功能下降有关。

（6）潜在并发症：心律失常、心源性休克、猝死。

3. 护理计划及评价

疼痛：心前区痛与心肌缺血坏死有关。

（1）目标：主诉疼痛减轻或消失。

（2）护理措施：

1）卧床休息：发病后1～3天内应绝对卧床休息，自理活动如洗漱、进食、排便、翻身等由护士协助完成。向患者、家属说明绝对卧床休息目的是减少心肌耗氧量，减轻心脏负荷，随病情好转可逐渐增加活动量。

2）疼痛护理：疼痛使患者烦躁不安，可加重心脏负担，易引起并发症发生，需要尽快止痛，遵医嘱给予吗啡或哌替啶皮下或肌肉注射，可同时使用硝酸甘油持续静脉滴注或口服硝酸异山梨酯，并随时询问患者疼痛变化。

3）吸氧：给予2~4L／min持续吸氧。

4）保持情绪稳定：患者心前区疼痛剧烈时，保证有一名护士陪伴在患者身边，便于询问疼痛变化情况及安慰患者，向患者说明应用多种治疗措施，疼痛会逐渐缓解。

5）饮食护理：最初2~3天以流食为主，随病情好转逐渐改为半流食、软食及普食。饮食应低脂、易消化，需少量多餐。

6）心电监护：在监护室行连续心电图、血压、呼吸监测3~5天，若发现频发室早>5个／分钟，或多源室早、RonT现象或严重房室传导阻滞时，应警惕室颤或心脏骤停可能发生，必须立即通知医师，并准备好除颤器。

7）排便护理：急性心肌梗死患者，排便用力可增加心脏负荷，易诱发其并发症，嘱患者排便时严禁用力。由于急性期卧床期间活动少，肠蠕动减慢，进食减少，又不习惯床上排便，故易发生便秘，对急性心肌梗死患者应常规给予缓泻剂。

8）溶栓护理：心肌梗死发生在6小时之内者，可遵医嘱进行溶栓治疗，其目的是使闭塞冠脉再通，心肌得到再灌注。护理工作包括：①询问患者有无近期大手术或创口未愈、活动性溃疡病、严重肝肾功能不全、出血倾向或出血史等溶栓禁忌证，了解后及时与医师沟通。②遵医嘱迅速配制并输注溶栓药物，使用链激酶需做皮试。③注意观察用药后有无过敏反应，如发热、皮疹等；用药期间是否发生皮肤、黏膜及内脏出血，尤应注意消化道出血。④用药后定期做心电图、心肌酶检查，且询问患者胸痛情况，均为判断溶栓是否成功做准备。

（3）评价：患者主诉心前区疼痛消失。

八、冠心病

冠状动脉粥样硬化性心脏病（coronary atherosclerotic heart disease，CAHD）简称冠心病，是由于冠状动脉粥样硬化，血管腔狭窄、阻塞，导致心肌缺血、缺氧，甚至坏死而引起的心脏病，因此也称缺血性心脏病。常见因素有年龄，多见于40岁以上人群，目前有提前发病趋势；男性多见，女性绝经后发病率增高；高血压；血脂异常；吸烟；糖尿病；肥胖、遗传、体力活动过少等。

近年趋于将本病分为急性冠脉综合征和慢性冠脉病两大类。前者包括不稳定型心绞痛、非ST段抬高性心肌梗死和ST段抬高性心肌梗死，也有将冠心病猝死包括在内；后者包括稳定型心绞痛、冠脉正常的心绞痛、无症状性心肌缺血和缺血性心肌病。

1. 休息与体位

（1）确诊冠心病患者，可适当减少体力活动，当心绞痛发作时则应卧床休息，取舒适体位。

（2）发生急性心肌梗死时，应绝对卧床休息1周，有并发症时相对延长卧床时间。

2. 饮食护理

（1）进食低胆固醇、低动物脂肪、低盐饮食。

（2）进食不宜过饱，少食多餐，禁烟、限酒。

3. 病情观察

（1）注意心率、节律变化，心律失常时测脉搏应数1分钟。

（2）心绞痛发作时，注意观察疼痛的部位、持续时间、面色、表情及用药疗效，行床边心电监护，注意ST段的变化，如疼痛性质发生变化或心绞痛发作频繁、加剧，立即告知医师做床边心电图，注意急性心肌梗死的发生，并配合医师做好急救处理。

4. 健康指导

（1）注意劳逸结合，避免受凉、情绪激动等。

（2）指导患者掌握自我防护及自救知识。

（一）心绞痛

心绞痛（angina pectoris）是一种以冠状动脉供血不足，心肌暂时缺血、缺氧所引起的，以发作性胸痛或胸部不适为主要表现的临床综合征。

典型心绞痛特点如下：

诱发因素：体力活动、情绪激动、饱餐后，也可发生在休息时。

疼痛部位：胸骨后、心前区，手掌大小。

疼痛性质：胸骨后压迫感或紧缩感，压榨堵塞感，也有烧灼感，放射至左肩、左上肢内侧。

持续时间：1～5分钟，很少超过15分钟。

缓解方式：休息或含服硝酸甘油1～5分钟缓解。

临床分型：劳累型心绞痛、自发型心绞痛和混合性心绞痛。

1. 休息与活动

（1）心绞痛发作时，嘱患者停止活动，立即卧床休息，协助患者采取舒适的体位，解开衣领。

（2）避免重体力劳动以免诱发心绞痛。

2. 病情观察

（1）观察疼痛的部位、性质、程度、持续时间，严密监测血压、心率、心律和有无面色改变、大汗、恶心、呕吐等。

（2）嘱患者疼痛发作或加重时告诉护士，警惕心肌梗死。

（3）必要时给予氧气吸入。

3. 用药护理

（1）遵医嘱给予硝酸甘油，或硝酸异山梨酯舌下含服，若3～5分钟仍不缓解，再服1片。

（2）静脉滴注硝酸甘油应监测血压及心率的变化，注意滴速的调节。部分患者出现面部潮红、头痛、头晕、心悸、心动过速是药物扩张血管造成的。

（3）应用血管扩张药时，患者宜先平卧片刻；青光眼、低血压患者忌用血管扩张药。

4. 心理护理　安慰患者，缓解紧张不安情绪，以减少心肌耗氧量。

5. 健康指导

（1）指导患者摄入低热量、低脂、低胆固醇、低盐、高纤维素饮食，保持大便通畅，戒烟、限酒，肥胖者控制体重，适当参加体力劳动和体育锻炼。

（2）指导患者避免诱发心绞痛的因素及发作时应采取的方法。

（3）坚持按医嘱服药，自我监测药物不良反应。硝酸甘油应放在易取处，且棕色瓶中保存。

（4）定期进行心电图、血糖、血脂检查。

（5）告诉患者洗澡不易在饱餐或饥饿时进行，水温适宜，以免发生意外。

（6）如疼痛较以往频繁、程度加重，服用硝酸甘油不易缓解，伴出冷汗等，立刻由家属护送至医院就诊，警惕心肌梗死的发生。

（二）心肌梗死

心肌梗死（myocardial infarction）是指因冠状动脉供血急剧减少或中断，使相应心肌持久而严重的缺血导致心肌坏死。临床上表现为胸骨后剧烈疼痛，心肌酶增高，特异性的心肌缺血性损害的心电图改变。

心电图改变：①急性期可见异常深而宽的Q波（反映心肌坏死）；②ST段呈弓背向上明显抬高（反映心肌损伤）；③T波倒置（反映心肌缺血）。

1. 休息与体位

（1）绝对卧床休息3～5天，取卧位或半卧位，有并发症时延长卧床时间。

（2）给予镇静药或镇痛药，稳定患者情绪，限制探视。

2. 饮食护理　进低盐、低脂半流质或软食，忌饱餐。

3. 病情观察

（1）将患者护送入冠心病监护病房（cardiac care unit，CCU），持续心电监护3～5天。有血流动力学改变者可行漂浮导管进行监测。

（2）严密观察心率、节律变化，警惕发生室性心动过速、房室传导阻滞、心源性休克及心力衰竭，发现异常及时报告医师并配合抢救护理。

4. 用药护理

（1）观察溶栓药物、抗凝血药物的效果及不良反应；观察胸痛缓解情况，注意有无皮肤黏膜及全身其他部位的出血。

（2）溶栓后须判断溶栓是否成功。

1）胸痛2小时内基本消失。

2）心电图抬高的ST段于2小时内回降>50%。

3）2小时内出现再灌注性心律失常。

4）血清CK-MB酶峰值提前至14小时内出现。

5）冠脉造影直接判断冠脉是否再通。

5. 基础护理

（1）间断或持续吸氧2～3天，重者可以面罩给氧。

（2）准确记录出入液量。

（3）保持大便通畅，3天无大便者，可给予缓泻药。

（4）加强皮肤护理，可酌情使用气垫床。

6. 心理护理

（1）危重期间加强床边巡视，给予心理支持，减轻患者恐惧感。

（2）病情好转后，鼓励患者起床活动。

7. 健康指导　除参见"心绞痛"患者的健康指导外，还应注意以下几方面。

（1）调整生活方式：低脂、低胆固醇饮食；避免饱餐；肥胖者限制热量摄入，控制体重；防止便秘；克服急躁、焦虑情绪，保持乐观、平和的心态；坚持服药，定期复查等。

（2）告知患者出院后定期到门诊复查，进行康复治疗。

（3）指导患者遵医嘱服用β受体阻滞药、血管扩张药、钙通道阻滞药、调脂药及抗血小板药物等。

（4）告知家属应给患者创造一个良好的身心休养环境。

九、心脏瓣膜病

心脏瓣膜病（valvular heart disease）是由于炎症、退行性改变、黏液样变性、先天畸形、缺血坏死、创伤等原因引起单个或多个瓣膜的结构异常，从而引起瓣膜口狭窄或关闭不全，导致血流动力学改变。

临床上最常见的瓣膜病为风湿热所致的风湿性心瓣膜病；其次可见动脉硬化所致的瓣膜钙化、增厚；感染性心内膜炎、先天性畸形亦能见到。最常累及的瓣膜为二尖瓣，其次为主动脉瓣，三尖瓣较少累及。

（一）休息与体位

1. 患者处于心功能代偿期时，可做力所能及的工作。

2. 心功能不全程度加重时，应逐渐增加休息，限制活动，取舒适体位以减少机体消耗。

（二）饮食护理

给予高热量、高蛋白、高维生素、易消化饮食，以促进机体恢复。

（三）病情观察

1. 发热者每4小时测量体温1次，注意热型，协助诊断。体温超过38.5℃时行物理降温，30分钟后测量体温并记录降温效果。

2. 观察有无风湿活动的表现，如皮肤环形红斑、皮下结节、关节红肿及疼痛不适等。

（四）并发症的观察及护理

1. 观察有无心力衰竭的征象，积极预防和控制感染，纠正心律失常，避免劳累及情绪激动，以免诱发心力衰竭。

2. 并发栓塞的护理　左房有巨大附壁血栓者应绝对卧床休息，防止血栓脱落造成其他部位栓塞。病情允许时应鼓励并协助患者翻身、活动下肢、按摩及用温水泡脚或下床活动，防止下肢深静脉血栓形成。

（五）健康指导

1. 适当锻炼身体，加强营养，提高机体抵抗力。避免呼吸道感染，若感染应立即用药。

2. 保持室内空气流通、阳光充足、温暖、干燥、防止风湿活动。

3. 告知患者避免重体力劳动和剧烈运动，并教育家属理解患者病情并给予支持。

4. 在拔牙、内镜检查、导尿、分娩、人工流产等操作前应告知医师自己有风湿性心瓣膜病史。

5. 育龄妇女在医师指导下控制好妊娠和分娩时机。

6. 坚持服药　告诉患者坚持按医嘱服药的重要性，定期门诊随访。

7. 告诉患者及家属本病的病因和病程进展特点，鼓励患者树立信心。有手术适应证者劝其尽早择期手术。

十、慢性肺源性心脏病

慢性肺源性心脏病（chronic pulmonary heart disease）简称肺心病，是由于肺、胸廓或肺动脉的慢性病变所致的肺血管阻力增加、肺动脉高压，进而引起右心室肥厚、扩大，伴或不伴有右心衰竭的心脏病。

1. 按呼吸系统疾病患者的一般护理。

2. 休息与体位　心肺功能代偿期，无明显二氧化碳潴留者嘱其卧床休息；心肺功能失代偿期应绝对卧床休息并给予半卧位。

3. 饮食护理　高蛋白、高热量、高维生素、低钠、易消化饮食。

4. 病情观察　密切观察病情变化，如有明显头痛、烦躁、恶心、呕吐、谵妄、性格改变或出现意识障碍，一般提示有发生肺性脑病或酸碱平衡失调、电解质紊乱的可能，应立即告知医师处理。

5. 低流量（1~2L／min）、低浓度（25%~30%）持续给氧，并观察用氧效果。

6. 保持呼吸道通畅，鼓励、帮助患者正确排痰。

7. 药物治疗护理

（1）静脉应用呼吸兴奋药时，应保持呼吸道通畅，注意有无皮肤潮红、出汗、血压升高、脉速、肌肉震颤、抽搐等不良反应。

（2）慎用镇静药、强心药、碱性药物、利尿药。

（3）长期应用抗生素的患者，注意观察有无真菌感染。

8. 遵医嘱，准确记录24小时出入液量。

9. 注意口腔卫生，加强皮肤等基础护理，预防压疮等并发症的发生。

10. 健康指导　指导呼吸功能锻炼及长期氧疗，避免受凉，劝其戒烟。

十一、高血压

高血压是指在静息状态下动脉收缩压和（或）舒张压增高。高血压是一种以动脉压升高为特征，可伴有心脏、血管、脑和肾脏等器官功能性或器质性改变的全身性疾病，它有原发性高血压和继发性高血压之分。高血压发病的原因很多，主要包括遗传和环境两个方面。

（一）病因

1. 遗传因素　大约半数高血压患者有家族史。

2. 环境因素　科学研究表明，环境中缺乏负离子也是高血压发病的重要机制。空气负离子经呼吸道入肺，通过膜交换系统进入血液循环，随血液循环到达全身各组织器官，以直接刺激、神经反射以及通过体液方式作用于机体各系统，产生良好的生理效应。当负离子进入血液后，释放出电荷，尽管微乎其微，但对于平衡状态下的血液电荷却很敏感。它会直接影响血液中带电粒子（蛋白质、血细胞）的组成与分布情况，使异常的血液形态与理化特征正常化；并通过促进机体组织的氧化还原过程，特别是通过加强肝、脑、肾等重要组织的氧化过程，激活多种酶系统，对机体的脂肪、蛋白质、碳水化合物及电解质代谢起到调整与优化作用。因此，空气中缺乏负离子也是导致高血压产生的一个重要原因。

3. 其他

（1）体重：肥胖者发病率高。

（2）避孕药。

（3）睡眠呼吸暂停低通气综合征。

（4）年龄：发病率有随年龄增长而增高的趋势，40岁以上者发病率高。

（5）饮食：摄入食盐多者，高血压发病率高，有人认为食盐<2g／d，几乎不发生高

血压；3~4g／d，高血压发病率3%；4~15g／d，发病率33.15%；>20g／d发病率30%。

（二）病理

1. 高血压形成原理　首先，我们先抛弃任何病理性及并发症因素，我们从物理学角度来看高血压，根据流体力学的原理及压缩动力学原理，我们把心脏和血管及毛细血管比喻成密封的压力循环系统，就是说，人体是一台机器，心脏和血管就是润滑系统。中医认为高血压形成原理是：血管内皮组织代谢不稳定、交感和副交感神经系统混乱造成血压的升高。

（1）从最常见的肥胖者高血压说起，太胖，脂肪过多，对血管造成一定的挤压，当血管被挤压以后，动力源需要加大动力才可能使原来的循环达到流通，血管压力也会随之加大，就形成了高压。

（2）内部血液及其他疾病引起的血栓造成的，血液的新陈代谢，血管内部形成污垢，对血管造成一定的堵塞，会使压力升高。

（3）老年性血管硬化及疾病性硬化，血管打折、硬化的话，会造成高血压。

（4）疾病性毛细血管堵塞和外伤性毛细血管堵塞，也是其中的因素之一。

（5）机体病变性引起的高血压，一部分高血糖患者，是因为消化系统太过亢奋，在肠胃里面有病变，在肠胃机体方面就会形成一定的血液循环堵塞，也会造成高血压。

（6）心脏方面的先天及后天的缺失。

（7）脑血管疾病引起的高血压。

（8）血液干涸造成的高血压。

以上因素受季节变化影响，容易发病。

2. 血压调控机制　多种因素都可以引起血压升高。心脏泵血能力加强（如心脏收缩力增加等），使每秒钟泵出血液增加。第二种因素是大动脉失去了正常弹性，变得僵硬，当心脏泵出血液时，不能有效扩张，因此，每次心搏泵出的血流通过比正常狭小的空间，导致压力升高。这就是高血压多发生在动脉粥样硬化导致动脉壁增厚和变得僵硬的老年人的原因。由于神经和血液中激素的刺激，全身小动脉可暂时性收缩，同样也引起血压的增高。第三种因素是循环中液体容量增加，这常见于肾脏疾病时，肾脏不能充分从体内排出钠盐和水分，体内血容量增加，导致血压增高。

相反，如果心脏泵血能力受限、血管扩张或过多的体液丢失，都可导致血压下降。这些因素主要是通过肾脏功能和自主神经系统（神经系统中自动地调节身体许多功能的部分）的变化来调控。

（三）分类

从医学上来说，高血压分为原发性和继发性两大类。高血压是常见的心血管疾病，以体循环动脉血压持续性增高为主要表现的临床综合征。继发性高血压是继发于肾、内分泌和神经系统疾病的高血压，多为暂时的，在原发疾病治愈以后，高血压就会慢慢消失。

按WHO的标准，人体正常血压为收缩压≥140mmHg和（或）舒张压≥90mmHg，即可诊断为高血压。收缩压在140～159mmHg和（或）舒张压在90～99mmHg为轻度高血压。正常人的收缩压随年龄增加而升高，故高血压的发病率也随着年龄的上升而升高。

（四）临床表现

1. 头疼　部位多在后脑，并伴有恶心、呕吐等症状。若经常感到头痛，而且很剧烈，同时又恶心作呕，就可能是向恶性高血压转化的信号。

2. 眩晕　女性患者出现较多，可能会在突然蹲下或起立时有所感觉。

3. 耳鸣　双耳耳鸣，持续时间较长。

4. 心悸气短　高血压会导致心肌肥厚、心脏扩大、心肌梗死、心功能不全，这些都是导致心悸气短的原因。

5. 失眠　多为入睡困难、早醒、睡眠不踏实、易做噩梦、易惊醒，这与大脑皮质功能紊乱及自主神经功能失调有关。

6. 肢体麻木　常见手指、脚趾麻木或皮肤如蚁行感，手指不灵活，身体其他部位也可能出现麻木，还可能感觉异常，甚至半身不遂。

（五）诊断

1. 诊断依据　高血压的诊断主要根据所测量的血压值，采用经核准的水银柱或电子血压计，测量安静休息坐位时上臂肱动脉部位血压。必要时，还应测量平卧位和站立位血压。

高血压的诊断必须以未服用降压药物情况下2次或2次以上非同日多次血压测定所得的平均值为依据。一旦诊断高血压，必须鉴别是原发性还是继发性。原发性高血压患者需做有关实验室检查，评估靶器官损害和相关危险因素。对于偶然血压超出正常范围者，宜定期复查测量以确诊。

高血压的诊断不仅与血压升高水平有关，而且与其他心血管危险因素存在以及靶器官损害程度等有关。因此，从指导治疗和判断预后的角度，现在主张对高血压患者做心血管危险分层，将高血压患者分为低危、中危、高危和极高危，分别表示10年内将发生心、脑血管病事件的概率为<15%、15%～20%、20%～30%和>30%。

具体分层标准根据血压升高水平、其他心血管危险因素、糖尿病、靶器官损害及并发症情况。

用于分层的其他心血管危险因素有：男性>55岁，女性>65岁；吸烟；血胆固醇>5.72mmol／dL；超声或X线证实有动脉粥样斑块（颈、髂、股或主动脉）；视网膜动脉局灶或广泛狭窄。

2. 鉴别诊断　在确诊原发性高血压前必须与继发性高血压做鉴别诊断。

继发性高血压的常见病因包括：

（1）肾实性高血压。

（2）肾血管性高血压。

（3）原发性醛固酮增多症。

（4）皮质醇增多症。

（5）主动脉狭窄。

其他可以引起继发性高血压的疾病有甲状腺疾病、某些心脏疾病、妊娠高血压综合征等。

3. 有关检查　初次体检应能包括的内容如下。

（1）血压：两侧血压对比核实，取较高侧的数值。如果两侧血压的差值大于20mmHg，较低的一侧有可能是肱动脉以上的大血管特别是锁骨下动脉发生了狭窄，狭窄的原因最常见的是动脉粥样硬化、阻塞。

（2）身高、体重及腰围：肥胖，尤其是向心性肥胖是高血压的重要危险因素，正如俗话所说，腰带越长，寿命越短。

（3）用眼底镜观察视网膜病变：视网膜动脉的变化可以反映高血压外周小动脉的病变程度，外周小动脉硬化程度越重，心脏的负荷越重。

（4）有无颈部血管杂音、颈静脉怒张或甲状腺肿大、腹部血管杂音及肿块、周围动脉搏动等，以排除继发性高血压。

（5）心肺检查及神经系统检查等，了解有无高血压所致的心脑血管并发症。

常规检查应包括的内容：

（1）血尿常规：如果出现贫血、血尿、蛋白尿等，应考虑为肾性高血压，或者病毒性高血压导致了严重的肾功能损伤。

（2）血生化：如血钾、血钠、肝肾功能、血糖、血脂等。血钾低有继发性高血压的可能。肝肾功能的检查有利于医师根据患者的情况选择降压药物，血糖血脂的检测可以了解有无心脑血管疾病的其他危险因素。

（3）心电图：有利于了解高血压患者有无高血压所致的心肌肥厚、心律失常或心肌缺血。

进一步检查应包括的内容：

（1）动态血压24小时监测：此检查不仅能真实地反映各时间点的血压状况，而且能揭示高血压患者血压波动特点及昼夜变化规律。

（2）超声心动图检查：该检查能帮助我们了解心脏结构和功能。

（六）治疗

1. 治疗理念　高血压实际上是以血压升高为首要特征的全身代谢性疾病和生活方式相关性疾病。目前，我国1／3的成年人血脂偏高，现有高血压患者1.3亿，其中有近一半的人并不知晓自己患有高血压，高血压的治疗率和控制率更低，分别为28.2%和2.9%。南京高血压研究院通过多种方式综合预防和控制，采取健康生活方式，可减少55%的高血压发病率，减少50%血压病的并发症。国内外经验表明，控制高血压最有效的方法是防治，对健康人群施以健康教育和健康促进为主导，提高整个人群的健康水平和生活质量。所有高血压患者必须改良生活方式，包括戒烟、限制食盐、多食绿叶蔬果和脱脂牛奶、减轻体重、减少酒精摄入量、减少饱和脂肪摄入量和脂肪总量、减轻精神压力、保持心理平衡。

高血压患者应走出不愿意服药、不规律服药、不难受不吃药的误区，积极进行药物治疗。

2. 负离子疗法　高血压的治疗最好选用无毒副作用发生的自然疗法——负离子疗法。

空气负离子对高血压的作用机理：血液中的正常红细胞、胶体质点等带负电荷，它们之间相互排斥，保持一定的距离，而病变老化的红细胞由于电子被争夺，带正电荷，由于正负相吸，则将红细胞凝聚成团。负离子能有效修复老化的细胞膜电位，促使其变成正常带负电的细胞，负负相斥从而有效降低血液黏稠度，使血沉减慢，同时负离子加强血液中胶体质点本身负极性趋势，使血浆蛋白的胶体稳定性增加。

临床试验表明：负离子扩张冠状动脉增加冠状动脉血流量，对调整心率使血管反应和血流速度恢复正常，缓解心绞痛，恢复正常血压有较好效果，能有效预防和治疗高血压。采用负离子治疗高血压已被医学界大力推荐和推广。

3. 药物疗法　老年高血压患者，多伴有全身动脉硬化、肾功能不全、血压调节功能较差，常合并哮喘、慢性气管炎、糖尿病等，应避免使用交感神经节阻滞剂，可选用利尿剂和钙拮抗剂，常用氢氯噻嗪12.5～25mg，每日1次，或硝苯地平5～10mg，每日3次，或者配以清脑降压胶囊，对大多数患者有效。

中青年高血压患者交感神经反应性及肾素水平一般较高些，且并发症少，可选用β受体阻滞剂或血管紧张素转换酶抑制剂，如美托洛尔或阿替洛尔50～100mg，1日1次，或卡托普利12.5～25mg，1日3次。

中药治疗见效慢，但是适合中老年人长期的治疗。

（七）并发症

1. 冠心病　长期的高血压可促进动脉粥样硬化的形成和发展。冠状动脉粥样硬化会阻塞血管或使血管腔变狭窄，或因冠状动脉功能性改变而导致心肌缺血、缺氧、坏死而引起冠心病。冠状动脉粥样硬化性心脏病是动脉粥样硬化导致器官病变的最常见类型，也是严重危害人类健康的常见病。

2. 脑血管病　包含脑出血、脑梗死、短暂性脑缺血发作。脑血管意外又称中风，其病势凶猛，且死亡率极高，即使不致死，大多数也会致残，是急性脑血管病中最凶猛的一种。高血压患者血压越高，中风的发生率也就越高。高血压患者的脑动脉如果硬化到一定程度时，再加上一时的激动或过度的兴奋，如愤怒、突然事故的发生、剧烈运动等，会使血压急骤升高，脑血管破裂出血，血液便溢入血管周围的脑组织，此时，患者会立即昏迷，倾倒在地，所以俗称中风。

3. 高血压心脏病 高血压患者的心脏改变主要是左心室肥厚和扩大，心肌细胞肥大和间质纤维化。高血压导致心脏肥厚和扩大，称为高血压心脏病。高血压心脏病是高血压长期得不到控制的一个必然趋势，最后可能会因心脏肥大、心律失常、心力衰竭而影响生命安全。

4. 高血压脑病 主要发生在重症高血压患者中。由于过高的血压超过了脑血流的自动调节范围，脑组织因血流灌注过多而引起脑水肿。临床上以脑病的症状和体征为特点，表现为弥漫性严重头痛、呕吐、意识障碍、精神错乱，严重的甚至会昏迷和抽搐。

5. 慢性肾功能衰竭 高血压对肾脏的损害是一个严重的并发症，其中高血压合并肾功能衰竭约占10%。高血压与肾脏损害可以相互影响，形成恶性循环。一方面，高血压引起肾脏损伤；另一方面，肾脏损伤会加重高血压。一般到高血压的中、后期，肾小动脉发生硬化，肾血流量减少，肾浓缩尿液的能力降低，此时会出现多尿和夜尿增多现象。急骤发展的高血压可引起广泛的肾小动脉弥漫性病变，导致恶性肾小动脉硬化，从而迅速发展成尿毒症。

6. 高血压危象 在高血压早期和晚期均可发生，紧张、疲劳、寒冷、突然停服降压药等诱因会导致小动脉发生强烈痉挛，导致血压急剧上升。高血压危象发生时，会出现头痛、烦躁、眩晕、恶心、呕吐、心悸、气急及视物模糊等严重障碍症状。

（八）预防

1. 中午小睡 工作了一上午的高血压患者在吃过午饭后稍稍活动，应小睡一会儿，一般以0.5～1小时为宜，老年人也可延长半小时。无条件平卧入睡时，可仰坐在沙发上闭目养神，使全身放松，这样有利于降压。

2. 晚餐宜少 有些中年高血压患者对晚餐并不在乎，有时毫无顾忌地大吃大喝，导致胃肠功能负担加重，影响睡眠，不利于血压下降。晚餐宜吃易消化食物，应配些汤类，不要怕夜间多尿而不敢饮水或进粥食。进水量不足，可使夜间血液黏稠，促使血栓形成。

3. 娱乐有节 睡前娱乐活动要有节制，这是高血压患者必须注意的一点，如下棋、打麻将、打扑克要限制时间，一般以1～2小时为宜，要学习控制情绪，坚持以娱乐、健身为目的，不可计较输赢，不可过于认真或激动，否则会导致血压升高。看电视也应控制好时间，不宜长时间坐在电视屏幕前，也不要看内容过于刺激的节目，否则会影响睡眠。

4. 睡前泡脚，按时就寝 养成上床前用温水泡脚的习惯，然后按摩双足心，促进血液循环，有利于解除一天的疲乏。尽量少用或不用安眠药，力争自然入睡，不依赖催眠药。

5. 缓慢起床　早晨醒来，不要急于起床，应先在床上仰卧，活动一下四肢和头颈部，伸一下懒腰，使肢体肌肉和血管平滑肌恢复适当张力，以适应起床时的体位变化，避免引起头晕。然后慢慢坐起，稍微活动几次上肢，再下床活动，这样血压不会有太大波动。

6. 选择舒缓的运动方式　高血压患者不宜剧烈运动，但是应选择舒缓的运动方式坚持锻炼，有助于高血压患者控制病情，改善血压起伏不定的状况。例如，气功和太极拳。

7. 正确而适宜的调养护理，不但能够提高和巩固降压效果，改善临床症状，控制病情的进一步发展，还能预防高血压的发生，是高血压防治工作中不可缺少的重要环节。例如，节制七情、生活规律、适当运动、调节饮食、戒烟、限酒等。

（九）护理

1. 保证合理的休息及睡眠，避免劳累　提倡适当的体育活动，尤其对心率偏快的轻度高血压患者，进行有氧代谢运动效果较好，如骑自行车、跑步、做体操及打太极拳等，但需注意劳逸结合，避免时间过长的剧烈活动，对自主神经功能紊乱者可适当使用镇静剂。严重的高血压患者应卧床休息，高血压危象者则应绝对卧床，并需在医院内进行观察。

2. 心理护理　患者多表现有易激动、焦虑及抑郁等心理特点，而精神紧张、情绪激动、不良刺激等因素均与本病密切相关。因此，对待患者应耐心、亲切、和蔼、周到。根据患者特点，有针对性地进行心理疏导。同时，让患者了解控制血压的重要性，帮助患者训练自我控制的能力，参与自身治疗护理方案的制定和实施，指导患者坚持服药，定期复查。

3. 饮食护理　应选用低盐、低热能、低脂、低胆固醇的清淡、易消化饮食。鼓励患者多食水果和蔬菜，戒烟，控制饮用酒、咖啡、浓茶等刺激性饮料。对服用排钾利尿剂的患者，应注意补充含钾高的食物，如蘑菇、香蕉、橘子等。肥胖者应限制热能摄入，控制体重在理想范围之内。

4. 病情观察　对血压持续增高的患者，应每日测量血压2～3次，并做好记录，必要时测立、坐、卧位血压，掌握血压变化规律。如血压波动过大，要警惕脑出血的发生。如在血压急剧增高的同时出现头痛、视物模糊、恶心、呕吐、抽搐等症状，应考虑高血压脑病的发生。如出现端坐呼吸、喘憋、发绀、咳粉红色泡沫痰等，应考虑急性左心衰竭的发生。出现上述各种表现时均应立即送医院进行紧急救治。

5. 用药护理　服用降压药应从小剂量开始，逐渐加量。同时，密切观察疗效，如血压下降过快，应调整药物剂量。在血压长期控制稳定后，可按医嘱逐渐减量，不得随意停药。某些降压药物可引起直立性低血压，在服药后应卧床2~3小时，必要时协助患者起床，待其坐起片刻，无异常后，方可下床活动。

另外，在变换体位时也应动作缓慢，以免发生意外。有些降压药可引起水钠潴留。因此，需每日测体重，准确记录液体出入量，观察水肿情况，注意保持液体出入量的平衡。

十二、多发性硬化

多发性硬化（multiple sclerosis，MS）是一种中枢神经系统脱髓鞘疾病，青、中年多见，临床特点是病灶播散广泛，病程中常有缓解复发的神经系统损害症状，该病的病变位于脑部或脊髓。神经细胞有许多树枝状的神经纤维，这些纤维就像错综复杂的电线一般。多发性硬化就是因为在中枢神经系统中产生大小不一的块状髓鞘脱失而产生症状。所谓"硬化"，指的是这些髓鞘脱失的区域因为组织修复的过程中产生的瘢痕组织而变硬。这些硬块可能会有好几个，随着时间的进展，新的硬块也可能出现，所以称作"多发性"。

（一）病因

多发性硬化的具体病因尚不明确，多数学者认为该病是一种自身免疫性疾病，病毒感染在发病过程中起一定作用，遗传因素和环境因素决定了个体易感性。

1. 自身免疫反应　MS的组织损伤及神经系统症状被认为是直接针对髓鞘抗原的免疫反应所致，认为是由T细胞所介导的自身免疫性疾病。

2. 病毒感染　流行病学资料显示，MS与儿童期接触的某种环境如病毒有关，曾高度怀疑为嗜神经病毒，如麻疹病毒、人类嗜T淋巴细胞病毒Ⅰ型，但从未在MS患者的病灶里证实或分离出病毒。

3. 遗传因素　MS有明显的家族倾向，约15%的MS患者有一个患病的亲属，患者的一级亲属患病概率比一般人群高12~15倍。

4. 环境因素　MS的发病率随纬度的增高而增高。

（二）病理

中枢神经系统疾病白质内多发性脱髓鞘斑块为多发性硬化的特征性病理改变，多发生于侧脑室周围、视神经、脊髓、小脑和脑干的白质，尤其多见于侧脑室体及前角部位。

1. 大体病理　多发性硬化的急性期可见软脑膜轻度充血、水肿和脊髓节段性肿胀，慢性期可见软脑膜增厚、脑萎缩和脊髓节段性萎缩变细。大脑半球的冠状切面上可见白质内形态各异的灰色斑块。

2. 镜下所见病理　急性期新鲜病灶有充血、水肿或少量环状出血，血管周围可见淋巴细胞和浆细胞等炎性细胞呈袖套状浸润，以淋巴细胞为主，并可见格子细胞和吞噬细胞，髓鞘崩解，轴突相对保存。随着病情好转，充血、水肿消退，炎性改变代之以大量星形胶质细胞增生，病灶颜色变浅，构成晚期硬化斑或瘢痕。中国、日本与西方人之间多发性硬化的病理改变不尽相同，多表现为软化、坏死病灶，如同海绵体，硬化斑相对较少，而欧美以硬化斑多见。

（三）临床表现

在中枢神经系统中组织成绵密复杂的网络。大自然很巧妙地在神经纤维的外面包裹着一层叫"髓鞘"的物质，髓鞘不仅像电线的塑料皮一样让不同的电线不致短路，同时人体的髓鞘还可以加速神经信号的传导。

此病的症状视其所影响的神经组织而定，患者可能出现视力受损（视神经病变）、肢体无力、平衡失调、行动不便、麻木、感觉异常、口齿不清、晕眩、大小便机能失调等症状，这些症状因人而异，严重程度也不尽相同。这些症状可能会减轻或消失，消失后也可能再发作。是否会产生新的症状，或是产生新症状的时机，则无法加以预测。

多发性硬化初期不易被检查出来，如视物模糊或复视等。常见的症状有一定部位的肌肉僵硬、乏力、丧失控制能力、四肢异常疲劳、行走困难、头晕、膀胱控制失调、触觉、痛觉和温热感觉紊乱等，每个症状出现后又会消失。就这样一个接一个地相继发生，或继续恶化，最后可使患者吞咽困难、致残及卧床不起。目前还没有治疗这种疾病的特效药物。

（四）诊断

1. 病史及症状　临床症状复杂多变，病程呈自然缓解与复发的波动性进展，感染、过劳、外伤、情绪激动对该病的发生可能有一定的关系。因病损部位不同，临床征象多种多样。

（1）精神症状：可表现欣快、易激动或抑郁。

（2）言语障碍：小脑病损引起发音不清、言语含混。

（3）颅神经及躯体感觉、运动、自主神经系统均可受损，依据受累部位的不同而出现相应的临床表现。

2. 体检发现

（1）颅神经损害：以视神经最为常见，视神经、视交叉受累而出现球后视神经炎。除视神经外，动眼神经、外展神经、听神经也可受累而出现相应的体征。

（2）感觉障碍：多由脊髓后索或脊丘系斑块引起。表现为麻木、束带感，后期可出现脊髓横贯性感觉障碍。

（3）运动系统功能障碍：锥体束损害出现痉挛性瘫痪，小脑或脊髓小脑束损害出现小脑性共济失调。

（4）少数患者出现尿潴留或尿失禁。

3. 辅助检查

（1）腰穿脑脊液检查：压力多正常，蛋白含量增高，以球蛋白为主。

（2）脑电图可异常。

（3）视、听神经诱发电位异常。

（4）头颅CT或MRI可见病损部位有斑块异常信号。

（五）治疗

1. 常规治疗

（1）皮质激素或免疫抑制剂：可缓解症状，甲泼尼龙1g／d静滴，5～7天后改为泼尼松30～40mg／d顿服，逐渐减量直至停药。硫唑嘌呤［2mg／（kg·d）］长期治疗（平均2年）对控制病情有效。

（2）神经营养药物：胞二磷胆碱（250mg肌注，1次／天）、成纤维细胞生长因子（DFGF 1600U肌注，1次／天）可酌情选用。

（3）对症治疗：对痛性强直发作、三叉神经痛、癫痫发作者可用卡马西平0.1mg，3次／天，痉挛者可给地西泮等。

（4）蜂针疗法：美国蜂疗专家姆拉兹（1993年）报道，他用蜂针治疗两名患多发性硬化的妇女（年龄42岁），以后他又治疗了数例该病患者，疗效都很好。他指出疲劳是多发性硬化最常见的临床症状，经过蜂针治疗以后，这种最初的症状消失。其他症状有的随后很快消失，有的需要很长时间才治愈。

伦纳德等人（1986年）在肌强直畸形患者的肌肉中曾检测出蜂针液神经肽（蜂针液明肽）的受体，这可能是治疗多发性硬化的原因。蜂针液的一些成分，如肥大细胞脱颗粒肽及蜂针液神经肽，有与具有高度亲和力的神经及肌肉膜的受体结合的能力，这样的分子在药理上可做探针用，即这种物质可用于特殊蛋白质的定位。

2. 用药原则

（1）糖皮质激素：适用于复发缓解型多发性硬化，对进展型多发性硬化疗效则较差。

（2）大剂量免疫球蛋白：对复发缓解型多发性硬化有效，明显改善患者的临床症状，降低复发率，MRI检查也显示脑内病灶体积减小和数量明显减少，但对复发进展型和原发进展型无效。

（3）β–干扰素：国家食品和药品管理总局批准3种β–干扰素用于多发性硬化的治疗，疗效已得到证实，可以减少1／3多发性硬化患者的复发，并被推荐为一线用药，或者用于复发缓解型多发性硬化，而又不能耐受格拉默的患者。在随机双盲安慰剂研究中，使用β–干扰素可以减少50%～80%的炎性损害；也获得了这些药有助于提高患者的生活质量和改善认知功能的证据。

（4）免疫抑制剂：对于激素不敏感或慢性进展型多发性硬化的患者，可选用硫唑嘌呤和环磷酰胺。有报道认为对复发缓解型多发性硬化，每月给予冲击剂量的环磷酰胺可降低恶化率。

1）氨甲蝶呤（MTX）：小剂量的MTX对继发进展型有一定作用。

2）硫唑嘌呤：对降低复发率和防止病情恶化起一定作用，不良反应轻到中度。用于激素不敏感或慢性进展型多发性硬化的患者，禁用于急性进展型的多发性硬化患者。

3）环磷酰胺（CTX），由于治疗作用有限而且不良反应大，用于复发缓解型急性期或慢性进展型多发性硬化患者，用其他治疗失败后可以作为保留药物使用。

4）环孢素A（CSA）：主要用在进展型多发性硬化中。

5）米托蒽醌：延缓劳动能力和步行指数丧失的进程。建议米托蒽醌作为各型多发性硬化重症用药。

（5）格拉默（GA）：得到国家食品和药品管理总局批准，用于活动性复发缓解型多发性硬化，临床可作为IFN-β的替代疗法。

（6）雷公藤多甙片：用于各型多发性硬化的补充治疗。

（六）预防

1. 预防感冒　感冒是MS患者病情反复的一大诱因，所以遇到天气变化时，及时加减衣物，避免接触流感人群尤为重要，另外，可选择适当食疗进行预防感冒。

2. 避免劳累　过度的劳累、超负荷的运动对MS患者都是不可取的。

3. 避免高温　避免极高温的热水浴，或过度温暖的环境，以免引发此症。

4. 水疗　游泳、伸展和肌肉活动均在许多MS患者的能力范围之内，可以做一定程度的训练。

（七）护理

1. 手术护理　进行全环境保护，预防感染的发生。40%的MS患者在首发病前1个月内有一定的诱因，其中多为感冒发热，复发时有诱因者占24.6%，其中感冒发热占很大比例。而感染也是导致移植失败最主要的原因之一。故在对患者整个治疗中要严格无菌操作，患者入住百级层流病房，进行全环境的保护隔离，预防感染。

2. 心理护理　患者经受了常年的病痛折磨，希望该疗法能根治疾病，当没有达到预期目的时很失望。患者刚入院时向其介绍疾病特点、治疗机制，治疗效果的个体差异，治疗过程中的不适等，并告知患者治疗中的不适会随着疾病的好转而减轻或消失，使其做好心理准备，配合治疗。治疗过程中在保证遵循治疗护理原则的前提下，尽量满足患者的要求。

3. 大便护理　便秘采用开塞露或缓泻剂，如患者血小板低要慎用灌肠，以免发生肠道出血。预防处理后，患者出现腹泻，严重者每日大便20余次，大便培养正常。每次大便后用软纸轻轻擦净肛周，用0.05%氯己定溶液（38℃）清洗坐浴15分钟，再涂抹金霉素软膏保护肛周黏膜。饮食上注意禁食油腻食物，以免引起或加重腹泻。

4. 化疗时的病情观察　化疗时使用大剂量的CTX会造成心肌损害，引起出血性膀胱炎。使用护心通保护心肌，给患者进行心电监护。使用美安保护膀胱黏膜，水化、碱化及强迫利尿，保证尿量200mL／h，监测尿pH值、尿色，记录24小时出入液量，每日晨测体重，每日监测血电解质、尿常规，观察有无水、电解质、酸碱平衡紊乱的迹象。曾有报道，在化疗时出现了较严重的水、电解质、酸碱平衡紊乱，经及时发现及时处理，恢复正常。

5. 康复护理　多发性硬化一旦确诊，就应立即开始康复训练。

（1）肢体完全无自主运动阶段：保持肢体功能位，防止痉挛性截瘫、肌肉挛缩畸形。在此阶段，康复的方法是推拿和被动活动，每个关节均要活动，每次5～10分钟，3～4次／天。

（2）肢体有轻度的自主活动阶段：方法同前，此时肌肉痉挛有所缓解，故推拿手法可加重，以患者能承受为度。此阶段可鼓励患者多活动肢体，充分发挥已恢复的肌力，促进肢体功能的恢复。

（3）肢体已能自主活动，但肌肉仍存在阻抗阶段：鼓励患者在体力允许的情况下主动运动。根据患者的自身情况和患者共同制订活动计划。开始先在护士的扶助下练习站立，然后逐步增加行走距离。指导患者行走训练中利用视觉保持平衡，以少量多次为原则。选择地面干燥、空间较大的地方进行锻炼，护士陪同在旁，防止患者摔倒。

（4）痛性痉挛的康复治疗：康复治疗从远端开始介入，进行跟腱、腘绳肌、趾屈肌腱、腕屈肌的徒手被动牵伸，1h／d。随着病情好转开始四肢近端关节的被动活动及助力运动，时间选择在抽搐发作较轻的时间段。康复运动为患者下地行走提供了条件。每次康复运动后，患者主诉肢体感觉轻。

第四节　消化系统疾病护理常规

消化系统的重要生理功能是将人体所摄取的食物进行消化、吸收，以供全身组织利用。消化系统疾病主要包括食管、胃、肠、肝、胆、胰等的病变，可为器质性或功能性疾病，病变可局限于消化系统或累及其他系统，其他系统或全身性疾病也可引起消化系统疾病或症状。引起消化系统疾病的病因复杂，常见的有感染、理化因素、大脑皮质功能失调、营养缺乏、代谢紊乱、吸收障碍、变态反应、自身免疫、遗传和医源性因素等。由于消化系统包含的器官较多，且消化道与外界相通，其黏膜直接接触病原体、毒性物质、致癌物质的机会较多，容易发生感染、炎症和损伤，消化系统肿瘤发病率较高可能与此有关。多数消化系统疾病是慢性病程，易造成严重的消化、吸收功能障碍，当病情发展也可因发生急性变化，如出血、穿孔、肝衰竭等而危及患者的生命。此外，消化系统疾病的发生常与患者的心理状态和行为方式关系密切，在护理过程中，尤应强调整体观念，关心患者的精神感情状况，调整不良情绪，指导患者建立良好的生活方式。

一、消化系统疾病患者常见症状和体征的护理

（一）恶心与呕吐

恶心为上腹部不适、紧迫欲吐的感觉，可伴有迷走神经兴奋的症状，如皮肤苍白、出汗、流涎、血压降低及心动过缓等；呕吐（vomit）是通过胃的强迫，使胃或部分小肠的内容物经食管、口腔而排出体外的现象。二者均为复杂的反射动作，可单独发生，但多数患者先有恶心，继而呕吐。

引起恶心与呕吐的消化系统常见疾病有：

（1）胃癌、胃炎、消化性溃疡并发幽门梗阻。

（2）肝、胆囊、胆管、胰腺、腹膜的急性炎症。

（3）胃肠功能紊乱引起的功能性呕吐。

（4）肠梗阻。

（5）消化系统以外的疾病也可引起呕吐，如脑部疾病（脑出血、脑炎、脑部肿瘤等）、前庭神经病变（梅尼埃病等）、代谢性疾病（甲亢、尿毒症等）。

1. 护理评估

（1）病史：恶心与呕吐发生的时间、频度、原因或诱因，与进食的关系；呕吐的特点及呕吐物的性质和量；呕吐伴随的症状，如是否伴有腹痛、腹泻、发热、头痛、眩晕等。呕吐出现的时间、频度、呕吐物的量与性状因病种而异。上消化道出血时呕吐物呈咖啡色甚至鲜红色；消化性溃疡并发幽门梗阻时呕吐常在餐后发生，呕吐量大，呕吐物含酸性发酵宿食；低位肠梗阻时呕吐物带粪臭味；急性胰腺炎可出现频繁剧烈的呕吐，吐出胃内容物甚至胆汁。呕吐频繁且量大者可引起水、电解质紊乱，代谢性碱中毒。长期呕吐伴厌食者可致营养不良。

（2）身体评估：患者的生命体征、神志、营养状况，有无失水表现。有无腹胀、腹肌紧张，有无压痛、反跳痛及其部位、程度，肠鸣音是否正常。

（3）心理-社会资料：长期反复恶心与呕吐，常使患者烦躁、不安，甚至焦虑和恐惧，而不良的心理反应，又可使症状加重。应注意评估患者的精神状态，有无疲乏无力，有无焦虑、抑郁及其程度，呕吐是否与精神因素有关等。

（4）辅助检查：必要时做呕吐物毒物分析或细菌培养等检查，呕吐物量大者注意有无水、电解质代谢和酸碱平衡失调。

2. 常见护理诊断

（1）有体液不足的危险：与大量呕吐导致失水有关。

（2）活动无耐力：与频繁呕吐导致脱水、电解质丢失有关。

（3）焦虑：与频繁呕吐、不能进食有关。

3. 护理目标　患者生命体征在正常范围内，不发生水、电解质代谢和酸碱平衡失调；呕吐减轻或停止，逐步恢复进食，活动耐力恢复或有所改善；焦虑程度减轻。

4. 护理措施

（1）体液不足的危险：

1）监测生命体征：定时测量和记录生命体征直至稳定。血容量不足时可发生心动过速、呼吸急促、血压降低，特别是直立性低血压。持续性呕吐致大量胃液丢失，发生代谢性碱中毒时，患者呼吸可浅、慢。

2）观察患者有无失水征象：准确测量和记录每日的液体出入量、尿比重和体重。依失水程度不同，患者可出现软弱无力、口渴，皮肤黏膜干燥、弹性减低，尿量减少、尿比重增高，并可有烦躁、神志不清以至昏迷等表现。

3）严密观察患者呕吐：观察患者呕吐的特点，记录呕吐的次数，呕吐物的性质、量、颜色和气味。动态观察实验室检查结果，如血清电解质、酸碱平衡状态。

4）积极补充水分和电解质：剧烈呕吐不能进食或严重水、电解质失衡时，主要通过静脉输液给予纠正。口服补液时，应少量多次饮用，以免引起恶心、呕吐。如口服补液未能达到所需补液量时，仍需静脉输液以恢复和保持机体的液体平衡状态。

（2）活动无耐力：协助患者活动，患者呕吐时应帮助其坐起或侧卧，头偏向一侧，以免误吸。吐毕给予漱口，更换污染衣物、被褥，开窗通风以去除异味。告诉患者突然起身可能出现头晕、心悸等不适。故坐起时应动作缓慢，以免发生直立性低血压。及时遵医嘱应用止吐药及其他治疗，促使患者逐步恢复正常饮食和体力。

（3）焦虑：

1）评估患者的心理状态：关心患者，通过与患者及家属交流，了解其心理状态。

2）缓解患者焦虑：耐心解答患者及家属提出的问题，向患者解释精神紧张不利于呕吐的缓解，特别是有的呕吐与精神因素有关，紧张、焦虑还会影响食欲和消化功能，而治病的信心及情绪稳定则有利于症状的缓解。

3）指导患者减轻焦虑的方法：常用深呼吸、转移注意力等放松方法，减少呕吐的发生。①深呼吸法：用鼻吸气，然后张口慢慢呼气，反复进行。②转移注意力：通过与患者交谈，或倾听轻快的音乐，或阅读喜爱的文章等方法转移患者注意力。

5. 护理评价　患者生命体征稳定在正常范围，无口渴、尿少、皮肤干燥、弹性减退等失水表现，血生化指标正常；呕吐及其引起的不适减轻或消失，逐步耐受及增加进食量；活动耐量增加，活动后无头晕、心悸、气促或直立性低血压出现；能认识自己的焦虑状态并运用适当的应对方法。

（二）腹痛

腹痛（abdominal pain）在临床上一般按起病急缓、病程长短分为急性腹痛与慢性腹痛。急性腹痛多由腹腔器官急性炎症、空腔脏器阻塞或扩张、腹膜炎症、腹腔内血管阻塞等引起；慢性腹痛的原因常为腹腔脏器的慢性炎症，空腔脏器的张力变化，胃、十二指肠溃疡，腹腔脏器的扭转或梗阻，脏器包膜的牵张等。此外，某些全身性疾病、泌尿生殖系统疾病、腹外脏器疾病，如急性心肌梗死和下叶肺炎等亦可引起腹痛。

1. 护理评估

（1）病史：腹痛发生的原因或诱因，腹痛的部位、性质和程度；腹痛的时间，特别是与进食、活动、体位的关系；腹痛发生时的伴随症状，有无恶心与呕吐、腹泻、发热等；有无缓解的方法。

腹痛可表现为隐痛、钝痛、灼痛、胀痛、刀割样痛、钻痛或绞痛等，可为持续性或阵发性疼痛，其部位、性质和程度常与疾病有关。如胃、十二指肠疾病引起的腹痛多为中上腹部隐痛、灼痛或不适感，伴厌食、恶心、呕吐、嗳气、反酸等。小肠疾病疼痛多在脐部或脐周，并有腹泻、腹胀等表现。大肠病变所致的腹痛为下腹部一侧或双侧疼痛。急性胰腺炎常出现上腹部剧烈疼痛，为持续性钝痛、钻痛或绞痛，并向腰背部呈带状放射。急性腹膜炎时疼痛弥漫全腹，腹肌紧张，有压痛、反跳痛。

（2）身体评估：患者的生命体征、神态、神志、营养状况。有无腹胀、腹肌紧张、压痛、反跳痛及其部位、程度，肠鸣音是否正常。

（3）心理-社会资料：疼痛可使患者精神紧张及焦虑，而紧张、焦虑又可加重疼痛，因此，应注意评估患者有无因疼痛或其他因素而产生的精神紧张、焦虑不安等。

（4）辅助检查：根据病种不同行相应的实验室检查，必要时需做X线钡餐检查、消化道内镜检查等。

2. 常见护理诊断　腹痛：与胃肠道炎症、溃疡、肿瘤有关。

3. 护理目标　患者的疼痛逐渐减轻或消失。

4. 护理措施

（1）疼痛监测：严密观察患者腹痛的部位、性质及程度，如果疼痛性质突然发生改变，且经一般对症处理，疼痛不仅不能减轻，反而加重，需警惕某些并发症的出现，如溃疡穿孔、弥漫性腹膜炎等。应立即请医师进行必要的检查，严禁随意使用镇痛药物，以免掩盖症状，延误病情。

（2）非药物性缓解疼痛的方法：对疼痛，特别是有慢性疼痛的患者，采用非药物性止痛方法，可减轻其焦虑、紧张，提高其疼痛阈值和对疼痛的控制感。常用方法包括以下几种。

1）指导式想象：利用一个人对某特定事物的想象而达到特定的正向效果，如回忆一些有趣的往事可转移注意力，从而减轻疼痛。

2）局部热疗法：除急腹症外，对疼痛局部可应用热水袋进行热敷，从而解除痉挛达到止痛效果。

3）气功疗法：指导患者通过自我意识，集中注意力，使全身各部分肌肉放松，进而增强对疼痛的耐受力。

4）其他：指导患者应用深呼吸法和转移注意力有助于其减轻疼痛。

（3）针灸止痛：根据不同疾病、不同疼痛部位采取不同穴位针灸。

（4）药物止痛：镇痛药物的种类甚多，应根据病情、疼痛性质和程度选择性给药。癌性疼痛应遵循按需给药的原则，有效控制患者的疼痛，疼痛缓解或消失后及时停药，防止药物不良反应及患者对药物的耐药性和成瘾性。急性剧烈腹痛诊断未明时，不可随意使用镇痛药物，以免掩盖症状，延误病情。

5. 护理评价　患者疼痛减轻或消失。

（三）腹泻

腹泻（diarrhea）是指排便的次数多于平日习惯的频率，粪质稀薄。腹泻多由于肠道疾病引起，其他原因有药物、全身性疾病、过敏和心理因素等。发生机制为肠蠕动亢进、肠分泌增多或吸收障碍。

1. 护理评估

（1）病史：腹泻发生的时间、起病原因或诱因、病程长短；粪便的性状、次数和量、气味和颜色；有无腹痛及疼痛的部位，有无里急后重、恶心与呕吐、发热等伴随症状；有无口渴、疲乏无力等失水表现。

（2）身体评估：急性严重腹泻时，应注意评估患者的生命体征、神志、尿量、皮肤弹性等，注意患者有无水、电解质紊乱，酸碱失衡、血容量减少。慢性腹泻时应注意患者的营养状况，有无消瘦、贫血的体征。评估患者有无腹胀、腹部包块、压痛，肠鸣音有无异常。有无因排便频繁及粪便刺激，引起肛周皮肤糜烂。

小肠病变引起的腹泻粪便呈糊状或水样，可含有未完全消化的食物成分，大量水泻易导致脱水和电解质丢失，部分慢性腹泻患者可发生营养不良。大肠病变引起的腹泻粪便可含脓、血、黏液，病变累及直肠时可出现里急后重。

（3）心理-社会资料：频繁腹泻常影响患者正常的工作和社会活动，使患者产生自卑心理。应注意评估患者有无自卑、忧虑、紧张等心理反应，患者的腹泻是否与其心理精神反应有关。

（4）辅助检查：正确采集新鲜粪便标本做显微镜检查，必要时做细菌学检查。急性腹泻者注意监测血清电解质、酸碱平衡状况。

2. 常见护理诊断

（1）腹泻：与肠道疾病或全身性疾病有关。

（2）营养失调，低于机体需要量：与严重腹泻导致水、电解质紊乱有关。

（3）有体液不足的危险：与大量腹泻引起失水有关。

3. 护理目标　患者的腹泻及其不适减轻或消失，能保证机体所需水分、电解质和营养素的摄入，生命体征、尿量、血生化指标在正常范围。

4. 护理措施

（1）腹泻：

1）病情监测：包括排便情况、伴随症状、全身情况及血生化指标的监测。

2）饮食选择：饮食以少渣、易消化食物为主，避免生冷、多纤维、味道浓烈的刺激性食物。急性腹泻应根据病情和医嘱，给予流质、半流质或软食。

3）指导患者活动和减轻腹泻：急性起病，全身症状明显的患者应卧床休息，注意腹部保暖。可用暖水袋热敷腹部，以减弱肠道运动，减少排便次数，且有利于减轻腹痛等症状。慢性、轻症者可适当活动。

4）加强肛周皮肤的护理：排便频繁时，因粪便的刺激，可使肛周皮肤损伤，引起糜烂及感染。排便后应用温水清洗肛周，保持清洁、干燥，涂无菌凡士林或抗生素软膏以保护肛周皮肤，促进损伤处愈合。

5）心理护理：慢性腹泻治疗效果不明显时，患者往往对预后感到担忧，纤维结肠内镜等检查有一定痛苦，某些腹泻如肠易激综合征与精神因素有关，故应注意患者心理状况的评估和护理，通过解释、鼓励来提高患者配合检查，和对治疗的认识，稳定患者情绪。

（2）营养失调：

1）饮食护理：可经口服者，注意饮食选择，以少渣、易消化食物为主，避免生冷、多纤维、味道浓烈的刺激性食物。严重腹泻，伴恶心与呕吐者，积极静脉补充营养。老年人易因腹泻发生脱水，也易因输液速度过快引起循环衰竭，故尤应及时补液，并注意输液速度。

2）营养评价：观察并记录患者每日进餐次数、量和品种，以了解其摄入营养能否满足机体需要。定期测量体重，监测有关营养指标的变化，如血红蛋白浓度、人血白蛋白等。

（3）有体液不足的危险：动态观察患者的液体平衡状态，按医嘱补充水分和电解质。具体措施见本节恶心与呕吐的相关护理措施。

5. 护理评价　患者的腹泻及其伴随症状减轻或消失；机体获得足够的热量、水、电解质和各种营养物质，营养状态改善；生命体征正常，无失水、电解质平衡紊乱的表现。

二、胃炎

胃炎（gastritis）是指不同病因所致的胃黏膜炎性病变，常伴有上皮损伤和细胞再生，是最常见的消化道疾病之一。按临床发病的缓急和病程的长短，一般将胃炎分为急性和慢性两大类型。

（一）急性胃炎

急性胃炎（acute gastritis）是指由多种病因引起的急性胃黏膜炎症。临床上急性发病，常表现为上腹部症状。其主要病理改变为胃黏膜充血、水肿、糜烂和出血，病变可局限于胃窦、胃体或弥漫分布于全胃。

（1）幽门螺杆菌（Helicobacter pylori，Hp）感染引起的急性胃炎：健康志愿者吞服幽门螺杆菌后的临床表现、胃镜所见及胃黏膜活检组织病理学均显示急性胃炎的特征。但临床很难诊断幽门螺杆菌感染引起的急性胃炎，因为一过性的上腹部症状多不为患者注意，如不给予抗菌治疗，幽门螺杆菌可长期存在并发展为慢性胃炎。

（2）除幽门螺杆菌之外的病原体急性感染引起的急性胃炎：由于胃酸的强力抑菌作用，除幽门螺杆菌外的细菌很难在胃内存活而感染胃黏膜，但在机体抵抗力下降时，可发生各种细菌、真菌、病毒所引起的急性感染性胃炎。

（3）急性糜烂出血性胃炎：本病是由各种病因引起的，以胃黏膜多发性糜烂为特征的急性胃黏膜病变，常伴有胃黏膜出血，可伴有一过性浅溃疡形成。本病临床常见。

1. 病因及发病机制

（1）药物：最常引起胃黏膜炎症的药物有非甾体抗炎药（non-steroidal anti-inflammatory drug，NSAID），如阿司匹林、吲哚美辛等，某些抗生素、铁剂、氯化钾口服液及抗肿瘤药等，这些药物可直接损伤胃黏膜上皮层。其中，NSAID是通过抑制前列腺素的合成，削弱后者对胃黏膜的保护作用。

（2）急性应激：可由各种严重的脏器疾病、严重创伤、大面积烧伤、大手术、颅脑病变和休克，甚至精神心理因素引起。如烧伤所致者称Curling溃疡，中枢神经系统病变所致者称Cushing溃疡。虽然急性应激引起的急性胃炎发病机制未完全明确，但多数认为在上述情况下，应激的生理性代偿功能不足以维持胃黏膜微循环正常运行，使胃黏膜缺血、缺氧，黏液分泌减少和局部前列腺素合成不足，导致胃黏膜屏障破坏，引起胃黏膜糜烂和出血。

（3）乙醇：主要由于其亲脂和溶脂性能，破坏胃黏膜屏障，引起上皮细胞损害、黏膜出血和糜烂。

2. 临床表现　由于病因不同，临床表现不尽一致。轻者大多无明显症状，或仅有上腹部不适、隐痛，以及腹胀、食欲减退等表现。上消化道出血一般为少量、间歇性，可自行停止。临床上，急性糜烂出血性胃炎患者，多以突发的呕血和（或）黑便就诊，占上消化道出血的10%~25%，是上消化道出血的常见病因之一。持续少量出血可导致贫血。体检时上腹部可有不同程度的压痛。

3. 辅助检查

（1）粪便检查：大便隐血试验阳性。

（2）纤维胃镜检查：一般应在大出血后24~48小时内进行，因病变（特别是NSAID或乙醇引起者）可在短期内消失。镜下可见胃黏膜多发性糜烂、出血和水肿，表面附有黏液和炎性渗出物。本病的确诊有赖于纤维胃镜检查。

4. 处理要点　针对病因和原发疾病采取防治措施。药物引起者应立即停止用药，并服用抑酸剂如H_2受体拮抗剂以抑制胃酸分泌，硫糖铝和米索前列醇等胃黏膜保护剂亦有效。有急性应激者在积极治疗原发病的同时可使用抑制胃酸分泌的药物，以预防急性胃黏膜损害的发生。若发生大出血时，应积极进行处理。

5. 常见护理诊断

（1）知识缺乏：缺乏有关本病的病因及防治知识。

（2）潜在并发症：上消化道大量出血。

6. 护理措施

（1）一般护理：

1）休息与活动：患者应注意休息，减少活动，避免紧张、劳累，保证充足的睡眠。急性应激造成者应卧床休息。

2）饮食：注意饮食卫生，进食应有规律，不可暴饮暴食。一般进少渣、温凉、半流质饮食，少量多餐，每日5~7次。如有少量出血可给牛奶、米汤等流质饮食以中和胃酸，有利于胃黏膜的修复。急性大出血或呕吐频繁时应禁食。

（2）病情观察：观察有无上腹部不适、腹胀、食欲减退等消化不良的表现。密切注意上消化道出血的征象，如有无呕血和（或）黑便等，同时做粪便隐血检查，以便及时发现病情变化。

（3）用药护理：禁用或慎用阿司匹林、吲哚美辛等对胃黏膜有刺激的药物。指导患者正确服用抑酸剂、胃黏膜保护剂等药物，用药护理见本章"消化性溃疡患者的护理"。

（4）心理护理：患者常因起病急，且有上腹部不适，或有呕血和（或）黑便，使其及家属紧张不安，尤其是严重疾病引起的急性应激导致出血的患者，常出现焦虑、恐惧的心理反应，而患者的消极情绪反应又可加重病情，不利于疾病的康复。护理人员应向患者解释有关急性胃炎的基本知识，说明及时治疗和护理能获得满意的疗效。同时，应向患者说明紧张、焦虑可使血管收缩，血压增高，诱发和加重病情，使其认识到消除紧张、焦虑心理，保持轻松、愉快心情对疾病康复的重要性。此外，护理人员应经常巡视、关心、安慰患者，及时清除血迹、污物，以减少对患者的不良刺激，增加其安全感，从而安心配合治疗，减轻紧张、焦虑心理，有利于疾病的康复。

（5）健康指导：

1）疾病知识指导：向患者及家属介绍急性胃炎的有关知识、预防方法和自我护理措施。

2）生活指导：根据患者的病因、具体情况进行指导，如避免使用对胃黏膜有刺激的药物，必须使用时，应同时服用抑酸剂；进食要有规律，避免过冷、过热、辛辣等刺激性食物及浓茶、咖啡等饮料；嗜酒者应戒酒，防止乙醇损伤胃黏膜；注意饮食卫生，生活要有规律，保持轻松、愉快的心情，积极配合治疗。

（二）慢性胃炎

慢性胃炎（chronicgastritis）是由多种病因引起的胃黏膜慢性炎症。慢性胃炎的分类方法很多，我国目前采用的分类方法将慢性胃炎分为浅表性（又称非萎缩性）、萎缩性和特殊类型三大类。慢性萎缩性胃炎又可再分为多灶萎缩性胃炎和自身免疫性胃炎两类。特殊类型胃炎种类很多，由不同病因所致，临床上较少见。以下重点介绍前两大类胃炎。

1. 病因及发病机制

（1）幽门螺杆菌感染：目前认为幽门螺杆菌感染是慢性浅表性胃炎最主要的病因。其机制是：幽门螺杆菌具有鞭毛结构，可在胃内黏液层中自由活动，并依靠其黏附素与胃黏膜上皮细胞紧密接触；幽门螺杆菌分泌高活性的尿素酶，可分解尿素产生NH_3，而中和胃酸，既形成了有利于幽门螺杆菌定居和繁殖的中性环境，又损伤了上皮细胞膜；幽门螺杆菌分泌的空泡毒素蛋白可使上皮细胞受损，细胞毒素相关基因蛋白能引起强烈的炎症反应；幽门螺杆菌菌体胞壁可作为抗原产生免疫反应。这些因素的长期存在导致胃黏膜的慢性炎症。

长期的幽门螺杆菌感染，在部分患者可发展为慢性多灶萎缩性胃炎。但幽门螺杆菌感染者慢性胃炎的发生率存在很大的地区差异，如印度、非洲、东南亚等地人群幽门螺杆菌感染率与日本、韩国、哥伦比亚等国相当，甚至更高，但前者慢性胃炎的发生率却远低于后者。这说明幽门螺杆菌感染本身可能不足以导致慢性浅表性胃炎发展为慢性萎缩性胃炎，但却增加了胃黏膜对环境因素的易感性。

（2）饮食：流行病学资料显示，饮食中高盐和缺乏新鲜蔬菜和水果与慢性胃炎的发生密切相关。

（3）自身免疫：自身免疫性胃炎患者血液中存在壁细胞抗体和内因子抗体，可破坏壁细胞，使胃酸分泌减少乃至缺失，还可影响维生素B_{12}的吸收而导致恶性贫血。

（4）物理及化学因素：长期饮浓茶、酒、咖啡，食用过热、过冷、过于粗糙的食物，服用大量NSAID，以及各种原因引起的十二指肠液反流等，均会削弱胃黏膜的屏障功能而损伤胃黏膜。

2. 临床表现　慢性胃炎进展缓慢，病程迁延，多数患者无明显症状。部分患者有腹痛或不适、食欲不振、饱胀、嗳气、反酸、恶心和呕吐等消化不良的表现，症状常与进食或食物种类有关，而与慢性胃炎的内镜所见及组织病理学改变无肯定的相关性。少数患者可有少量上消化道出血。自身免疫性胃炎患者可出现明显厌食、贫血和体重减轻。体征多不明显，可有上腹部轻压痛。

3. 辅助检查

（1）纤维胃镜及胃黏膜活组织检查：是最可靠的诊断方法。通过胃镜在直视下观察黏膜病损，在充分活组织检查基础上，以组织病理学诊断明确病变类型，并可检测幽门螺杆菌。

（2）幽门螺杆菌检测：见本章第三节相关内容。

（3）血清学检查：自身免疫性胃炎时，抗壁细胞抗体和抗内因子抗体可呈阳性，血清促胃泌素水平明显升高。多灶萎缩性胃炎时，血清促胃泌素水平正常或偏低。

（4）胃液分析：自身免疫性胃炎时，胃酸缺乏；多灶萎缩性胃炎时，胃酸分泌正常或偏低。

4. 处理要点

（1）根除幽门螺杆菌感染：对于有明显异常、有胃癌家族史、伴有糜烂性十二指肠炎、消化不良症状，经常规治疗效果差的幽门螺杆菌感染的慢性胃炎患者，可采取根除幽门螺杆菌的治疗，见本章"消化性溃疡患者的护理"。

（2）对因治疗：若因NSAID引起者，应停药并给予抗酸剂或硫糖铝；若因十二指肠液反流，可应用吸附胆汁药物，如硫糖铝、碳酸镁或考来烯胺等；若是自身免疫性胃炎，尚无特异治疗，有恶性贫血者可肌内注射维生素B$_{12}$。

（3）对症处理：有胃动力学改变者，可应用促胃肠动力药如多潘立酮、莫沙必利等；对于胃酸缺乏之者，可应用胃蛋白酶合剂；对胃酸增高者，可应用抑酸剂。

（4）手术治疗：对于肯定的重度异型增生，宜给予预防性手术治疗，目前多采用纤维胃镜下胃黏膜切除术。

5. 常见护理诊断

（1）疼痛：腹痛与胃黏膜炎性病变有关。

（2）营养失调，低于机体需要量：与厌食、消化吸收不良等有关。

（3）焦虑：与病情反复、病程迁延有关。

6. 护理措施

（1）一般护理：

1）休息与活动：指导患者日常生活要有规律，急性发作时应卧床休息，病情缓解后可参加正常活动，进行适当的锻炼，但应避免过度劳累。

2）饮食护理：

①饮食原则：鼓励患者养成良好的饮食习惯，少量多餐，细嚼慢咽，给予高热量、高蛋白、高维生素、易消化的饮食，避免摄入过冷、过热、粗糙和辛辣的刺激性食物和饮料，戒除烟酒。

②食物选择：向患者及家属说明饮食对促进慢性胃炎康复的重要性，与其共同制订饮食计划。指导患者及家属根据病情选择易消化的食物种类，如胃酸高者，应禁用浓缩肉汤及酸性食品，以免引起胃酸分泌过多，可用牛奶、菜泥、面包等，口味要清淡，少盐。胃酸低者可用刺激胃酸分泌的食物，如浓缩肉汤、肉汁等，或酌情食用酸性食物，如山楂、食醋等。指导患者及家属注意改进烹调技巧，粗粮细做，软硬适中，注意食物的色、香、味的搭配，以增进患者食欲。

③进餐环境：提供舒适的进餐环境，保持环境清洁、空气新鲜、温度适宜，避免环境中的不良刺激，如噪声、不良气味等，以利于患者进餐。鼓励患者晨起、睡前、进餐前后刷牙或漱口，保持口腔清洁、舒适，促进食欲。

④营养状况评估：观察并记录患者每日进餐次数、量和品种，定期测量体重，监

测血红蛋白浓度、人血白蛋白等有关营养指标的变化，将营养状况的改善转告患者，以增强患者的信心。

（2）病情观察：密切观察腹痛的部位和性质，呕吐物与大便的颜色、量和性质，用药前后患者症状是否改善，以便及时发现病情变化。

（3）腹痛护理：指导患者避免精神紧张，采用转移注意力、做深呼吸等方法缓解疼痛，也可用热水袋热敷胃部，以解除痉挛，减轻腹痛。

（4）用药护理：遵医嘱给患者应用根除幽门螺杆菌感染药物以及应用抑酸剂、胃黏膜保护剂时，注意观察药物的疗效及不良反应。多潘立酮的不良反应较少，偶可引起惊厥、肌肉震颤等锥体外系症状，口服用药时应饭前给药，栓剂最好在直肠排空后插入肛门。莫沙必利可有腹泻、腹痛、口干等不良反应，在应用2周后，如果消化道症状无改善，应停止服用。

（5）心理护理：常因病情反复、病程迁延，表现出烦躁、焦虑等负性情绪，而有异型增生的患者，常因担心恶变而恐惧。护理人员应主动安慰患者，说明本病经过正规治疗是可以逆转的。对于异型增生，经严密随访，即使有恶变，及时手术也可获得满意的疗效，使其树立治疗信心，配合治疗，消除焦虑、恐惧心理。

（6）健康指导：

1）疾病知识指导：向患者及家属讲解有关病因和预后，指导患者避免诱发因素，定期门诊复查。

2）生活指导：教育患者平时生活要有规律，保持良好的心理状态，合理安排工作和休息时间，保证充足的睡眠，避免过劳。向患者及家属说明饮食治疗的意义，切实遵循饮食治疗的计划和原则。

3）用药指导：指导患者遵医嘱按时服药，并向患者介绍药物可能的不良反应，如有异常及时复诊。

三、消化性溃疡

消化性溃疡（peptic ulcer）主要指发生于胃和十二指肠黏膜的慢性溃疡，即胃溃疡（gastric ulcer，GU）和十二指肠溃疡（duodepal ulcer，DU），因溃疡的形成与胃酸／胃蛋白酶的消化作用有关而得名。消化性溃疡是全球性常见病，约有10%的人一生中患过此病。本病可发生于任何年龄，以中年最为常见，DU好发于青壮年，GU的发病年龄一般较DU约迟10年。临床上DU较GU多见，两者之比约为3∶1，但有地区差异，在胃癌高发区，GU所占的比例有所增加。秋冬和冬春之交是本病的好发季节。

（一）病因及发病机制

消化性溃疡是一种多因素疾病，其中幽门螺杆菌感染和服用非甾体抗炎药是已知的主要病因。溃疡发生的基本原理是黏膜侵袭因素和防御–修复因素失平衡的结果，胃酸在溃疡形成中起关键作用。对胃、十二指肠黏膜有损伤的侵袭因素，包括胃酸和胃蛋白酶的消化作用、幽门螺杆菌感染、服用NSAID等。胃、十二指肠黏膜的自身防御–修复因素，包括黏液／碳酸氢盐屏障、黏膜屏障、黏膜血流量、细胞更新、前列腺素和表皮生长因子等。

1. 幽门螺杆菌感染　大量研究表明，幽门螺杆菌感染是消化性溃疡的主要病因。幽门螺杆菌感染导致消化性溃疡的机制如下。

（1）幽门螺杆菌–胃泌素–胃酸学说：幽门螺杆菌感染通过直接或间接作用于G、D细胞和壁细胞，导致胃酸分泌增加，从而导致十二指肠的酸负荷增加。

（2）十二指肠胃上皮化生学说：十二指肠胃上皮化生为幽门螺杆菌为十二指肠定植提供了条件，幽门螺杆菌感染导致十二指肠炎症，黏膜屏障破坏，从而导致DU发生。

（3）十二指肠碳酸氢盐分泌减少：幽门螺杆菌感染减少十二指肠碳酸氢盐分泌，导致黏膜屏障削弱，从而导致DU发生。

（4）幽门螺杆菌感染削弱胃黏膜的屏障功能：幽门螺杆菌感染引起的胃黏膜炎症削弱了胃黏膜的屏障功能，导致GU的发生。

2. NSAID　传统的NSAID如阿司匹林、吲哚美辛等，是引起消化性溃疡的另一重要原因。NSAID除直接作用于胃十二指肠黏膜导致其损伤外，主要通过抑制前列腺素合成，削弱后者对黏膜的保护作用。

3. 胃酸和胃蛋白酶　消化性溃疡的最终形成是由于胃酸／胃蛋白酶对黏膜的自身消化所致。因胃蛋白酶的活性取决于胃液pH，当胃液pH上升到4以上时，胃蛋白酶就失去活性，因此胃酸的存在是溃疡发生的决定因素。胃酸分泌过多在DU的发病机制中起主要作用。

4. 胃十二指肠运动异常　胃排空延缓，可引起十二指肠液反流入胃而损伤胃黏膜；胃排空增快，可使十二指肠酸负荷增加。上述原发病因，能加重幽门螺杆菌感染或NSAID对胃黏膜的损伤。

5. 其他

（1）遗传：消化性溃疡有家庭聚集现象，O型血者易得DU，但遗传因素的作用仍不能肯定。

（2）应激：急性应激可引起应激性溃疡，长期精神紧张、焦虑或情绪容易波动的人或过度劳累，可能通过神经内分泌途径影响胃十二指肠分泌、运动和黏膜血流调节，而使溃疡发作或加重。

（3）吸烟：引起消化性溃疡的机制可能与吸烟增加胃酸分泌、降低幽门括约肌张力和影响胃黏膜前列腺素合成有关。

（二）临床表现

典型的消化性溃疡有周期性发作和节律性疼痛的特点。

1. 症状

（1）腹痛：上腹痛是消化性溃疡的主要症状，疼痛多位于上腹中部、偏右或偏左。多数患者疼痛有典型的节律性，与进食有关，但少数患者可无症状，而仅表现为无规律性的上腹隐痛不适，或以出血、穿孔等并发症为首发症状。其发作常与不良精神刺激、情绪波动、饮食失调等有关。GU和DU上腹疼痛特点的比较见表9-1。

表9-1 GU和DU上腹疼痛特点的比较

		GU	DU
相同点	慢性周期性疼痛性质	病程可达6～7年，有的长达20年或更长，发作-缓解周期性交替，以春、秋季发作多见，多呈钝痛、灼痛、胀痛，或饥饿样不适，一般为轻至中度持续性痛，可耐受	
不同点	疼痛部位	中上腹或在剑突下和剑突下偏左	中上腹或在中上腹偏右
	疼痛时间	常在餐后1小时内发生，经1～2小时后逐渐缓解，至下次餐前自行消失	常发生在两餐之间，持续至下餐进食后缓解，故又称空腹痛、饥饿痛；部分患者于午夜出现疼痛，称夜间痛
	疼痛规律	进食—疼痛—缓解	疼痛—进食—缓解

（2）其他：常有反酸、嗳气、恶心、呕吐、食欲减退等消化不良症状，也可有失眠、多汗、缓脉等自主神经功能失调的表现。

2. 体征 溃疡活动期可有剑突下固定而局限的轻压痛，缓解期则无明显体征。

3. 并发症

（1）出血：是消化性溃疡最常见的并发症，也是上消化道大量出血的最常见病因，DU比GU容易发生。常因服用NSAID而诱发。出血引起的临床表现取决于出血的速度和量，轻者表现为呕血、黑便，重者可出现周围循环衰竭，甚至低血容量性休克，应积极抢救。

（2）穿孔：是消化性溃疡最严重的并发症，临床上可分为急性、亚急性和慢性三种类型，以急性穿孔最常见。饮酒、劳累、服用NSAID等可诱发急性穿孔，表现为突发的剧烈腹痛、大汗淋漓、烦躁不安，服用抑酸剂不能缓解。疼痛多自上腹开始迅速蔓延至全腹，腹肌呈板样僵直，有明显压痛和反跳痛，肝浊音区消失，肠鸣音减弱或消失，部分患者出现休克。十二指肠或胃后壁的溃疡深至浆膜层时已与邻近的组织或器官发生粘连，穿孔时胃肠内容物不流入腹腔，称为慢性穿孔，又称为穿透性溃疡。穿透性溃疡时腹痛规律发生改变，腹痛顽固而持久，常向背部放射。邻近后壁的穿孔或游离穿孔较小时，只引起局限性腹膜炎时称亚急性穿孔，症状较急性穿孔轻且体征较局限。

（3）幽门梗阻：大多由DU或幽门管溃疡引起。急性梗阻多为暂时性，随炎症好转而缓解；慢性梗阻主要由于瘢痕收缩而呈持久性。幽门梗阻患者可感上腹饱胀不适，疼痛于餐后加重，且反复大量呕吐，呕吐物为呈酸腐味的宿食，呕吐后疼痛可暂缓解。严重频繁呕吐可致失水和低钾、低氯性碱中毒，常继发营养不良。上腹饱胀、逆蠕动的胃型以及空腹时检查胃内有振水音、插胃管抽出胃液量>200mL，是幽门梗阻的特征性表现。

（4）癌变：少数GU可发生癌变，DU则否。对长期GU病史、年龄在45岁以上、溃疡顽固不愈者，应怀疑是否癌变，需进一步检查和定期随访。

（三）辅助检查

1. 纤维胃镜和胃黏膜活组织检查　是确诊消化性溃疡的首选检查方法。胃镜检查可直接观察溃疡部位、病变大小、性质，并可在直视下取活组织做组织病理学检查和幽门螺杆菌检测。

2. X线钡餐检查　溃疡的X线直接征象是龛影，适用于对胃镜检查有禁忌或不愿接受胃镜检查者。

3. 幽门螺杆菌检测　可通过侵入性（如快呋塞米素酶测定、组织学检查和幽门螺杆菌培养等）和非侵入性（如^{13}C或^{14}C尿素呼气试验、粪便幽门螺杆菌抗原检测和血清学检测等）方法检测出幽门螺杆菌。其中^{13}C或^{14}C尿素呼气试验检测幽门螺杆菌感染的敏感性及特异性均较高而无须胃镜检查，常作为根除治疗后复查的首选方法。

4. 大便隐血试验　隐血试验阳性提示溃疡有活动，如GU患者持续阳性，应怀疑有癌变的可能。

（四）处理要点

治疗的目的是消除病因、缓解症状、促进溃疡愈合、防止复发和防治并发症。针对病因的治疗如根除幽门螺杆菌，有可能彻底治愈溃疡病，是近年来消化性溃疡治疗的一大进展。

1. 消化性溃疡的药物治疗　治疗消化性溃疡的药物可分为抑制胃酸分泌的药物和保护胃黏膜的药物两大类，主要起缓解症状和促进溃疡愈合的作用，常与根除幽门螺杆菌治疗配合使用。

（1）抑制胃酸的药物治疗：溃疡的愈合与抑酸治疗的强度和时间成正比。碱性抗酸药可中和胃酸，可迅速缓解疼痛症状，但促进溃疡愈合需长期、大量应用，不良反应较大，故很少单一应用。

（2）保护胃黏膜的药物治疗：常用的胃黏膜保护剂包括硫糖铝、枸橼酸铋钾和前列腺素类药物。硫糖铝和枸橼酸铋钾能黏附覆盖在溃疡面上形成一层保护膜，从而阻止胃酸／胃蛋白酶侵袭溃疡面，还可促进内源性前列腺素合成和刺激表皮生长因子分泌，疗程为4～8周。前列腺素类药物如米索前列醇，具有增加胃黏膜防御能力的作用。

2. 根除幽门螺杆菌治疗

（1）根除幽门螺杆菌的治疗方案：对于幽门螺杆菌阳性的消化性溃疡患者，根除幽门螺杆菌不但可以促进溃疡愈合，而且可预防溃疡复发，从而彻底治愈溃疡。

（2）根除幽门螺杆菌治疗结束后的抗溃疡治疗：在根除幽门螺杆菌治疗疗程结束后，继续给予该根除方案中所含抗溃疡药物常规剂量，完成1个疗程较理想。

（3）根除幽门螺杆菌治疗后复查：在根除幽门螺杆菌治疗疗程结束后至少4周，应进行幽门螺杆菌复查，以保证幽门螺杆菌已被根除。

3. NSIAD溃疡的治疗　对服用NSIAD后出现的溃疡，如条件允许应立即停用NSIAD，或者应立即换用对黏膜损伤轻的NSIAD，如塞来昔布。对停用NSIAD者，可给予常规剂量、常规疗程的H_2受体拮抗剂或质子泵抑制剂（proton pump inhibitor，PPI）治疗；对不能停用NSIAD者，应选用PPI治疗。

4. 溃疡复发的预防　维持治疗一般以H_2受体拮抗剂常规剂量的半量睡前顿服，NSIAD溃疡复发的预防应常规采用PPI或米索前列醇。

5. 外科手术治疗　对于大量出血经内科紧急处理无效、急性穿孔、瘢痕性幽门梗阻、内科治疗无效的顽固性溃疡及胃溃疡疑有癌变者，可行手术治疗。

（五）护理评估

询问有关疾病的诱因和病因，例如：有无暴饮暴食、喜食酸辣等刺激性食物的习惯；有无慢性胃炎病史；是否经常服用阿司匹林等药物；家族中有无患溃疡病者；是否嗜烟酒；发病是否与天气变化、饮食不当或情绪激动等有关。询问患者有关临床表现，例如：询问疼痛发作的过程，首次发作的时间，疼痛与进食的关系，有无规律，部位及性质如何，如何能缓解疼痛；是否伴有恶心、呕吐、反酸、嗳气等消化道症状；有无呕血、黑便、频繁呕吐等并发症的征象。此次发病与既往有无不同。注意观察有无痛苦表情，有无消瘦、贫血貌，生命体征是否正常，上腹部有无固定压痛点，有无胃蠕动波，全腹有无压痛、反跳痛、腹肌紧张，肠鸣音是否减弱或消失等。注意评估实验室及其他检查结果，例如：血常规、大便隐血试验、幽门螺杆菌检测、胃液分析、X线钡餐检查及胃镜检查等是否异常。此外，还应评估患者及家属对疾病的认识程度，患者有无焦虑或恐惧等心理，了解患者家庭经济状况和社会支持情况。

（六）常见护理诊断

1. 疼痛　腹痛与胃、十二指肠溃疡有关。

2. 知识缺乏　缺乏病因及防治知识。

3. 潜在并发症　上消化道大量出血、穿孔、幽门梗阻、溃疡癌变。

4. 焦虑与疾病　与反复发作、病程迁延有关。

（七）护理目标

患者能描述导致和加重疼痛的因素并能够避免，能应用缓解疼痛的方法和技巧，疼痛减轻或消失；能够描述正确的溃疡防治知识，主动参与，积极配合防治；不发生上消化道出血、穿孔、幽门梗阻、溃疡癌变等并发症，或上述征象被及时发现和处理；焦虑程度减轻或消失。

（八）护理措施

1. 一般护理

（1）休息和活动：对溃疡活动期患者，症状较重或有上消化道出血等并发症时，应卧床休息，可使疼痛等症状缓解。溃疡缓解期，应鼓励适当活动，根据病情严格掌握活动量，工作宜劳逸结合，以不感到劳累和诱发疼痛为原则，餐后避免剧烈活动。有夜间疼痛时，指导患者遵医嘱夜间加服1次抑酸剂，以保证夜间睡眠。

（2）饮食护理：

1）饮食原则：患者饮食应定时定量、少食多餐、细嚼慢咽，食物选择应营养丰富、搭配合理、清淡、易于消化，以避免食物对溃疡病灶的刺激。

2）进餐方式：在溃疡活动期，应做到：①定时定量，以维持正常消化活动的节律，避免餐间零食和睡前进食，使胃酸分泌有规律。②少食多餐，少食可避免胃窦部过强扩张引起的促胃液素分泌增加，以减少胃酸对病灶的刺激，多餐可使胃中经常保持适量的食物以中和胃酸，利于溃疡面的愈合。③细嚼慢咽，以减少对消化道过强的机械刺激，同时咀嚼还可增加唾液分泌，后者具有稀释和中和胃酸的作用。

3）食物选择：应选择营养丰富、搭配合理、清淡、易于消化的食物，以促进胃黏膜的修复和提高机体抵抗力。①选择营养丰富、刺激性小的食物，如牛奶、鸡蛋、鱼等。在溃疡活动期的患者，以柔软的面食、稍加碱的软米饭或米粥等偏碱性食物为宜。脱脂牛奶有中和胃酸作用，但牛奶中的钙质反过来刺激胃酸分泌，故可适量摄取，应安排在两餐间饮用。脂肪能刺激小肠黏膜分泌肠抑胃蛋白酶从而抑制胃酸分泌，但同时又可引起胃排空减慢，胃窦扩张，致胃酸分泌增多，故脂肪摄取也应适量。②避免刺激性食物：避免食用对胃黏膜有较强机械刺激的生、冷、硬、粗纤维的蔬菜、水果，忌用强刺激胃酸分泌的食品和调味品，如油炸食物以及浓咖啡、浓茶和辣椒、酸醋等。适当控制一般调味品的使用，食物不宜过酸、过甜、过咸。忌用生姜、生蒜、生萝卜等，以免产生气体，扩张胃肠道而致腹胀。③烹调方法：以蒸、煮、炖、烩、汆等为主，各种食物应切细、煮软。

4）注意进餐情绪：应注意调节进餐时的情绪，避免精神紧张，否则，易致大脑皮层功能紊乱，胃酸分泌过多，不利于溃疡愈合。

5）营养状况监测：经常评估患者的饮食和营养状况。

2. 病情观察

（1）病情监测：注意观察及详细了解患者疼痛的规律和特点，并按其特点指导缓解疼痛的方法。如DU表现为空腹痛或夜间痛，指导患者准备抑酸性食物（苏打饼干等）在疼痛前进食，或服用抑酸剂以防疼痛。也可采用局部热敷或针灸止痛等。监测生命体征及腹部体征的变化，以及时发现并纠正并发症。

（2）帮助患者认识和去除病因：向患者解释疼痛的原因，指导和帮助患者减少或去除加重和诱发疼痛的因素。①服用NSAID者，应停药。②避免暴饮暴食和食用刺激性食物，以免加重对胃肠黏膜的损伤。③对嗜烟酒者，应与患者共同制订切实可行的戒烟酒计划，并督促其执行。

3. 并发症的护理　当发生急性穿孔和瘢痕性幽门梗阻时，应立即遵医嘱做好手术前准备，行外科手术治疗。亚急性穿孔和慢性穿孔时，注意观察疼痛的性质，指导患者按时服药。急性幽门梗阻时，做好呕吐物的观察与处理，指导患者禁饮食，行胃肠减压，保持口腔清洁，遵医嘱静脉补充液体，并做好解痉药和抗生素的用药护理。上消化道大量出血和溃疡癌变时，分别见本章相关内容。

4. 用药护理　遵医嘱对患者进行药物治疗，并注意观察药效及不良反应。

（1）碱性抗酸药：应在饭后1小时和睡前服用。服用片剂时应嚼服，乳剂给药前应充分摇匀，不宜与酸性食物及饮料同服。抗酸药还应避免与奶制品同时服用，因两者相互作用可形成络合物。氢氧化铝凝胶能阻碍磷的吸收，引起磷缺乏症，表现为食欲不振、软弱无力等症状，甚至可导致骨质疏松，长期大量服用还可引起严重便秘，对长期便秘者应慎用，为防止便秘可与氧化镁交替服用。此外，氢氧化铝凝胶应在密闭、阴凉处保存，但不得冰冻。铝碳酸镁可能引起个别患者腹泻，还可能干扰四环素类等药物的吸收，必须服用时应避开服药时间。此类抗酸药不宜长期服用。

（2）H_2受体拮抗剂：应在餐中或餐后即刻服用，也可把一日剂量在睡前服用。如需同时服用碱性抗酸药，则两药应间隔1小时以上，如与甲氧氯普胺合用，需适当增加H_2受体拮抗剂剂量。若静脉应用H_2受体拮抗剂，应注意控制速度，速度过快可引起低血压和心律失常。H_2受体拮抗剂可从母乳排出，哺乳期应停止用药。西咪替丁常见的不良反应有腹泻、腹胀、口苦、咽干等，可通过血脑屏障，偶有精神异常等不良反应。此外，西咪替丁因对雄激素受体有亲和力而影响性功能，若突然停药，还可能引起慢性消化性溃疡穿孔，故完成治疗后尚需继续服药3个月。雷尼替丁的不良反应较少，静脉注射后部分患者可出现面热感、头晕、恶心等，持续10余分钟可自行消失。法莫替丁较雷尼替丁的不良反应少，偶见过敏反应，一旦发生应立即停药。

（3）质子泵抑制剂：奥美拉唑可引起个别患者头晕，特别是用药初期，应嘱患者用药期间避免开车或做其他必须高度集中注意力的工作。此外，奥美拉唑还有延缓地西泮及苯妥英钠代谢和排泄的作用，合用时须慎重。兰索拉唑的主要不良反应包括荨麻疹、皮疹、瘙痒、头痛、口苦、肝功能异常等，轻度不良反应时不影响继续用药，较为严重时应及时停药。泮托拉唑的不良反应较少，偶可引起头痛和腹泻。

（4）其他药物：硫糖铝片宜在进餐前1小时服用，可有便秘、口干、皮疹、眩晕、嗜睡等不良反应。不能与多酶片同服，以免降低两者的效价。枸橼酸铋钾在酸性环境中方起作用，故宜在餐前半小时服用。因其可使齿、舌变黑，应用吸管直接吸入，部分患者服药后出现便秘和大便呈黑色，停药后可自行消失。服用阿莫西林前应询问患者有无青霉素过敏史，服用过程中应注意有无迟发性过敏反应，如是否出现皮疹等。甲硝唑可引起恶心、呕吐等胃肠道反应，可遵医嘱用甲氧氯普胺等拮抗。

5. 心理护理

（1）正确评估患者及家属的心理反应：由于本病病程长，病情反复发作，有周期性发作和节律性疼痛的特点。在患者及家属中产生两种截然不同的心理反应，一种是对疾病认识不足，持无所谓的态度；另一种是产生紧张、焦虑心理，尤其是在并发出血、梗阻时，患者易产生恐惧心理。上述两种消极反应都不利于疾病的康复，特别是紧张恐惧的精神因素，又可诱发和加重病情。因此，护理人员应正确评估患者及家属对疾病的认识程度和心理状态。

（2）积极进行健康宣教，减轻不良心理反应：护理人员在全面评估患者及家属对疾病的认识程度，了解患者及家属的心理状态，其家庭经济状况和社会支持情况后，有针对性地对患者及家属进行健康教育。向担心预后不良的患者说明，经过正规治疗和积极预防，溃疡是可以痊愈的。向患者说明紧张焦虑的心理，可增加胃酸分泌，诱发和加重溃疡，指导患者采用放松技术，如转移注意力、听轻音乐等，放松全身，保持乐观精神。同时，积极协助患者取得家庭和社会的支持，以缓解其焦虑、急躁情绪，促进溃疡的愈合。向对疾病认识不足的患者及家属说明疾病的危害，取得合作，以减少疾病的不良后果。

6. 健康指导

（1）生活指导：向患者及家属讲解引起和加重溃疡病的相关因素。指导患者保持乐观的情绪、规律的生活，避免过度紧张与劳累，选择合适的锻炼方式，提高机体抵抗力。指导患者建立合理的饮食习惯和结构，戒除烟酒，避免摄入刺激性食物。

（2）用药指导：指导患者慎用或勿用致溃疡药物，如阿司匹林、咖啡因、泼尼松等，指导患者按医嘱正确服药，学会观察药效及不良反应；不擅自停药或减量，防止溃疡复发。

（3）疾病知识指导：嘱患者定期复诊，并指导患者了解消化性溃疡及其并发症的相关知识和识别方法，若上腹疼痛节律发生变化并加剧，或者出现呕血、黑便时，应立即就医。

（九）护理评价

患者主诉上腹部疼痛缓解或消失；掌握有关溃疡病的防治知识，能采取恰当的应对措施；无上消化道出血等并发症出现或被及时纠正；情绪稳定，保持良好的心理状态。

四、胃癌

胃癌（gastric cancer）是人类最常见的恶性肿瘤之一，居消化道肿瘤的首位，在所有肿瘤中居第二位。男性胃癌的发病率与死亡率均高于女性，男女之比约为2∶1。发病年龄以中老年居多，高发年龄为55～70岁。一般而言，有色人种比白种人易患本病。我国的发病率以西北地区最高，中南和西南地区则较低。全国平均年死亡率约为16／10万。

（一）病因及发病机制

胃癌的发生是一个多步骤、多因素、进行性发展的过程。正常情况下，胃黏膜上皮细胞的增殖和凋亡之间保持动态平衡。这种平衡的维持有赖于癌基因、抑癌基因及一些生长因子的共同调控。多种因素共同影响上述平衡的维持，参与胃癌的发生，一般认为其产生与以下因素有关。

1. 环境和饮食因素　不同国家和地区发病率的明显差异，说明本病与环境因素有关。流行病学研究结果表明，长期食用霉变粮食、咸菜、烟熏腌制食品及过多摄入食盐，可增加胃癌发生的危险性。长期食用含硝酸盐较高的食物后，硝酸盐可在胃内受细菌硝酸盐还原酶的作用形成亚硝酸盐，再与胺结合形成致癌的亚硝胺。高盐饮食致胃癌危险性增加的机制尚不清楚，可能与高浓度盐造成胃黏膜损伤，使黏膜易感性增加而协同致癌作用有关。

2. 幽门螺杆菌感染　1994年，WHO宣布幽门螺杆菌是人类胃癌的Ⅰ类致癌原，其诱发胃癌的可能机制有：幽门螺杆菌导致的慢性炎症有可能成为一种内源性致突变原；幽门螺杆菌是一种硝酸盐还原剂，具有催化亚硝化的作用而起致癌作用；幽门螺杆菌的某些代谢产物促进上皮细胞变异。

3. 遗传因素　胃癌发病具有明显的家族聚集倾向，家族发病率高于健康人群2～3倍。一般认为遗传因素使致癌物质对易感者更易致癌。

4. 癌前状态　胃癌的癌前状态分为癌前疾病和癌前病变。前者是指与胃癌相关的胃良性疾病，有发生胃癌的危险性，如慢性萎缩性胃炎、胃息肉、残胃炎、胃溃疡；后者是指较易转变为癌组织的病理学变化，如肠型化生和异型增生。

（二）病理

胃癌可发生于胃的任何部位，但半数以上发生在胃窦部、胃小弯及前后壁，其次是贲门部，胃体相对少见。根据癌肿侵犯胃壁的程度，可分为早期胃癌和进展期胃癌。早期胃癌是指癌组织浸润深度仅限于黏膜或黏膜下层，不论其有无局部淋巴结转移。进展期胃癌深度超过黏膜下层，已侵入肌层者称中期，侵及浆膜层或浆膜层外者称为晚期胃癌。在临床上进展期胃癌较多见，根据其形态类型又分为4型，即：Ⅰ型，又称息肉型，最少见；Ⅱ型，又称溃疡型，较常见；Ⅲ型，又称溃疡浸润型，最常见；Ⅳ型，又称弥漫浸润型，少见。胃癌有直接蔓延、淋巴结转移、血行播散和种植转移四种扩散方式，其中淋巴结转移最常见。

（三）临床表现

1. 早期胃癌　早期多无症状和明显体征，或仅有一些非特异性消化道症状。

2. 进展期胃癌

（1）症状：上腹痛为最早出现的症状，同时伴有食欲缺乏、厌食、进行性体重下降。疼痛可急可缓，开始仅有上腹饱胀不适，餐后加重，继之有隐痛不适，偶呈节律性溃疡样疼痛，但不能被进食和服药缓解。患者常有早饱感和软弱无力。早饱感或呕吐是胃壁受累的表现。胃癌可并发出血、贲门或幽门梗阻、穿孔等，当发生并发症或转移时可出现一些特殊症状，例如：贲门癌累及食管下段时可出现吞咽困难；并发幽门梗阻时出现严重恶心、呕吐；溃疡型胃癌出血时可引起呕血或（和）黑便，继之贫血；转移至肝可引起右上腹痛、黄疸和（或）发热；侵及胰腺时则会出现背部放射性疼痛等。

（2）体征：主要体征为腹部肿块，多位于上腹部偏右，有压痛。转移至肝时可出现肝肿大，并扪及坚硬结节，常伴黄疸，甚至出现腹腔积液。腹膜有转移时也可发生腹腔积液，出现移动性浊音。有远处淋巴结转移时可触到质硬而固定的Virchow淋巴结。直肠指诊时在直肠膀胱间凹陷处可触及一板样肿块。

（3）伴癌综合征：某些胃癌患者可出现伴癌综合征，包括反复发作的表浅性血栓静脉炎（Trousseau征）及过度色素沉着、黑棘皮病（皮肤皱褶处有色素沉着，尤其在两腋下）和皮肌炎等，可有相应的体征，有时可在胃癌被察觉前出现。

（四）辅助检查

1. 血常规　多数患者有缺铁性贫血。

2. 大便隐血试验　持续阳性有辅助诊断意义。

3. X线钡餐检查　早期胃癌的X线检查可表现为小的充盈缺损或小的不规则的龛影；进展期胃癌的X线诊断率可达90%以上。息肉型胃癌表现为较大而不规则的充盈缺损；溃疡型胃癌表现为龛影位于胃轮廓之内，边缘不整齐，周围黏膜僵直，蠕动消失，并见皱襞中断现象；溃疡浸润型胃癌表现为胃壁僵直；弥漫浸润型胃癌表现为蠕动消失，胃腔狭窄。

4. 纤维胃镜和黏膜活组织检查　胃镜直视下可观察病变部位、性质，并取黏膜做活组织检查，是目前最可靠的诊断手段。早期胃癌可表现为小的息肉样隆起或凹陷；进展期胃癌可表现为肿瘤表面多凹凸不平、糜烂，有污秽苔，活检易出血，也可呈深大溃疡，底部覆有污秽灰白苔，溃疡边缘呈结节状隆起，无聚合皱襞，病变处无蠕动。

（五）处理要点

1. 手术治疗　外科手术切除加区域淋巴结清扫是目前唯一有可能根治胃癌的方法。对胃癌患者，如无手术禁忌证或远处转移，应尽可能手术切除。

2. 胃镜下治疗　对早期胃癌可在胃镜下行高频电凝切除术、激光或微波凝固及光动力治疗等。因早期胃癌可能有淋巴结转移，所以胃镜下治疗不如手术可靠。

3. 化学治疗　有转移淋巴结癌灶的早期胃癌及全部进展期胃癌均需辅以化疗，在术前、术中及术后使用，以使癌灶局限、消灭残存癌灶及防止复发和转移。晚期胃癌化疗主要是缓解症状，改善生存质量及延长生存期。常用药物有氟尿嘧啶、丝裂霉素、替加氟、阿霉素等。

4. 支持治疗　应用高能量静脉营养疗法可以增强患者的体质，使其能耐受手术和化疗；使用对胃癌有一定作用的生物制剂，如香菇多糖、沙培林等，可提高患者的免疫力。

（六）常见护理诊断

1. 疼痛　与癌细胞浸润有关。

2. 营养失调　低于机体需要量与胃癌造成吞咽困难、消化吸收障碍等有关。

3. 有感染的危险　与化疗致白细胞减少、免疫功能降低有关。

4. 活动无耐力　与疼痛及患者机体消耗有关。

5. 潜在并发症　出血、梗阻、穿孔。

（七）护理措施

1. 一般护理

（1）休息与活动：轻症患者可适当参加日常活动，进行身体锻炼，以不感到劳累、腹痛为原则。重症患者应卧床休息，给予适当体位，避免诱发疼痛。

（2）饮食护理：供给患者足够的蛋白质、碳水化合物和丰富的维生素食品，保证足够热量，以改善患者的营养状况。让患者了解充足的营养支持对机体恢复有重要作用，对能进食者鼓励其尽可能进食易消化、营养丰富的流质或半流质饮食。对食欲缺乏者，应为患者提供清洁的进食环境，选择适合患者口味的食品和烹调方法，并注意变换食物的色、香、味，以增进食欲。定期测量体重，检测人血白蛋白和血红蛋白等营养指标以监测患者的营养状态。

（3）静脉营养支持：对贲门癌有吞咽困难和中、晚期患者应遵医嘱静脉输注高营养物质，以维持机体代谢需要，提高患者免疫力。幽门梗阻时，应立即禁食，行胃肠减压，同时遵医嘱静脉补充液体。

2. 病情观察

（1）疼痛的观察与处理：观察疼痛特点，注意评估疼痛的性质、部位，是否伴有严重的恶心和呕吐、吞咽困难、呕血及黑便等症状。如出现剧烈腹痛和腹膜刺激征，应考虑发生穿孔的可能性，及时协助医师进行有关检查或手术治疗。教会患者一些放松和转移注意力的技巧，减少对患者不良的心理和生理刺激，有助于减轻疼痛。疼痛剧烈时，可腹部热敷、针灸止痛，必要时根据医嘱采用药物止痛或患者自控镇痛（patient-controlled analgesia，PCA）法进行止痛。

（2）监测患者的感染征象：密切观察患者的生命体征及血常规检查的改变，询问患者有无咽痛、尿痛等不适，及时发现感染迹象并协助医师进行处理。病房应定期消毒，减少探视，保持室内空气新鲜；严格遵循无菌原则进行各项操作，防止交叉感染。协助患者做好皮肤、口腔护理，注意会阴部及肛门的清洁，减少感染的机会。

3. 用药护理

（1）化疗药物：遵医嘱进行化疗，以抑制和杀伤癌细胞，注意观察药物的疗效及不良反应。

（2）止痛药物：遵循WHO推荐的三阶梯疗法，遵医嘱给予相应的止痛药。

4. 心理护理 患者在知晓自己的诊断后，预感疾病的预后不佳而表现出愤怒或逃避现实，甚至绝望的心理。护理人员应与患者建立良好的护患关系，利用倾听、解释、安慰等技巧与患者沟通，表示关心与体贴，并及时取得家属的配合，以避免自杀等意外的发生。对于化疗所致的脱发以及疾病晚期的患者，应注意尊重患者，维护患者的尊严，认真听取患者有关自身感受的叙述，并给予支持和鼓励，耐心为患者作处置，以稳定患者的情绪。同时介绍有关胃癌治疗进展信息，提高患者治疗的信心；指导患者保持乐观的生活态度，用积极的心态面对疾病，树立战胜疾病、延缓生命的信心。另外，协助患者取得家庭和社会的支持，对稳定患者的情绪也有不可忽视的作用。

5. 健康指导

（1）疾病预防指导：开展卫生宣教，提倡多食富含维生素C的新鲜水果、蔬菜，多食肉类、鱼类、豆制品和乳制品；避免高盐饮食，少进咸菜、烟熏和腌制食品；食品储存要科学，不食霉变食物。有癌前状态者，应定期检查，以便早期诊断及治疗。

（2）生活指导：指导患者运用适当的心理防卫机制，保持良好的心理状态，以积极的心态面对疾病。指导患者有规律地生活，保证充足的睡眠，根据病情和体力，适量活动，增强机体抵抗力。注意个人卫生，特别是体质衰弱者，应做好口腔、皮肤黏膜的护理，防止继发性感染。

（3）疾病及用药指导：教会患者及家属如何早期识别并发症，及时就诊。指导患者合理用药，向患者说明疼痛发作时不能完全依赖止痛药，以免成瘾，而应发挥自身积极的应对能力。定期复诊，以监测病情变化和及时调整治疗方案。

五、急性胰腺炎

急性胰腺炎（acute pancreatitis）是指各种病因导致胰酶在胰腺内被激活后，引起胰腺组织自身消化、水肿、出血甚至坏死的炎症反应。临床主要表现为急性上腹痛、发热、恶心、呕吐、血和尿淀粉酶增高，重症伴腹膜炎、休克等并发症。本病可见于任何年龄，但以青壮年居多。

（一）病因及发病机制

引起急性胰腺炎的病因较多，常见的病因有胆道系统疾病、大量饮酒和暴饮暴食等。

1. 胆道系统疾病　国内报道50%以上的急性胰腺炎并发于胆石症、胆道感染或胆管蛔虫等胆道系统疾病，引起胆源性胰腺炎的因素如下。

（1）梗阻：胆石、感染、蛔虫等因素致Oddi括约肌水肿、痉挛，使十二指肠壶腹部出口梗阻，胆管内压力高于胰管内压力，胆汁逆流入胰管，激活胰酶引起急性胰腺炎。

（2）Oddi括约肌功能不全：胆石在移行过程中损伤胆总管、壶腹部，或胆管感染引起Oddi括约肌松弛，使富含激酶的十二指肠液反流入胰管，引起急性胰腺炎。

（3）胆道系统感染时细菌毒素、游离胆酸、非结合胆红素等，可通过胆胰间淋巴管交通支扩散到胰腺，激活胰酶，引起急性胰腺炎。

2. 胰管阻塞　胰管结石、狭窄、肿瘤或蛔虫钻入胰管等均可引起胰管阻塞，胰管内压过高，使胰管小分支和胰腺腺泡破裂，胰液外溢到间质引起急性胰腺炎。

3. 酗酒和暴饮暴食　均可刺激胰液分泌增加，并导致Oddi括约肌痉挛，十二指肠乳头水肿，使胰液排出受阻，引起急性胰腺炎。

4. 其他　某些急性传染病、外伤、手术、某些药物以及任何原因引起的高钙血症和高脂血症等，都可能损伤胰腺组织引起急性胰腺炎。

急性胰腺炎的发病机制尚未完全阐明，已有的共识是上述各种病因虽然致病途径不同，但有共同的发病过程，即一系列胰腺消化酶被激活导致胰腺的自身消化。正常胰腺分泌的消化酶有两种形式：一种是有生物活性的酶，如淀粉酶、脂肪酶等；另一种是以酶原形式存在的无活性的酶，如胰蛋白酶原、糜蛋白酶原等。正常情况下，胰腺合成的胰酶是无活性的酶原，在各种病因作用下，胰腺自身防御机制中某些环节被破坏，酶原被激活成有活性的酶，使胰腺发生自身消化。近年的研究提示胰腺组织损伤过程中，一系列炎性介质，如氧自由基、血小板活化因子、前列腺素等，可引起胰腺血液循环障碍，导致急性胰腺炎的发生和发展。

（二）临床表现

急性胰腺炎根据病理损害程度分为急性水肿型和急性出血坏死型，前者症状较轻，有自限性；后者常起病急骤，症状严重，可于数小时内猝死。

1. 症状

（1）腹痛：为本病的主要表现和首发症状，常在暴饮暴食或酗酒后突然发生。疼痛剧烈而持续，呈钝痛、钻痛、绞痛或刀割样痛，可有阵发性加剧。腹痛常位于中上腹，向腰背部呈带状放射，取弯腰抱膝位可减轻疼痛。水肿型腹痛一般3～5日后缓解。出血坏死型腹部剧痛，持续较长，由于渗液扩散可引起全腹痛。极少数患者腹痛极微或无腹痛。

（2）恶心、呕吐及腹胀：起病后多出现恶心、呕吐，大多频繁而持久，吐出食物和胆汁，呕吐后腹痛并不减轻。常同时伴有腹胀，甚至出现麻痹性肠梗阻。

（3）发热：多数患者有中度以上发热，一般持续3～5日。若持续发热1周以上并伴有白细胞升高，应考虑有胰腺脓肿或胆管炎症等继发感染。

（4）水、电解质及酸碱平衡紊乱：多有轻重不等的脱水，呕吐频繁者可有代谢性碱中毒。出血坏死型者可有显著脱水和代谢性酸中毒，伴血钾、血镁、血钙降低。

（5）低血压和休克：见于出血坏死型胰腺炎，极少数患者可突然出现休克，甚至发生猝死。亦可逐渐出现，或在有并发症时出现。其主要原因为有效循环血容量不足、胰腺坏死释放心肌抑制因子致心肌收缩不良，并发感染和消化道出血等。

2. 体征　急性水肿型胰腺炎患者腹部体征较轻。急性出血坏死型胰腺炎患者常出现急性腹膜炎体征，少数患者由于胰酶或坏死组织液沿腹膜后间隙渗到腹壁下，致两侧腰部皮肤呈暗灰蓝色，称Grey-Tumer征，或出现脐周围皮肤青紫，称Cullen征。如有胰腺脓肿或假性囊肿形成，上腹部可扪及肿块。胰头炎性水肿压迫胆总管时，可出现黄疸。低血钙时有手足搐搦。

3. 并发症　主要见于急性坏死型胰腺炎。局部并发症有胰腺脓肿和假性囊肿。全身并发症常在病后数日出现，如并发急性肾衰竭、急性呼吸窘迫综合征、心力衰竭、消化道出血、胰性脑病、弥散性血管内凝血、肺炎、败血症、糖尿病等，死亡率极高。

（三）辅助检查

1. 白细胞计数　多有白细胞增多及中性粒细胞核左移。

2. 淀粉酶测定　血清淀粉酶一般在起病后6～12小时开始升高，尿淀粉酶升高较晚，常在发病后12～14小时开始升高。

3. 血清脂肪酶测定　血清脂肪酶常在起病后24～72小时开始上升，持续7～10日，对病后就诊较晚的急性胰腺炎患者有诊断价值。

4. C反应蛋白（C-reactive protein，CRP）　是组织损伤和炎症的非特异性标志物，在胰腺坏死时 CRP明显升高。

5. 其他生化检查　可有血钙降低，若低于1.5mmol／L则预后不良。血糖升高较常见，持久空腹血糖高于10mmol／L反映胰腺坏死。此外，可有血清AST、LDH增加，血清清蛋白降低。

6. 影像学检查　腹部X线平片可见肠麻痹或麻痹性肠梗阻征象；腹部B超与CT显像可见胰腺弥漫增大，其轮廓与周围边界模糊不清，坏死区呈低回声或低密度图像，对并发胰腺脓肿或假性囊肿的诊断有帮助。

（四）处理要点

治疗的原则为减轻腹痛、减少胰腺分泌、防治并发症。

1. 减少胰腺分泌

（1）禁食及胃肠减压。

（2）抗胆碱能药，如阿托品、山莨菪碱（654-2）等肌注。

（3）生长抑素、胰高血糖素和降钙素能抑制胰液分泌，尤以生长抑素类药物奥曲肽疗效好。

2. 解痉镇痛　阿托品或山莨菪碱肌注，每日2～3次。疼痛剧烈者可加用哌替啶50～100mg肌内注射，必要时6～8小时可重复使用1次。

3. 抗感染　因多数急性胰腺炎与胆管疾病有关，故多应用抗生素，常选用氧氟沙星、环丙沙星、克林霉素及头孢菌素类等。

4. 抑酸治疗　以往强调常规应用，目前临床仍习惯应用。静脉给予H_3受体拮抗剂或质子泵抑制剂，减少胃酸分泌进而减少胰液分泌。

5. 抗休克及纠正水、电解质平衡紊乱　积极补充液体和电解质，维持有效循环血容量。重症患者应给予白蛋白、全血及血浆代用品，休克者在扩容的基础上用血管活性药，注意纠正酸碱失衡。

6. 抑制胰酶活性　适用于重症胰腺炎的早期，常用抑肽酶20万～50万U／d，分两次溶于葡萄糖溶液静滴。

7. 内镜下Oddi括约肌切开术　对胆源性胰腺炎，可用于胆管紧急减压、引流和去除胆石梗阻，起到治疗和预防胰腺炎发展的作用。适用于老年不宜手术者。

8. 并发症的处理　对于急性坏死型胰腺炎伴腹腔内大量渗液者，或伴急性肾衰竭者，可采用腹膜透析治疗；急性呼吸窘迫综合征除药物治疗外，可做气管切开和应用呼吸机治疗；并发糖尿病者可使用胰岛素。

（五）常见护理诊断

1. 疼痛　腹痛与胰腺及其周围组织炎症、水肿或出血坏死有关。

2. 有体液不足的危险　与呕吐、禁食、胃肠减压或出血有关。

3. 体温过高　与胰腺炎症、坏死和继发感染有关。

4. 潜在并发症　急性肾衰竭、心功能不全、DIC、败血症、急性呼吸。

（六）护理措施

1. 一般护理

（1）休息与体位：患者应绝对卧床休息，以降低机体代谢率，增加脏器血流量，促进组织修复和体力恢复。协助患者取弯腰、屈膝侧卧位，以减轻疼痛，并鼓励和帮助患者翻身。因剧痛辗转不安者应防止坠床，周围不要有危险物，以保证安全。

（2）禁饮食和胃肠减压：多数患者需禁饮食1～3日，明显腹胀者需行胃肠减压，其目的在于减少胃酸分泌，进而减少胰液分泌，以减轻腹痛和腹胀。应向患者及家属解释禁饮食的意义，患者口渴时可含漱或湿润口唇，并做好口腔护理。

2. 疼痛的护理

（1）解痉镇痛治疗：遵医嘱给予解痉止痛药，如阿托品能抑制腺体分泌，解除胃、胆管及胰管痉挛，但持续应用时，应注意有无心动过速等不良反应。止痛效果不佳时遵医嘱配合使用其他止痛药，如哌替啶。注意禁用吗啡，以防引起Oddi括约肌痉挛，加重病情。

（2）观察用药前、后疼痛的改变：注意用药前、后疼痛有无减轻，疼痛的性质和特点有无改变。若疼痛持续存在伴高热，则应考虑是否并发胰腺脓肿；若疼痛剧烈、腹肌紧张、压痛和反跳痛明显，提示并发腹膜炎，应报告医师及时处理。

（3）指导患者采取减轻疼痛的方法：安慰患者，满足患者的需要，使其避免紧张、恐惧。指导患者减轻腹痛的方法，如松弛疗法、皮肤针刺疗法等。

3. 维持水、电解质平衡

（1）病情观察：注意观察呕吐物的量及性质，行胃肠减压者，应观察和记录引流量及性质。观察患者皮肤黏膜色泽、弹性有无变化，判断失水程度。准确记录24小时液体出入量，作为补液的依据。定时留取标本，监测血、尿淀粉酶，血糖、血清电解质的变化，做好动脉血气分析的测定。出血坏死型胰腺炎患者应注意有无多器官功能衰竭的表现。

（2）维持有效循环血容量：禁食患者每日的液体入量常需达到3000mL以上，故应迅速建立有效静脉通路输入液体及电解质，以维持有效循环血容量。注意根据患者脱水程度、年龄和心肺功能调节输液速度，及时补充因呕吐、发热和禁食所丢失的液体和电解质，纠正酸碱平衡失调。

（3）防止低血容量性休克：定时测定患者的体温、血压、脉搏、呼吸，特别注意患者血压、神志及尿量的变化，如出现神志改变、血压下降、尿量减少、皮肤黏膜苍白、冷汗等低血容量性休克的表现，应积极配合医师进行抢救。①迅速准备好抢救用物，如静脉切开包、人工呼吸器、气管切开包等。②患者取平卧位，注意保暖，给予氧气吸入。③尽快建立静脉通路，必要时静脉切开，按医嘱输注液体、血浆或全血，补充血容量。根据血压调整给药速度，必要时测定中心静脉压，以决定输液量和速度。④如循环衰竭持续存在，按医嘱给予升压药。

4. 用药护理　持续应用阿托品应注意有无心动过速、加重麻痹性肠梗阻等不良反应。有高度腹胀或肠麻痹时，不宜用阿托品。抗生素应用时注意有无过敏反应等不良反应。

5. 心理护理　由于本病呈急性起病，患者出现剧烈腹痛，一般止痛药物无效。而出血坏死型则症状重，预后差，常使患者及家属产生不良的心理反应，出现烦躁不安、恐惧、焦虑等。护理人员应经常巡视患者，了解其需要，并及时作出反应。向患者及亲属解释引起疼痛的原因、治疗方法和预后，以排除患者的疑虑，从而帮助患者树立战胜疾病的信心。

6. 健康指导

（1）疾病知识指导：向患者及家属介绍本病的主要诱发因素和疾病发生发展的过程，教育患者积极治疗胆道系统疾病，注意防治胆管蛔虫。

（2）生活指导：指导患者及家属掌握饮食卫生知识，患者平时应养成规律进食习惯，避免暴饮暴食。腹痛缓解后，应从少量低脂、低糖饮食开始逐渐恢复至正常饮食，但应避免刺激强、产气多、高脂肪和高蛋白食物，戒除烟酒，防止复发。

六、上消化道大量出血

上消化道出血（upper gastrointestinal bleeding）是指屈氏韧带以上的消化道，包括食管、胃、十二指肠、胰、胆管病变引起的出血，以及胃空肠吻合术后的空肠病变出血。上消化道大量出血一般指在数小时内失血量超过1000mL或循环血容量的20%，是常见的临床急症。

（一）病因

上消化道出血的病因很多，其中常见的有消化性溃疡、食管胃底静脉曲张破裂、急性糜烂出血性胃炎和胃癌。食管贲门黏膜撕裂综合征引起的出血亦不少见。少部分由胰、胆管病变引起，如胆囊或胆管结石或癌症、胰腺癌等。某些全身性疾病亦可引起出血，如白血病、血友病、尿毒症、应激性溃疡等。

（二）临床表现

上消化道大量出血的临床表现取决于出血病变的性质、部位、出血量与速度，并与患者出血前的全身状况，如有无贫血及心、肾、肝功能有关。

1. 呕血与黑便　是上消化道出血的特征性表现。出血部位在幽门以上者常有呕血和黑便，在幽门以下者可仅表现为黑便。但出血量少而速度慢的幽门以上病变亦可仅见黑便，而出血量大、速度快的幽门以下病变可因血液反流入胃，引起呕血。呕血与黑便的颜色、性质、出血量和速度有关。呕血呈鲜红色或血块提示出血量大且速度快，血液在胃内停留时间短，未经胃酸充分混合即呕出；如呕血呈棕褐色咖啡渣样，则表明血液在胃内停留时间长，经胃酸作用形成正铁血红素所致。柏油样黑便，黏稠而发亮，是因血红蛋白中铁与肠内硫化物作用形成硫化铁所致；当出血量大且速度快时，血液在肠内推进快，粪便可呈暗红甚至鲜红色，需与下消化道出血相鉴别；反之，空肠、回肠的出血如出血量不大，在肠内停留时间较长，也可表现为黑便，需与上消化道出血相鉴别。

2. 失血性周围循环衰竭　上消化道大量出血时，由于循环血容量急剧减少，静脉回心血量相应不足，导致心排血量降低，常发生急性周围循环衰竭，其程度因出血量大小和失血速度快慢而异。患者可出现头昏、心悸、乏力、出汗、口渴、晕厥等一系列组织缺血的表现。出血性休克早期体征有脉搏细速、脉压变小，血压可因机体代偿作用而正常甚至一时偏高，此时应特别注意血压波动，尤其是脉压。呈现休克状态时，患者表现为面色苍白、口唇发绀、呼吸急促；皮肤湿冷，呈灰白色或紫灰花斑，体表静脉塌陷；精神萎靡、烦躁不安，重者反应迟钝、意识模糊；收缩压降至80mmHg以下，脉压25~30mmHg，心率加快至120次／分钟以上。休克时尿量减少，若补足血容量后仍少尿或无尿，应考虑并发急性肾衰竭。

3. 发热　大量出血后，多数患者在24小时内出现发热，一般不超过38.5℃，可持续3~5日。发热机制可能与循环血容量减少、急性周围循环衰竭，导致体温调节中枢功能障碍有关，失血性贫血亦为影响因素之一。

4. 氮质血症　上消化道大量出血后，肠道中血液的蛋白质消化产物被吸收，引起血中尿素氮浓度增高，称为肠性氮质血症。尿素氮多在一次出血后数小时上升，24~48小时达到高峰，3~4日降到正常。

（三）辅助检查

1. 实验室检查　测定红细胞、白细胞和血小板计数，血红蛋白浓度、血细胞比容、肝功能、肾功能、大便隐血等，有助于估计失血量及动态观察有无活动性出血，判断治疗效果及协助病因诊断。

2. 内镜检查　出血后24~48小时内行急诊内镜检查，可以直接观察出血部位，明确出血的病因诊断，同时对出血灶进行止血治疗。

3. X线钡剂检查　检查宜在出血停止且病情基本稳定数日后进行。

4. 其他　选择性动脉造影，如腹腔动脉、肠系膜上动脉造影帮助确定出血部位。

（四）处理要点

应采取积极措施进行抢救，迅速补充血容量，纠正水、电解质失衡，预防和治疗失血性休克，给予止血治疗，同时积极进行病因诊断和治疗。

1. 补充血容量　立即配血，可先输入平衡液或葡萄糖盐水、右旋糖苷或其他血浆代用品，尽早输入全血，以尽快恢复和维持血容量及有效循环，最好保持血红蛋白不低于90g／L。输液量可根据估计的失血量来确定。

2. 止血措施

（1）非食管胃底静脉曲张破裂出血的止血措施：病因中以消化性溃疡出血最常见。

1）药物止血：

①抑制胃酸分泌药：临床常用H₂受体拮抗剂或质子泵阻滞剂，常用药物有西咪替

丁、雷尼替丁、奥美拉唑等，急性出血期均应静脉给药。

②口服药物止血：如去甲肾上腺素8mg加入100mL水中分次口服，也可经胃管滴注入胃，可使出血的小动脉收缩而止血。其他有效的止血剂有凝血酶、巴曲酶等。

2）内镜直视下止血：适用于有活动性出血或暴露血管的溃疡出血，治疗方法包括激光光凝、高频电凝、微波、热探头及注射疗法等。

（2）食管胃底静脉曲张破裂出血的止血措施：本病往往出血量大、出血速度快、再出血率和死亡率高，治疗措施上亦有其特殊性。

1）药物止血：

①血管升压素：为常用药物，其作用机制是收缩内脏血管，从而减少门静脉血流量，降低门静脉及其侧支循环的压力。用法为血管升压素0.2U／min持续静滴，视治疗反应，可逐渐增加至0.4U／min。同时用硝酸甘油静滴或舌下含服，可减轻大剂量用血管升压素的不良反应，并且硝酸甘油有协同降低门静脉压力的作用。

②生长抑素：研究证明该药能明显减少内脏血流量，并见奇静脉血流量明显减少，目前用于临床的有14肽天然生长抑素和生长抑素的人工合成制剂奥曲肽。

2）三腔或四腔气囊管压迫止血：宜用于药物不能控制出血时暂时使用，以争取时间准备其他治疗措施。

3）内镜直视下止血：注射硬化剂至曲张的食管静脉，可用无水乙醇、鱼肝油酸钠、乙氧硬化醇等硬化剂；亦可用圈套结扎曲张静脉；或同时使用两种方法。

4）经颈静脉肝内门体静脉分流术。

（五）护理评估

根据引起上消化道大量出血的病因，应询问患者如下问题。

1. 慢性、周期性、节律性上腹痛；出血以冬春季节多见；出血前有营养失调、劳累或精神紧张、受寒等诱因。

2. 有服用阿司匹林、吲哚美辛、保泰松、肾上腺皮质激素等损伤胃黏膜的药物史或酗酒史，有创伤、颅脑手术、休克、严重感染等应激史。

3. 病毒性肝炎、血吸虫病、慢性酒精中毒等引起肝硬化的病因，且有肝硬化门静脉高压的临床表现。

4. 40岁以上男性，有渐进性食欲不振、腹胀、上腹持续疼痛、进行性贫血、体重减轻、上腹部肿块，出血后上腹痛无明显缓解。

此外，还应注意评估患者有无紧张、恐惧或悲观、沮丧等心理反应，特别是慢性病或全身性疾病致反复出血者，有无对治疗失去信心，不合作。患者及其家属对疾病和治疗的认识程度如何。

（六）常见护理诊断

1. 体液不足　与上消化道大量出血有关。

2. 活动无耐力　与失血性周围循环衰竭有关。

3. 有受伤的危险　创伤、窒息、误吸与食管胃底黏膜长时间受压、囊管阻塞气道、血液或分泌物反流入气管有关。

（七）护理目标

患者无继续出血的征象，血容量不足得到纠正，生命体征稳定；能够获得足够休息，活动耐力逐渐增加，能叙述活动时保证安全的要点；患者呼吸道通畅，无窒息、误吸，食管胃底黏膜未因受气囊压迫而损伤。

（八）护理措施

1. 一般护理

（1）休息与体位：大出血时患者应绝对卧床休息，取平卧位并将下肢略抬高，以保证脑部供血。呕吐时头偏向一侧，防止窒息或误吸；必要时用负压吸引器清除气道内的分泌物、血液或呕吐物，保持呼吸道通畅；给予吸氧。

（2）饮食护理：食管胃底静脉曲张破裂出血、急性大出血伴恶心、呕吐者应禁食。少量出血无呕吐者，可进温凉、清淡流质。出血停止后改为营养丰富、易消化、无刺激性半流质、软食，少量多餐，逐步过渡到正常饮食。食管胃底静脉曲张破裂出血的患者，止血后1～2日可进高热量、高维生素流质，限制钠和蛋白质摄入，避免粗糙、坚硬、刺激性食物，且应细嚼慢咽，防止损伤曲张静脉而再次出血。

2. 病情观察　上消化道大量出血在短期内出现休克症状，为临床常见的急症，应做好病情的观察。

（1）出血量的估计：详细询问呕血和（或）黑便的发生时间、次数、量及性状，以便估计出血量和速度。一般说来，大便隐血试验阳性提示每日出血量5～10mL；出现黑便表明出血量在70mL以上，一次出血后黑便持续时间取决于患者排便次数，如每日排便1次，粪便色泽约在3日后恢复正常；胃内积血量250～300mL时可引起呕血；一次出血量在400mL以下时，一般不引起全身症状；如出血量达400～500mL，可出现头晕、心悸、乏力等症状；如超过1000mL，临床即出现急性周围循环衰竭的表现，严重者引起失血性休克。周围循环衰竭的临床表现是估计出血量的重要标准，应动态观察患者的心率、血压。可采用改变体位测量心率、血压，并观察症状和体征来估计出血量：先测平卧时的心率与血压，然后测半卧位时的心率与血压，如半卧位即出现心率增快10次／分钟以上、血压下降幅度>20mmHg、头晕、出汗甚至晕厥，则表示出血量大，血容量已明显不足，是紧急输血的指征。如收缩压低于90mmHg、心率大于120次／分钟，伴有面色苍白、四肢湿冷、烦躁不安或神志不清，则已进入休克状态，属严重大量出血，需紧急抢救。

（2）继续或再次出血的判断：观察出现下列迹象，提示有活动性出血或再次出血。①反复呕血，甚至呕吐物由咖啡色转为鲜红色。②黑便次数增多且粪质稀薄，色泽转为暗红色，伴肠鸣音亢进。③周围循环衰竭的表现经补液、输血而未改善，或好转后又恶化，血压波动，中心静脉压不稳定。④红细胞计数、血细胞比容、血红蛋白测定不断下降，网织红细胞计数持续增高。⑤在补液足量、尿量正常的情况下，尿素氮持续或再次增高。⑥原有脾肿大门静脉高压的患者，在出血后脾常暂时缩小，如不见脾恢复肿大亦提示出血未止。

（3）出血性休克的观察：大出血时严密监测患者的心率、血压、呼吸和神志变化，必要时进行心电监护。准确记录液体出入量，疑有休克时留置导尿管，测每小时尿量，应保持尿量>30mL／h。注意症状和体征的观察，如患者烦躁不安、面色苍白、皮肤湿冷、四肢湿冷，提示微循环血液灌注不足；而皮肤逐渐转暖、出汗停止，则提示血液灌注好转。

3. 用药护理　立即建立静脉通道，配合医师迅速、准确地实施输血、输液，各种止血治疗及用药等抢救措施，并观察治疗效果及不良反应。输液开始应快，必要时测定中心静脉压作为调整输液量和速度的依据。避免因输液、输血过多、过快而引起急性肺水肿，对老年患者和心肺功能不全者尤应注意。肝病患者忌用吗啡、巴比妥类药物；应输新鲜血，因库存血含氨量高，易诱发肝性脑病。血管升压素可引起腹痛、血压升高、心律失常、心肌缺血，甚至发生心肌梗死，故滴注速度应遵医嘱准确无误，并严密观察不良反应。患有冠心病的患者忌用血管升压素。

4. 三（四）腔气囊管的护理　熟练的操作和插管后的密切观察及细致护理是达到预期止血效果的关键。插管前仔细检查，确保食管引流管、胃管、食管囊管、胃囊管通畅并分别做好标记，检查两气囊无漏气后抽尽囊内气体，备用。协助医师为患者做鼻腔、咽喉部局麻，经鼻腔或口腔插管至胃内。将食管引流管、胃管连接负压吸引器或定时抽吸，观察出血是否停止，并记录引流液的性状、颜色及量；经胃管冲洗胃腔，以清除积血，可减少氨在肠道内的吸收，以免血氨增高而诱发肝性脑病。出血停止后，放松牵引，放出囊内气体，保留管道继续观察24小时，未再出血可考虑拔管，对昏迷患者可继续留置管道用于注入流质食物和药液。拔管前口服液体石蜡20～30mL，润滑黏膜和管、囊外壁，抽尽囊内气体，以缓慢、轻巧的动作拔管。气囊压迫一般以3～4日为限，继续出血者可适当延长。

留置管道期间应注意的事项如下。

（1）定时做好鼻腔、口腔的清洁，用液状石蜡润滑鼻腔、口唇。

（2）定时测量气囊内压力，以防压力不足而致未能止血，或压力过高而引起组织坏死。气囊充气加压12～24小时应放松牵引，放气15～30分钟，如出血未止，再注气加压，以免食管胃底黏膜受压过久而致糜烂、坏死。

（3）当胃囊充气不足或破裂时，食管囊可向上移动，阻塞于喉部而引起窒息，一旦发生，应立即抽出食管囊内气体，拔出管道。对昏迷患者尤应密切观察有无突然发生的呼吸困难或窒息表现。必要时约束患者双手，以防因烦躁或神志不清试图拔管而发生窒息等意外。

（4）应用四腔管时可经食管引流管抽出食管内积聚的液体，以防误吸，引起吸入性肺炎；三腔管无食管引流管，必要时可另插一管进行抽吸。床旁置备弯盆、纸巾，供患者及时清除鼻腔、口腔分泌物，并嘱患者勿咽下唾液等分泌物。

5. 心理护理　突然大量呕血，常使患者及其家属极度恐惧不安。反复长期消化道出血，则容易使患者产生悲观、绝望的心理反应，对疾病的治疗失去信心。而患者的消极情绪，又可加重病情，不利于疾病的康复，应关心、安慰患者。抢救工作应迅速而不忙乱，可以减轻患者的紧张情绪。经常巡视，大出血时陪伴患者，使其有安全感。呕血或解黑便后及时清除血迹、污物，以减少对患者的不良刺激。解释各项检查、治疗措施，及时解答患者或家属的提问，以减轻他们的疑虑。

6. 健康指导

（1）饮食指导：注意饮食卫生和规律，进食营养丰富、易消化的食物，避免过饥或暴饮暴食，避免粗糙、刺激性或过冷、过热、产气多的食物和饮料等，合理饮食是避免诱发上消化道出血的重要环节。

（2）生活指导：生活起居要有规律，劳逸结合，保持乐观情绪，保证身心休息。应戒烟、戒酒，在医师指导下用药。慢性病者应定期门诊随访。

（3）疾病知识指导：上消化道出血的临床过程及预后因引起出血的病因而异，应帮助患者和家属掌握有关疾病的病因和诱因、预防、治疗和护理知识，以减少再度出血的危险。

（4）指导识别出血征象及应急：指导患者及家属学会早期识别出血征象及应急措施，若出现呕血、黑便或头晕、心悸等不适，立即卧床休息，保持安静，减少身体活动；呕吐时取侧卧位以免误吸；立即送医院治疗。

（九）护理评价

患者出血停止，生命体征恢复正常。休息和睡眠充足，活动耐力增加或恢复至出血前的水平；患者活动时无晕厥、跌倒等意外发生；无窒息或误吸，食管胃底黏膜无糜烂、坏死。

参考文献

1. 周立，席淑华. 重症监护掌中宝［M］. 北京：人民军医出版社，2014.
2. 张连荣. 护理质量与安全管理规范［M］. 北京：军事医学科学出版社，2014.
3. 尤黎明，吴瑛. 内科护理学［M］. 北京：人民卫生出版社，2015.
4. 王欣然，杨莘. 危重病护理临床实践［M］. 北京：科学技术文献出版社，2015.
5. 邱海波，黄英姿. ICU监测与治疗技术［M］. 上海：上海科学技术出版社，2015.
6. 刘梅娟，王礼慧. 内科护理细节问答全书［M］. 北京：化学工业出版社，2015.
7. 周望梅，高云. 急诊护理细节问答全书［M］. 北京：化学工业出版社，2016.
8. 周宏珍，石红梅. 神经内科护理细节问答全书［M］. 北京：化学工业出版社，2016.
9. 马效恩，齐先文等. 护理工作流程与质量管理［M］. 北京：华艺出版社，2017.
10. 史瑞芬. 护理人际学［M］. 北京：人民军医出版社，2017.
11. 于卫华. 医院护理安全管理指南［M］. 合肥：合肥工业大学出版社，2017.